DR. JENNA MACCIOCHI

Das Immunsystem – Der Schlüssel zur Gesundheit

GOLDMANN
Lesen erleben

Dr. Jenna Macciochi

Das Immunsystem – Der Schlüssel zur Gesundheit

Warum manche Menschen nie krank sind (und andere schon)

Aus dem Englischen von Annika Tschöpe

GOLDMANN

Die englische Originalausgabe erschien 2020 unter dem Titel
»Immunity: The Science of Staying Well«
bei HarperCollins Publishers Ltd., London.

2. Auflage
Deutsche Erstausgabe Juli 2021

Umschlag: Uno Werbeagentur, München
Umschlagmotiv: FinePic®, München
Redaktion: Iris Rinser
Satz: Satzwerk Huber, Germering
Druck und Bindung: CPI books GmbH, Leck
Printed in Germany
KW · IH
ISBN 978-3-442-17919-0

Für Luca und Isabella, die mir in so kurzer Zeit
so viel gegeben haben.

Und für alle, die an mich geglaubt haben,
als es mir schwerfiel, an mich selbst zu glauben.

Vorbemerkung für Gesundheitsfachleute

In diesem Buch möchte ich aktuelle, wegweisende Erkenntnisse aus meinem Fachgebiet vorstellen, die ich mit eigenen Erfahrungen, privaten Anekdoten und meiner Leidenschaft für diese Thematik verknüpfe. Zudem hoffe ich, diesem verborgenen System und der riesigen, komplexen Wissenschaft, die damit zusammenhängt, mehr Wertschätzung verschaffen zu können. Mir ist durchaus klar, dass das Immunsystem auf diesen Seiten nicht erschöpfend abgehandelt wird – das wäre schlichtweg unmöglich. Damit die Ausführungen und wissenschaftlichen Zusammenhänge für die allgemeine Leserschaft so verständlich wie möglich bleiben, musste ich einige interessante Aspekte außen vor lassen und konnte nicht alles so eingehend erörtern, wie es vielleicht angemessen wäre. Dieses Buch ist ausdrücklich keine Fachliteratur, sondern ich habe mich bewusst auf allgemeinere, aktuelle Themen konzentriert – mit dem Ziel, ein Bewusstsein dafür zu schaffen, was unsere moderne Lebensweise und die rasanten Veränderungen unserer Umwelt für unsere Immunität und damit für unsere Gesundheit bedeuten. Die erforderlichen Beweise habe ich aus der wissenschaftlichen Literatur, aus Gesprächen mit Kolleginnen und Kollegen sowie von weiteren Fachleuten bezogen und diese Informationen mit Fallstudien und Texten zur Alternativmedizin ergänzt, um einen umfassenden, ganzheitlichen Überblick zu liefern. Sofern die »Beweise« eher dünn oder zumindest nicht besonders belastbar waren, habe ich mich bemüht, darauf hinzuweisen. Letztendlich kann ein Buch immer nur einen Teil der Geschichte erzählen, und ich hoffe sehr, dass es noch eine Fortsetzung geben wird.

Inhalt

Vorwort

Mein eigentlicher Beweggrund für dieses Buch war die Beobachtung, dass das Spektrum an Krankheiten, dem unser Immunsystem heutzutage ausgesetzt ist, sich in besorgniserregender Weise gewandelt hat. Hygiene, Impfstoffe und Antibiotika haben unser modernes Zeitalter eingeläutet und unsere Gesundheit verändert. Keime gelten nicht mehr als Hauptfeind des Menschen, doch der Krieg um unsere Gesundheit ist ganz sicher noch nicht gewonnen. Nichtübertragbare Krankheiten (noncommunicable disease/NCD) und durch den Lebensstil bedingte Leiden haben sich weltweit zu einer Pandemie entwickelt, die sich in den letzten Jahrzehnten unbemerkt immer weiter ausgebreitet hat und durch eine schleichende Veränderung unserer Lebensweise begünstigt wird. Wir sitzen zu viel, finden an jeder Ecke etwas zu essen, stehen beruflich so unter Druck, dass wir auch nach Feierabend und am Wochenende nicht abschalten können, und haben allzu viele Gründe, unsere Zeit lieber vor dem Bildschirm als mit Schlafen zuzubringen. Selbst wenn wir länger leben, sterben wir mittlerweile mit weitaus höherer Wahrscheinlichkeit an nichtübertragbaren Krankheiten wie Krebs, Herzerkrankungen oder Alzheimer. Ein deutlicher Wandel gegenüber den Infektionskrankheiten, die uns in der Vergangenheit drohten. Wir werden immer kränker, doch das liegt nicht an Infekten.

Das ist die gute Nachricht. Die schlechte lautet, dass Infektionskrankheiten nicht verschwunden sind, wie COVID-19 uns deutlich zeigt. Für die globale COVID-19-Pandemie mag zwar ein neuartiges Virus verantwortlich sein, doch es steht außer Frage, dass damit ein sehr alter, nur allzu vertrauter Feind zurückgekehrt ist. Im Laufe der Geschichte sind mehr Menschen an winzigen, unsichtbaren Mikroben gestorben als aus irgendeinem anderen Grund. Während ich diese Zeilen schreibe (am 1. April 2020), wurden in aller Welt mehr als 470 000 COVID-19-Fälle und mehr als 20 000 Tote bestätigt, auf allen Kontinenten bis auf die Antarktis. Ganz zu schweigen von den vielen unbekannten Fällen, die es zweifellos geben muss. Das Geschehen hatte sich schon längst zur Pandemie entwickelt, als die Weltgesundheitsbehörde dies am 11. März 2020 schließlich offiziell erklärte. Und die meisten von uns traf das völlig unerwartet. Das sollte uns wirklich zu denken geben.

Die COVID-19-Pandemie hat bewirkt, dass die Welt aufmerkt und Keime wahrnimmt. Das Bewusstsein hat sich verändert: Alle Gesprächsthemen, die nichts mit der Pandemie zu tun haben, wirken plötzlich trivial. Während COVID-19 uns im Bann hält, werden in aller Welt Tipps und Tricks zur Förderung unserer wichtigsten Schutzvorrichtung – der Immunabwehr – diskutiert. SARS-CoV-2 macht uns unsere Schwächen schmerzlich deutlich. Vielleicht, weil viele andere Aspekte des modernen Lebens ebenfalls ansteckend sind: Fettleibigkeit, Einsamkeit und eine Fülle negativer psychosozialer und sozioökonomischer Faktoren, die zusammen unbemerkt unsere Immunität geschwächt haben. Krankheiten, ob ansteckend oder nicht, können sich in einer Bevölkerung nur ausbreiten, wenn mehr Menschen erkranken als wieder genesen. Der weltweite Anstieg vorzeitiger, durch NCD bedingter Todesfälle weist große Ähnlichkeit mit den Pandemien von Infektionskrankheiten auf, doch das öffentliche Gesundheitswesen sträubt sich bislang gegen eine solche Bezeichnung.

Ansteckende und nichtübertragbare Krankheiten schließen einander nicht aus. NCD sind ein maßgeblicher Risikofaktor für einen schweren Verlauf einer Infektion. Und auf die Flut von Todesfällen, die sowohl auf ansteckende Pandemien als auch auf andere saisonbedingte Infektionen zurückgehen, folgt oft eine Flut von Todesfällen aus anderen Gründen, insbesondere Herzinfarkte und Schlaganfälle – indirekte Folgen des Kollateralschadens, der durch die Entzündungsreaktion unserer Immunität entsteht. COVID-19 ist noch nicht ausreichend erforscht, aber vermutlich betrifft diese Krankheit nicht ausschließlich die Atemwege.

Während negative gesundheitliche Phänomene wie Pandemien rasant auf dem Vormarsch sind, hinkt der menschliche Verstand deutlich hinterher, um das zu begreifen. Früher dachte man – fälschlicherweise –, wer sich mit einer Infektionskrankheit anstecke, sei selbst dafür verantwortlich. Und genauso geben wir nun denjenigen, die von einem chronischen Leiden wie Fettleibigkeit betroffen sind, selbst die Schuld daran. Während wir im Limbus des Lockdowns schweben, offenbart diese Pandemie vielleicht eines: Maßnahmen gegen Infektionskrankheiten und NCD müssen sich auf die gesamte Bevölkerung erstrecken. Immunität ist keine biologische, sondern eine gesellschaftliche Frage. Sowohl ansteckende als auch nichtansteckende Krankheiten ziehen fatale Kosten für die Wirtschaft nach sich und überfordern unser Gesundheitssystem, auch wenn die Folgen unterschiedlich schnell und unterschiedlich deutlich sichtbar werden. Es ist kaum möglich, dies unter den Lebensbedingungen des 21. Jahrhunderts abzustellen, da doch viele auch ohne diagnostizierte Krankheit das Gefühl haben, ihre Leistungsfähigkeit nicht voll ausschöpfen zu können. Ein Zeichen dafür, dass die Bedürfnisse ihres Immunsystems nicht erfüllt werden. Ein Zeichen, das wir alle seit langem missachten und auf das wir nun endlich hören müssen.

Gegen dieses Virus ist niemand immun. Diese Pandemie führt uns zwar vor Augen, dass manche verletzlicher sein mögen als andere, doch COVID-19 hat auch Todesopfer unter den unter 60-Jährigen gefordert, die zu Hunderten auf Intensivstationen liegen. Hierarchie ist unserem Immunsystem fremd, dazu ist es viel zu kompliziert. In der Kategorie »Nicht zu junge und nicht zu alte Erwachsene« lässt sich kaum abschätzen, wer von seiner Immunabwehr mit einer gefährlichen, schädlichen Überreaktion auf das Virus bestraft werden wird. Das zu entschlüsseln, bleibt der heilige Gral der Immunologie. Wie ich in Kapitel 1 erläutere, wird die genetische Anfälligkeit für Infektionskrankheiten (und vielleicht auch für nichtansteckende Krankheiten) typischerweise durch die »Kompatibilitätsgene« bestimmt. Der Mensch hat insgesamt etwa 25 000 Gene. Grundsätzlich sind sie einander sehr ähnlich, doch die größten Unterschiede von Mensch zu Mensch gibt es bei den Kompatibilitätsgenen. Damit ist das Immunsystem fast so individuell wie ein Fingerabdruck.

Diese kollektive immunologische Vielfalt schützt uns. Doch jedes Individuum ist anders. Und zwar aus gutem Grund. So sichert die Evolution das Überleben unserer Spezies. Wenn wir alle in gleicher Weise auf eine Infektion reagieren würden, wären wir längst ausgestorben. Andererseits zeigt uns das, dass Keime nicht unterschiedslos töten. Die Spanische Grippe von 1918/19 zielte auf junge, gesunde Erwachsene ab. COVID-19 hat eine Vorliebe für Ältere sowie für Personen mit bereits geschwächtem Gesundheitszustand.

Zudem lernen wir von COVID-19, dass sich Infektionen vermeiden lassen. Dazu jedoch braucht es eine Strategie, die ultramodern und fast mittelalterlich zugleich ist. In aller Welt setzt die Wissenschaft fortschrittlichste Hilfsmittel und Technologien ein, um die Infektion zu verstehen, Informationen weiterzugeben und auf globaler Ebene zusammenzuarbeiten, viel schneller, als es je zuvor möglich war. Gleichzeitig besteht unsere einzige effektive Maßnahme darin, die Gesellschaft zum Stillstand zu bringen – ganz ähnlich, wie unsere Vorfahren versucht haben mögen, einen Ausbruch der Pest aufzuhalten. Vielleicht haben wir es mit der Hygiene etwas übertrieben, aber es kann nicht schaden, ein Bewusstsein dafür zu wecken, dass Husten und Niesen Krankheiten übertragen und dass Händewaschen, das wir vermutlich alle nicht richtig (oder zumindest nicht lange genug) machen, ein Grundpfeiler der Vermeidung von Infektionen ist.

Während die Welt sich in nie geahnter Weise gegenüber einer Krankheit abschottet, fragen wir uns: »Wie lange dauert eine Pandemie normalerweise?« Die schlimmste Katastrophe des 20. Jahrhunderts, die sogenannte Spanische Grippe, die sich vor nur rund 100 Jahren ereignete, war allgemein in Vergessenheit geraten und ist nun wieder in aller Munde. Bei der Erstellung von Krankheitsmodellen gibt es den Spruch: »Wenn man eine

Pandemie kennt ... kennt man eine Pandemie.« COVID-19 verhält sich anders als die Grippe, die wiederum nicht mit Ebola zu vergleichen ist. Es gibt zwar Gemeinsamkeiten, doch die Regeln sind nicht übertragbar. Die Wahrheit lautet, dass es lange dauern kann, bis die Pandemie abebbt, und dass niemand eine Prognose abgeben kann.

Aber was bedeutet der Lockdown für unsere Immunität? Das Leben ist nicht normal. Wir sind vollkommen durcheinander, uns fehlt die Routine, unser Schlafrhythmus ist aus den Fugen geraten, und wir tun uns schwer, ohne die üblichen Tagesabläufe und Routinen für körperliche Aktivität zu sorgen. Wir machen uns auf die Suche nach rascher Abhilfe. Alkohol und Junkfood versprechen schnelle Aufmunterung, während wir nach Nahrungsergänzungsmitteln für das Immunsystem googeln. Manchmal schafft der Druck der Pandemie eine seltsame Atmosphäre und Bedürfnisse, die nicht unbedingt dem entsprechen, was langfristig gut für die Gesundheit ist. Gute Fürsorge für das Immunsystem ist jedoch auf das ganze Leben ausgerichtet, nicht nur auf die Dauer der Pandemie. Es gab eine Zeit vor COVID-19, und es wird auch eine danach geben.

Nichtansteckende Krankheiten haben Keime zwar als führende Todesursache der Welt abgelöst, doch diese Pandemie setzt neue Maßstäbe. Sie führt uns vor Augen, wie mächtig Mikroben wirklich sind und wie anfällig unsere Lebensweise und unsere gesellschaftlichen Ökosysteme geworden sind. Keime versetzen die Bevölkerung in Panik, obwohl sie allgegenwärtig sind und uns zu 99 Prozent nicht schaden. Viele ansteckende Viren bekam man im 20. Jahrhundert durch die Entwicklung von Impfstoffen in den

Griff. Trotzdem gibt es noch Viren, gegen die wir nicht impfen können (wie zum Beispiel HIV), und in der supermobilen, überbevölkerten Welt können ständig neue auftreten, sodass die Gefahr einer Pandemie immer über der Menschheit schweben wird.

Maßnahmen zum Schutz vor der Pandemie haben zu einer übermäßigen Verwendung von Desinfektionsmitteln geführt. Doch die exzessive Nutzung von Handdesinfektionsprodukten auf Alkoholbasis kann die normale bakterielle Flora auf der Hautoberfläche vernichten. Könnte das langfristig die Gefahr für andere Infektionen und Gesundheitsprobleme erhöhen? In Kapitel 3 werde ich erläutern, dass wir in den letzten Jahrzehnten in dem Bemühen, alle ansteckenden Keime zu beseitigen, auch zu viele der guten abgetötet haben. Die Vernichtung unserer mikroskopisch kleinen Verbündeten verhindert die normale Entwicklung des Immunsystems und erhöht damit letztendlich die Gefahr von späteren Störungen des Systems.

Unter den Keimen haben Bakterien unbestritten einen besseren Ruf als Viren. Das zeigt die steigende Vermarktung von Wohlfühlprodukten für die Darmgesundheit. Viren dagegen gelten als weniger gutartig. Der britische Biologe Sir Peter Brian Medawar definierte Viren als »Hiobsbotschaft im Proteingewand«. Viren, vom lateinischen Wort für »Gift«, sind überall. Nur weil Sie gerade keine Grippe haben, heißt das noch lange nicht, dass es auf und in Ihnen nicht von Viren wimmelt. Diese kaum bekannte Gemeinschaft ist das sogenannte menschliche Virom. Aber was machen all diese Viren, wenn sie keine Krankheiten auslösen? Sie bedecken jeden Quadratmillimeter der freiliegenden Körperfläche und sind auch im Inneren des Menschen reichlich vorhanden.

Wir kämpfen nicht nur gegen eine Pandemie, sondern auch gegen eine »Infodemie« der Gerüchte und Fehlinformationen. Ein Tsunami unüberlegt geteilter Posts in den sozialen Medien, die angeblich von anonymen Fachleuten stammen, verbreitet nur zu oft fragwürdige Ratschläge oder unzutreffende Informationen, die schneller als die Keime selbst zu zahlreichen leicht veränderten Versionen mutieren und häufig auf Social-Media-Plattformen viral gehen. Schon während der Pandemien der Vergangenheit gab es dieses Phänomen, doch die sozialen Medien schicken Informationen in Windeseile rund um den Globus, sodass sie sich in ungeahntem Tempo vervielfachen. Psychische Gesundheit bedeutet körperliche Gesundheit. In Kapitel 5 werde ich darauf eingehen, dass das Immunsystem Gefühle wahrnehmen kann und in ständigem Kontakt zu unserem Gehirn steht. Unsicherheit erzeugt Angst. Die moderne Medienflut muss reichlich Sendezeit füllen. Die ständige Konfrontation mit schlechten Nachrichten kann Stress und Verzweiflung verstärken. Die Medien versäumen es oft, das Geschehen zu relativieren. Filtern Sie Ihre Nachrichten angemessen und gehen Sie mal weg von all Ihren Bildschirmen.

Das Geschehen bei einer Pandemie ist oft überwältigend und von uns nicht zu steuern. Dabei können wir innerhalb unseres eigenen Einflussbereichs durchaus vieles tun. Das erinnert mich an einen Ausspruch des Autors Dr. Stephen Covey, der zum Thema Produktivität schreibt: »Ich bin kein Produkt meiner Umstände, ich bin ein Produkt meiner Entscheidungen.« Wir müssen uns anpassen und verändern, weil unsere Biologie dafür vorgesehen ist. Vielleicht meinen Sie, dass das Bemühen um ein gewisses Maß an Normalität, um Rhythmus und Routine für

Ihre Tage und Wochen ebenso wenig helfen wird wie eine Hasenpfote. Aber es gibt Ihnen das Gefühl, aktiv zu sein, etwas zu tun, und das ist sehr wichtig für die Psyche und damit auch für die Immunologie.

Während eines Lockdowns bieten sich nur eingeschränkte Möglichkeiten, wenn man sich zu Hause langweilt. Nur zu leicht hockt man passiv vor dem Bildschirm. Doch gerade jetzt sollten wir für ausreichend Bewegung sorgen, um unser Immunsystem zu fördern. Bringen Sie Ihr Lymphsystem in Schwung, strecken und recken Sie sich und streuen Sie, über den Tag verteilt, immer wieder Bewegungshäppchen ein. Auch die kleinste Bewegung zählt, ganz gleich, was es ist, also sorgen Sie den ganzen Tag über für Bewegung, Bewegung und nochmals Bewegung. Sport ist auch zu Hause leicht möglich, es gibt die verschiedensten Varianten für jedes Alter und jede Verfassung. Vernachlässigen Sie nicht das Krafttraining, vor allem, wenn Sie über 30 sind und die Skelettmuskeln allmählich schwinden – das nennt man Sarkopenie, ein natürlicher Teil des Alterungsprozesses. Was man nicht nutzt, geht verloren. Und das hat schwerwiegende Folgen für unsere Immunabwehr, wie ich in Kapitel 6 erkläre. Nicht nur Netflix konsumiert man leicht zu viel, auch die Lockdown-Vorräte sind nur zu schnell aufgefuttert. In Kapitel 7 werden Sie erfahren, warum eine übermäßige Kalorienzufuhr unserer eleganten Immunabwehr schadet. Statt auf Superfoods sollten Sie lieber auf konsequente Essenszeiten achten, reichlich Ballaststoffe und Phytonährstoffe zu sich nehmen, auf gute Fette und hochwertiges Eiweiß setzen. Das Wichtigste ist aber vielleicht, dass der Geschmack nicht zu kurz kommen sollte. Sorgen Sie für Abwechslung, damit Sie beim Essen auf Ihre Kosten kommen.

Es gibt keine perfekte Reaktion auf eine Pandemie. Aber es kommt auf jeden von uns an. Auch wenn wir uns persönlich vielleicht so verletzlich fühlen wie nie zuvor, sollten wir auch bedenken, dass wir nie zuvor eine bessere Gelegenheit hatten, um uns selbst – und anderen – zu beweisen, was es bedeutet, Teil der menschlichen Gemeinschaft zu sein. Jedes Trauma bietet die Möglichkeit zu Reflexion und Wachstum. Dass Ihr Leben plötzlich ins Wanken geraten ist, zeigt Ihnen hoffentlich ganz deutlich, welche Aspekte Ihrer Lebensweise Ihnen nicht gutgetan haben. Irgendwann in der Zukunft werden wir darauf zurückschauen, wie die Pandemie von 2020/21 alles verändert hat. Wieso bemühen wir uns nicht, die Unterbrechung unseres Alltags als Chance zur Verbesserung zu sehen? Wagen Sie die ersten wackeligen Schritte, die langfristig zu besserer Gesundheit führen. Und vor allen Dingen: Schwadronieren Sie nicht darüber, wie Sie sich ändern werden, nur um dann später genauso weiterzumachen wie bisher.

1

Gesundes Leben in der modernen Welt

»Das Ideal einer dauerhaften Abwehrkraft gegenüber Krankheit gibt es nicht, nur die stetig wechselnde Veralterung.«

MATT RIDLEY, Autor

Unser Immunsystem, laut US-Nationalbibliothek für Medizin »das komplexeste System des Körpers«, ist ein immenses Konstrukt aus Zellen und Molekülen, die sich in jeden Winkel und jede Ecke unseres Körpers erstrecken.

Was ist Immunität, und warum sollten Sie sich dafür interessieren?

»Immunität«, von lateinisch *immunis* für »frei«, meint die Kunst und Wissenschaft des menschlichen Immunsystems – die verschiedenen biologischen Abwehrsysteme, die uns gesund erhalten. Das Immunsystem ist ein stilles Wunder. Dass unser Herz schlägt und dass wir atmen, spüren wir sehr deutlich, doch unsere körpereigene Abwehr, und was sie leistet, um uns gesund zu erhalten, nehmen wir kaum wahr. Dieses mächtige System schützt unsere Gesundheit, indem es unerwünschte Infektionen abwehrt, in unserem Körper für Ordnung und Gleichgewicht sorgt und Wunden heilen lässt. Es bildet die Grundlage für unser Wohlbefinden.

Die Immunologie, also die außergewöhnlich aufschlussreiche und gleichzeitig komplexe Erforschung des Immunsystems, hat in den letzten 30 Jahren das Gesicht der modernen Medizin verändert. Nie war es spannender, sich mit der Immunologie zu befassen und ihre Fähigkeiten zu nutzen, um die eigene Gesundheit zu verbessern. Genau das wird dieses Buch Ihnen ermöglichen. Auf der Grundlage modernster, evidenzbasierter wissenschaftlicher Forschung nimmt es Sie mit auf eine lehrreiche Reise durch die erstaunlichen neuen Entdeckungen in der Immunologie. Sie werden das Immunsystem von Grund auf kennenlernen und eine genaue Vorstellung davon bekommen, welche Abläufe dahinterstecken.

Nur wenige andere Organsysteme wirken sich sowohl bei Krankheit als auch bei Gesundheit auf so viele Aspekte der menschlichen Biologie aus. Auch wenn es auf den ersten Blick ein wenig esoterisch und unergründlich erscheinen mag, ist es erstaunlich, wie vielseitig und zielgerichtet das Immunsystem ist.

Wenn wir gesund bleiben wollen, ist die Immunität unser wertvollstes Gut, doch unsere wichtigen Abwehrkräfte nehmen wir meist erst dann richtig wahr, wenn etwas schiefgeht. Wir danken dem Immunsystem, wenn wir uns eine Erkältung einfangen und in den Wintermonaten eilig für Nachschub an Vitamin C sorgen. Aber wer achtet schon auf all die anderen Wunder, die es rund um die Uhr vollbringt? Würde die Immunabwehr nur in den ersten kühlen Wochen des Jahres existieren, hätten wir ein riesiges Problem. Sie ist fast immer unauffällig im Hintergrund am Werk, ohne dass wir sie überhaupt registrieren. Es ist eng mit sämtlichen Aspekten unserer physischen und psychischen Gesundheit verknüpft und legt den Grundstein für unsere Gesundheit und unsere Lebenserwartung.

Die Immunabwehr ist ein ausgeklügeltes, erstaunlich komplexes System. Allerdings kann auch vieles schiefgehen, von Autoimmunerkrankungen und Allergien über psychische Störungen und Stoffwechselprobleme bis hin zu Krebs. Uns ist es ungeheuer wichtig, gesund zu wirken und gesund zu sein, und doch sind wir kränker und unglücklicher als je zuvor. Das liegt daran, dass unser immer hektischeres Leben mit seinem unablässigen Stress, mit Umweltverschmutzung, übermäßigem Konsum und mangelnder Bewegung unser fragiles Immunsystem leicht aus dem Takt geraten lässt. Vielleicht ist das, was wir heutzutage für »gesund« halten, in Wirklichkeit gar nicht so gesund. Die häufigste Todesursache sind mittlerweile Erkrankungen, die durch die Lebensweise bedingt sind und sich oftmals vermeiden ließen, wenn wir besser auf unsere Gesundheit achten würden.

Auf unserer Reise durch die moderne Immunologie werden Sie erfahren, warum das Immunsystem Ihr sechster Sinn ist, der Ihre Gesundheit mit Ihrer Umwelt, Ihren Gefühlen und Ihren Emotionen verbindet, warum manche Menschen nur selten krank werden, was Sie bei einer chronischen Krankheit tun sollten und was es wirklich bedeutet, die Immunabwehr zu »stärken«.

Mein grenzenloses Staunen über dieses riesige, elegante System, das für unser Wohlbefinden so entscheidend ist, hat sowohl meine berufliche Laufbahn als auch mein Privatleben geprägt. Der menschliche Körper, Gesundheit und Krankheit faszinierten mich von klein auf. Meine Mutter, eine gelernte Köchin, war fest davon überzeugt, dass wir unsere Gesundheit selbst in der Hand haben, und vermittelte mir das althergebrachte Grundwissen über das Kochen, das für mich in meinem Familienalltag heute unverzichtbar ist. Von meiner Mutter kenne ich die üblichen alten Hausmittel, doch in ihren Worten steckte auch viel Wahres, das meine Neugier weckte und Einfluss darauf hatte, welchen Weg ich als Wissenschaftlerin einschlug.

Je mehr ich über das Immunsystem erfuhr, desto stärker veränderten diese Erkenntnisse meine Lebensweise. Ich habe den inneren Drang, das zu hinterfragen, was heutzutage als gesund gilt, obwohl es häufig unser Abwehrsystem beeinträchtigt. Tag für Tag suche ich nach neuen Anhaltspunkten, erforsche die Entwicklung der Immunität und befasse mich mit den überlieferten Lebensweisen, die unsere Gesundheit so prägten. Haben wir etwa das Kind mit dem Bade ausgeschüttet, als wir alte Sitten zugunsten verlockender neuer Verhaltensweisen aufgaben? Diese Frage, auf die ich immer wieder zurückkomme, will ich in den folgenden Kapiteln beantworten und dabei auch untersuchen, wie wir unser angeborenes Wissen über unsere Gesundheit durch traditionelle Rituale unter Berücksichtigung wissenschaftlicher Erkenntnisse zurückgewinnen können. Bei der Lektüre der einzelnen Kapitel sollten Sie stets bedenken, dass das Immunsystem ein wenig an einen zappelnden Tintenfisch erinnert. Da es wellenförmig funktioniert, lässt es sich nur schwierig linear Seite für Seite abhandeln. Und zum zweischneidigen Charme dieses Fachbereichs gehört auch, dass bei vielen Fragen die Antwort mit »Es kommt darauf an« oder »Das ist nicht so einfach« eingeleitet werden muss. Um die Geheimnisse einer guten Gesundheit zu ergründen, gilt es, das richtige Gleichgewicht zwischen neuen Ideen (so kontraintuitiv sie auch wirken mögen) und althergebrachten Konzepten – die gründlich geprüft werden sollten – zu finden.

Obwohl unser Immunsystem so ungeheuer mächtig ist, hören wir oft, man müsse es durch Ernährung, Bewegung oder gewisse Gesundheitspraktiken »stärken«. Zwar sind noch längst nicht alle Zusammenhänge und Feinheiten entschlüsselt, doch um richtig zu funktionieren, braucht das ganze System *Ausgeglichenheit*, keine Stärkung. Im weiteren Verlauf werde ich Ihnen erklären, was das für Ihre Gesundheit bedeutet.

Infektionsschutz

Das Immunsystem ist das Einzige, das zwischen uns und den Horden von Mikroben steht, die uns ständig bedrohen. (Dabei handelt es sich um mikroskopisch kleine Organismen, auch Keime genannt, wie Bakterien, Pilze und Viren, die man mit dem bloßen Auge nicht erkennen kann.) Hippokrates (460-377 v. Chr.) fand als Erster eine wissenschaftliche Erklärung für Krankheiten. Er entwickelte die Theorie von den vier Körpersäften (gelbe Galle, schwarze Galle, Schleim und Blut) – nach seiner Vorstellung sind diese bei gesunden Wesen ausgeglichen, bei Kranken jedoch aus dem Gleichgewicht geraten. Zu Krankheiten kommt es, so meinte Hippokrates, wenn zu viel von einem Körpersaft vorhanden ist, und dafür seien *Miasmen* oder *Miasmata* (Ausdünstungen, die durch die Zersetzung organischen Materials wie Abfall, Dung oder Leichen entstehen) verantwortlich. Diese Theorie, die uns heute ziemlich seltsam erscheinen mag, zeugt von den eingeschränkten Mitteln und Möglichkeiten, die damals zur Verfügung standen. Da man die Keime nicht »sehen« konnte, hatte die Wissenschaft kaum Anhaltspunkte. Mitte des 19. Jahrhunderts, als immer bessere Geräte zum Nachforschen und Untersuchen entwickelt wurden, entstand dann die »Keimtheorie« von Louis Pasteur (dem Vater der Immunologie) und seinen Zeitgenossen, die die Lehre von den vier Körpersäften bald aus dem öffentlichen Bewusstsein verdrängte. Die Keimtheorie entspricht der gängigen Vorstellung des Immunsystems: Keime sind schlecht, und die weißen Blutkörperchen sind unsere Beschützer. So einfach ist es allerdings nie, wenn es um Gesundheit und Keimabwehr geht.

Das Immunsystem ist darauf programmiert, dass es erkennt und unterscheidet, was wir selbst sind und was fremd ist und nicht zum Selbst gehört, zum Beispiel ein Keim. So weiß unsere körpereigene Abwehr sofort, was sie angreifen soll: potenziell gefährliche Keime von außerhalb, die vernichtet werden müssen. Unser eigenes kostbares Gewebe wird dabei (normalerweise) verschont.

Das Immunsystem hat seit jeher ein kompliziertes, sozusagen angespanntes Verhältnis zu Keimen. Seit Jahrhunderten gehen wir davon aus, dass mikroskopisch kleine Keime Krankheiten verursachen – und das aus gutem Grund. Verheerende Seuchen, Infektionsepidemien und rätselhafte Krankheiten werden allesamt durch ein wahres Sammelsurium an Mikroorganismen verursacht, mit denen wir uns diesen Planeten teilen. Dass wir diese zu Recht fürchten, bestätigen die verheerenden Ausbrüche von Schweinegrippe, Zika, Ebola und dergleichen in den letzten Jahrzehnten – jedes neue Auftreten gibt Anlass zur Sorge über den Infektionsschutz. Dabei sind wir von der Geburt bis zum Tod rund um die Uhr einer unüberschaubaren Anzahl möglicher Infektionsherde ausgesetzt, die wir gar nicht wahrnehmen. Ob wir krank werden oder nicht, hängt davon ab, wie gut unsere Immunabwehr arbeitet. In den meisten Fällen besiegt unser Körper diese Keime, ohne dass wir überhaupt etwas davon ahnen. So leistungsstark ist dieses System – kein Medikament kann uns in unserer ansteckenden Welt so wirkungsvoll schützen wie unser Immunsystem.

Das Immunsystem – eine sehr, sehr kurze Erläuterung

Obwohl dieses Thema ungeheuer kompliziert und verwirrend ist – das können Ihnen all meine Immunologiestudierenden bestätigen –, will ich versuchen, mich ganz einfach auszudrücken.

Das Immunsystem ist nämlich keine in sich geschlossene Sache und befindet sich nicht an einer einzigen Stelle. Vielmehr handelt es sich dabei um eine ganze Galaxie von Zellen, die man weiße Blutkörperchen nennt (der wissenschaftliche Name lautet Leukozyten). Zu diesem System gehören auch lymphatische Organe (wie Lymphknoten, Knochenmark und Milz), Moleküle (Zytokine) und die Gesamtheit ihrer biologischen Funktionen.

Das Knochenmark ist die Fabrik, die neue Immunzellen aus Stammzellen herstellt – leeren Gewebezellen mit der Fähigkeit, sich zu einem der zahlreichen Immunzelltypen zu entwickeln. Anders als ihr Name vermuten lässt, finden sich weiße Blutkörperchen nicht nur im Blut, sondern an strategisch wichtigen Stellen im ganzen Körper. Jedes einzelne hat ganz bestimmte Eigenschaften und verfügt über eine Reihe von Rezeptoren und Molekülen, die die vielen verschiedenen Erscheinungsformen einer Immunantwort auslösen können.

Grenzkontrolle

Um das Immunsystem anschaulicher zu machen, könnte man es mit einer Burg vergleichen – einer Festung mit vielen Verteidigungsstufen, die alle eng zusammenarbeiten. Die Grenzen Ihres Körpers bilden die erste Verteidigungslinie der Immunabwehr: Haut und Schleimhäute in Ihren natürlichen Körperöffnungen – zum Beispiel in Mund, Nase und Verdauungstrakt – tragen zu Ihrer Immunität bei, indem sie Stoffe herstellen und abgeben, die eine feindliche Umgebung für Eindringlinge schaffen oder diese direkt angreifen und zerstören. Diese schützenden physischen Barrieren sind allerdings auch recht empfindlich und haben ganz bestimmte Schwachstellen, sodass alle Keime, die in den Körper eindringen wollen, im Laufe der Jahrtausende Möglichkeiten entwickelt haben, mit denen ihnen das gelingt. Als Reaktion darauf hat unsere Immunabwehr – oder unsere Burg – ein ausgeklügeltes System ersonnen, für das nur die wirkungsvollsten Elemente unserer eleganten Abwehrmechanismen ausgewählt wurden, sodass alle Barrieren nun über eine eigene, einzigartige Abwehrwaffe verfügen, die ganz speziell auf die jeweilige Körperstelle abgestimmt ist.

Prioritäten setzen: Uneingeschränkte angeborene Immunantwort

Vereinfacht ausgedrückt umfassen die Zellen und Moleküle des Immunsystems zwei Teile: einen angeborenen und einen adaptiven (auf den wir gleich eingehen werden). Zusammen bilden sie die Schutzvorrichtung Ihres Körpers. Die angeborene Immunantwort ist das, was Sie bemerken, wenn Sie erstmals krank werden. (Ein Beispiel für eine angeborene Immunantwort ist eine Entzündung.) Diese Immunantwort ist sehr energisch und vehement; was ihr an Genauigkeit fehlt, macht sie durch Geschwindigkeit wett. In der Startaufstellung befinden sich die angeborenen Zellen, die wie verstreute »Horchposten« überall im Körper zu finden sind. Sie fungieren als Sensoren, die alles Ungewöhnliche entdecken, Keime und unerwünschte Rückstände vernichten und bei Bedarf Verstärkung anfordern. Heerscharen dieser körpereigenen Immunsoldaten machen sich eilig daran, ein Problem zu beurteilen, und greifen es mit starken Killern an, um unseren Körper zu verteidigen (und unter Umständen auch zu schädigen), wobei ein erheblicher Kollateralschaden an unserem eigenen Gewebe entsteht. Der schöne zerstörerische Reigen unseres Immunsystems, der typischerweise mit Wärmeentwicklung, Schwellung, Rötung und Schmerzen einhergeht, erinnert an einen mikroskopisch kleinen Verkehrsunfall mit mehreren Autos. Oft bemerken Sie erst die vertrauten Anzeichen – verstopfte Nase, Halsschmerzen, Bauchschmerzen, Fieber, Müdigkeit oder Kopfweh – und dann die typischen Symptome wie vermehrte Schleimabsonderung, Vereiterung oder Husten.

Eine Entzündung ist zwar eine lebenswichtige Immunantwort und für unsere Gesundheit von entscheidender Bedeutung, allerdings nur als akute, kurzfristige Attacke gedacht. Unserem eigenen Gewebe schadet sie nämlich genauso wie den Eindringlingen. Wenn sie ohne triftigen Grund ausgelöst wird, kann sie zu Problemen führen, obwohl die ursprüngliche Gefahr schon lange gebannt ist. Wir werden noch sehen, dass Entzündungen wesentlichen Anteil an unseren modernen Gesundheitsproblemen haben, die sich über ein breites Spektrum erstrecken: von leichten Symptomen wie Gewichtszunahme und Müdigkeit auf der einen Seite bis hin zu Herzleiden, Depressionen und Autoimmunkrankheiten auf der anderen.

Der Weg zur Lösung

Wenn wir krank sind, braucht der Körper Entzündungen. Hält diese Reaktion jedoch zu lange an, wird sie kontraproduktiv. Die unpräzise Entzündungsabwehr der angeborenen Zellen kann unser empfindliches Gewebe und sogar ganze Organe in Mitleidenschaft ziehen. Irgendwann muss das Immunsystem die Entzündung zurückfahren und hat deshalb Möglichkeiten entwickelt, diese zu regulieren. Wie also lässt eine Entzündung nach? Damit wollen wir uns nun befassen.

Akute Entzündungen und alle damit verbundenen chemischen Waffen regulieren auch viele entzündungshemmende Mechanismen, um das Feuer zu drosseln. Während des Entzündungsvorgangs werden im Körper sogenannte spezielle entzündungsauflösende Signalmoleküle produziert, die letztendlich den gesamten Prozess komplett machen. Statt das Immunsystem abzuschalten (und eine Infektion zu riskieren), erfolgt die Auflösung in Zusammenarbeit mit der Entzündung, sodass diese ihre Arbeit tun kann, bevor langsam wieder der Normalzustand einkehrt.

Gängige rezeptfreie Entzündungshemmer wie Ibuprofen oder Paracetamol blockieren wichtige entzündungsauflösende Signale und beeinträchtigen die natürliche körpereigene Auflösung von Entzündungen. Deshalb sollten sie nicht über längere Zeit eingenommen werden. Aspirin hingegen blockiert nicht, sondern lindert sanft, während es die Auflösung gleichzeitig fördert – deshalb wird es bei bestimmten Entzündungen manchmal in geringer Dosis empfohlen. Die Auflösung von Entzündungsprozessen mag nicht besonders spektakulär erscheinen, doch sie stellt einen echten Paradigmenwechsel dar und hat das enorme Potenzial unserer aktuellen Gesundheitskrise entgegenzuwirken, indem sie chronische Entzündungsleiden unter Kontrolle bringt und die Wundheilung fördert. Wir können die Auflösung von Entzündungen auch anderweitig unterstützen – wie Sie noch lesen werden, könnte das bei künftigen Gesundheitsproblemen ein wichtiger Ansatz sein.

Langsam und gezielt zum Sieg

Der angeborenen Immunabwehr gelingt es ziemlich gut, potenziell schädliche Keime schnell zu entdecken und zu eliminieren, Schäden zu erkennen und zu reparieren und alte oder schlecht funktionierende Zellen unauffällig zu entfernen. Obwohl sie uns spontan vor Eindringlingen schützt, ist sie jedoch bestenfalls unvollständig. Bei außergewöhnlichen Belastungen muss sie ihren großen Bruder zu Hilfe rufen: die adaptive Immunität.

Wenn man sich die angeborene Abwehr als erste Schrotflintensalve auf alle Bösewichte vorstellt, wäre die adaptive Immunität ein Lenkflugkörper. Diese zweite Verteidigungslinie braucht eine Weile, um ihre Wirkung zu entfalten – etwa fünf bis sieben Tage. Im Gegensatz zur angeborenen Immunität, bei der oft eine regelrechte Horde weißer Blutkörperchen zum Einsatz kommt, wird die adaptive Immunität von den Lymphozyten gesteuert. Es gibt zwei Kategorien von Lymphozyten, nämlich die B-Lymphozyten und die T-Lymphozyten. T-Lymphozyten sind die Hauptkontrolleure, die in den Körper geschickt werden und viele andere Zweige des Immunsystems steuern, während die B-Lymphozyten unsere spezielle Aufklärungseinheit bilden – sie sind die Antikörperproduzenten.

Jeder von uns hat ein einzigartiges Repertoire an T- und B-Lymphozyten, das unserer Immunabwehr und damit unserer Gesundheit eine individuelle Komponente verleiht. Wenn das Immunsystem keine breite Palette an einzigartigen T- und B-Lymphozyten produziert, ist es sehr wahrscheinlich, dass es bestimmte Keime oder Viren übersieht oder »nicht erkennt«, sodass diese ungehindert weiter Krankheiten verursachen. Dies geschieht zum Beispiel mit zunehmendem Alter, wie ich im nächsten Kapitel erläutern werde. Die adaptive Immunität ist erstaunlich effektiv. Wenn sie ohne Grund alarmiert wird, ist sie jedoch ähnlich wie die angeborene Entzündungsreaktion ebenso schädlich für unsere Gesundheit, wie wir noch sehen werden.

Flexibler Einsatz

Im Kampf gegen Infektionen und Krankheiten arbeiten der angeborene und der adaptive Teil unserer Immunabwehr zusammen, um alles, was im Körper als fremd oder gefährlich erkannt wird, aufzuspüren und zu vernichten. Zuerst muss das angeborene Immunsystem Keime einfangen und sie über bestimmte, unglaublich wichtige Kompatibilitätsmoleküle (mehr dazu gleich) den T-Lymphozyten vorführen, die schon gespannt darauf warten. Das angeborene Immunsystem ist eine geniale Alarmglocke, die die adaptive Immunantwort auf Keime in einem für sie erkennbaren Format hinweist.

Dann treten die T-Lymphozyten in Aktion und klonen sich selbst zu riesigen, schlagkräftigen Armeen. Zudem bilden sie spezialisierte Untergruppen, indem sie andere Immunzellen aktivieren, optimieren und manchmal auch steuern, und erhöhen so die Wahrscheinlichkeit, dass Eindringlinge mit minimalem Aufwand vernichtet werden können. Die Lymphknoten bringen die B- und T-Lymphozyten am richtigen Ort und zum richtigen Zeitpunkt mit körpereigenen Zellen zusammen. Deshalb schwellen Ihre Lymphknoten an, wenn sich eine Erkältung anbahnt.

Insgesamt setzt das Immunsystem eher auf Flexibilität als auf starre Aufgabenteilung. Wenn Sie das nächste Mal Halsschmerzen haben und geschwollene Lymphknoten ertasten, sollten Sie sich freuen, dass sich Ihr angeborenes und Ihr adaptives Immunsystem so erfolgreich miteinander verbunden haben.

Wie ist Ihr Gedächtnis?

Die angeborene Immunität ist lebenswichtig, hat aber leider nur ein Kurzzeitgedächtnis. Wenn sie auf einen Eindringling trifft, den sie schon kennt, reagiert sie deshalb nicht schneller und effektiver, sondern fängt jedes Mal wieder ganz langsam bei null an. Das adaptive Immunsystem hingegen ähnelt einer Bibliothek voller »Gedächtniszellen«. Es archiviert Angaben zu sämtlichen Viren, Bakterien oder Pilzen, die jemals in Ihren Körper eingedrungen sind, und identifiziert sie anhand ihrer Molekülform. Das ist das sogenannte immunologische Gedächtnis – und es vergisst fast nie!

Gedächtniszellen kämpfen nicht aktiv gegen eine aktuelle Infektion, sondern halten im Körper nach einer weiteren Infektion mit einem schon bekannten Keim Ausschau. Wenn wir es also mit demselben krankheitsauslösenden Keim zu tun haben, weiß der Körper dank der Gedächtniszellen, wie er ihn besiegen kann – oft sogar schon, ehe wir irgendwelche Symptome bemerken. Deshalb bekommt man manche Krankheiten, so zum Beispiel (in den meisten Fällen) die Windpocken, nur ein einziges Mal, auch wenn man mehrfach Ansteckungsherden ausgesetzt ist. Andere Viren wie das Grippe- oder das Rhinovirus (das Erkältungen auslöst) sind jedoch so raffiniert, dass sie sich unserem immunologischen Gedächtnis entziehen, indem sie ihre molekularen Informationen laufend ändern.

Geborene Killer

Natürliche Killerzellen (NK-Zellen) sollen, wie der Name schon verrät, töten. Im Gegensatz zu T- und B-Zellen entstehen sie nicht als Reaktion auf ein spezifisches Antigen (Toxin), sondern erkennen Veränderungen in körpereigenen Zellen. Diese Zellen sind für unsere Gesundheit von entscheidender Bedeutung, denn sie töten unverzüglich unsere eigenen Zellen, wenn diese von einem Virus befallen wurden.

NK-Zellen sind das wichtigste Krebsüberwachungstool in unserem Körper. Sie patrouillieren durch den Körper und prüfen mit ihren speziellen Rezeptoren jede Zelle, reagieren auf neu entstandene Tumore und abnormes Wachstum unserer eigenen Zellen und entscheiden auch über den Verlauf einer Schwangerschaft. NK-Zellen machen 10 Prozent der weißen Blutkörperchen aus, finden sich aber auch an anderen Stellen im Körper, zum Beispiel in der Leber, der Lunge und den Lymphknoten – im Prinzip ist das Ihre ganz persönliche Sondereinsatztruppe, die trotz geringer Stärke mindestens genauso tödlich ist wie eine ganze Infanterieabteilung.

Sehr tolerante T-Zellen

Mit Metaphern aus dem Militärbereich lässt sich die Immunabwehr ganz gut beschreiben – allerdings muss man dabei genau differenzieren. Sie ist kein rabiates Abwehrkommando, das auf rohe Gewalt setzt, sondern ähnelt eher einer Friedenstruppe, die durch wohlüberlegte Maßnahmen eine langwierige Schlacht vermeiden will und sich um Stabilität und Harmonie bemüht.

Zwar geht sie gezielt gegen die Bösewichte vor, muss dabei jedoch darauf achten, möglichst wenig Schaden anzurichten. Schließlich soll unser kostbares Gewebe unversehrt bleiben.

Wer bewacht also die Wächter? An der Spitze der Friedensstifter stehen regulatorische T-Zellen, auch Tregs genannt. Tregs kontrollieren oder unterdrücken andere Zellen im Immunsystem, bekämpfen gefährlichere Brandherde und sorgen dafür, dass die anderen Zellen in der Spur bleiben. Tregs sind so programmiert, dass sie signalisieren, wann das Immunsystem sich zurückhalten, einen Angriff unterbrechen oder abziehen soll.

Ohne diese regulatorischen Zellen und Moleküle würde der Zustand der Entzündung, der Gefahren vernichten soll, unseren gesamten Körper lahmlegen. Tregs sind für das allgemeine Gleichgewicht unserer Immunität von entscheidender Bedeutung. Sie sorgen dafür, dass die Toleranz gegenüber »guten« Keimen erhalten bleibt, verhindern Autoimmunkrankheiten und dämmen Entzündungen ein. Sie können aber auch das Immunsystem unterdrücken, sodass es nicht mehr gegen bestimmte Infektionen und Tumore vorgehen kann. Damit es uns richtig gut geht, müssen die Tregs angemessen, aber nicht zu stark eingreifen. Stellen Sie sich vor, dass ein kleiner Teil Ihrer Immunabwehr für die Regulierung vorgesehen ist. Diese ist zum Teil genetisch bedingt, wird zum Teil aber auch durch den Lebenswandel wie Ernährung und Bewegung, Stress und Schlaf beeinflusst. Somit muss das System einen ständigen Balanceakt bewältigen: Eine unzureichende Immunantwort (zu viele Tregs) kann Infektionen und Krebs begünstigen, während übermäßiger »Eigenbeschuss« (zu wenige Tregs) zu Schäden an den körpereigenen Zellen und Organen führen kann.

Impfung – So wird Immunität erlernt

Die Impfung zählt zu den größten Erfolgsgeschichten des öffentlichen Gesundheitswesens. Dennoch ist sie seit zwei Jahrzehnten so umstritten wie kaum ein anderer Bereich der Gesundheitspolitik, und in der Immunologie ist man sich diesbezüglich ungewöhnlich uneins (mehr dazu in Kapitel 2).

Impfstoffe funktionieren nach dem gleichen Prinzip wie natürliche Infektionen. Bei einer natürlichen Infektion wird Ihre adaptive Immunität – also T-Zellen, B-Zellen und Antikörper – dazu angeregt, den Keim zu bekämpfen. Danach bleibt eine immunologische Erinnerung zurück, die jahrzehntelang (oder vielleicht sogar Ihr ganzes Leben) durch Ihren Körper patrouilliert und Sie sofort schützt, falls dieser Keim Sie jemals wieder infizieren will. Ganz ähnlich reagiert Ihr Immunsystem auf einen Impfstoff. Wenn eine abgeschwächte Form der Viren oder Bakterien in den Körper eingeführt wird, lernt das Immunsystem, wie diese zu besiegen sind. Falls dann irgendwann der echte Erreger auftaucht, steht dank der Erinnerungsreaktion eine Verteidigungsarmee bereit. Nicht nur jeder Keim, sondern auch jeder Impfstoff ist einzigartig. Die Erinnerung, die ein Impfstoff erzeugt, ist bei jedem Typ anders. Deshalb sind bei einigen Impfungen Auffrischungen erforderlich – da Impfstoffe den natürlichen Verlauf einer Infektion nicht hundertprozentig nachahmen, entsteht (je nach Impfstoff) nicht immer das gleiche Maß an immunologischer Erinnerung.

Warum werden manche Menschen offenbar niemals krank?

In meinem Beruf setze ich meine Ratschläge gerne in die Tat um. Meist geht es mir gesundheitlich ziemlich gut, aber jedes Jahr fange ich mir doch wieder eine Erkältung oder einen anderen Infekt ein. Im Schnitt bekommt ein Erwachsener zwei bis vier Erkältungen pro Jahr, während einige wenige Glückliche sich angeblich nie erkälten oder niemals auch nur einen Tag wegen Krankheit fehlen. Ob in der Familie oder in der Arbeit – wir alle kennen Menschen, die durch die Erkältungs- und Grippezeit kommen, ohne dass ihnen auch nur ein einziges Mal die Nase läuft. Was ist das Geheimnis dieser Leute? Was können wir uns von ihnen abschauen?

Die Immunität ist bei jedem Menschen einzigartig und wird von mehreren Faktoren bestimmt. Die genetische Veranlagung spielt dabei zwar eine Rolle, aber nicht in dem Maße, wie Sie vielleicht erwarten. Jeder Mensch hat etwa 25 000 Gene, doch nur etwa 1 Prozent Ihres genetischen Codes weicht von dem Ihrer Mitmenschen ab. Folglich könnte man meinen, dass diese Abweichungen vor allem für unser unterschiedliches Aussehen verantwortlich sind, für unsere Haarfarbe, Körpergröße oder Persönlichkeit. Dabei unterscheidet sich, abgesehen vom Gehirn, vor allen Dingen ein winziges Cluster, das einen unverhältnismäßig großen Einfluss auf unsere Gesundheit hat. Dieses Gencluster nennt man humanes Leukozyten-Antigen (HLA) oder auch Haupt-Histokompatibilitätskomplex (MHC). Hier sollen diese Gene kurz als »Kompatibilitätsgene« bezeichnet werden.

Unsere Kompatibilitätsgene kodieren unsere Immunität, sind dabei jedoch genauso veränderlich wie die Krankheitserreger (Bakterien oder Viren), die sie verhindern wollen. Diese Moleküle gibt es in einer Vielzahl von Formen und Größen. Im Gegensatz zu allen anderen Genen im Körper mutieren sie mit jeder Generation, um mit dem ständigen Wandel der Infektionsherde, die uns bedrohen, Schritt zu halten. Unsere Immunität hängt davon ab, wie gut sie gemeinsam funktionieren. Die Kompatibilitätsgene spüren Viren und Bakterien auf, sodass das Immunsystem diese vernichten kann. Da sie in verschiedenen Formen und Größen vorkommen, können Viren und Bakterien dem Immunsystem der Menschen, die sie infizieren, nicht durch Mutation entgehen.

Diese speziellen Gene verraten uns viel über den komplizierten Balanceakt, der nicht nur für unsere Gesundheit, sondern auch für das Überleben unserer Spezies vonnöten ist. Menschen sind sich unglaublich ähnlich, aber auch grundverschieden, und die Kompatibilitätsgene sind der Schlüssel zu unserer Individualität. Einfach ausgedrückt: Wenn wir alle das gleiche Immunabwehrsystem hätten, könnte eine einzige tödliche Krankheit uns alle auslöschen. Allerdings bringt dieser geniale Prozess auch gewisse Einschränkungen mit sich. So können wir zum Beispiel unsere Körperteile nicht einfach austauschen; wer eine Organtransplantation hinter sich hat, weiß nur zu gut, dass man ein Leben lang verhindern muss, dass der Körper das neue Gewebe wieder abstößt. Tatsächlich kann das Immunsystem, das den einen Menschen auf wundersame Weise schützt, für einen anderen eine tödliche Gefahr darstellen.

Dass ein und dieselbe Infektion jedem Menschen unterschiedlich stark zu schaffen macht, liegt an den Kompatibilitätsgenen. Vielleicht haben Sie Kompatibilitätsgene geerbt, die Experten für ein bestimmtes Virus sind und zum Beispiel mit Erkältungen besonders gut zurechtkommen. Das bedeutet nicht, dass Ihr Immunsystem besser oder schlechter ist als meins, sondern lediglich, dass Ihr Immunsystem saisonbedingte Infekte erfolgreich bekämpfen kann. Dafür kann es sein, dass ich bei anderen Arten von Keimen besser dran bin. Und unsere individuelle, einzigartige Kombination aus Kompatibilitätsgenen wirkt sich nicht nur auf unsere jeweilige Anfälligkeit für Infektionen aus. So gibt es zum Beispiel genetische Varianten der Immunkompatibilitätsgene, die einige Menschen vor dem HI-Virus schützen, aber gleichzeitig ein achtzigprozentiges Risiko für eine schlimme Autoimmunkrankheit namens Spondylitis ankylosans mit sich bringen.

Das Immunsystem macht uns einzigartig, genau wie unsere Fingerabdrücke. Dass es so unterschiedlich auf Krankheiten reagiert, hat Mutter Natur gezielt so vorgesehen, und zwar ganz ohne Hierarchie. Während alle Welt damit beschäftigt ist, über die körperlichen, äußerlich sichtbaren Unterschiede zwischen den Menschen zu streiten, gibt es bezüglich der Immunkompatibilitätsgene keine Diskriminierung. Es gibt keine bessere oder schlechtere Ausprägung, sondern die kollektive Vielfalt ist entscheidend. Diese Vielfalt hat die Evolution sorgfältig entworfen. In Millionen von Jahren wurde unser Immunsystem mehr oder weniger so optimiert, dass es bestmöglich funktioniert. Wir mögen zwar nicht gegen sämtliche Krankheiten resistent sein, aber immerhin wurden wir noch längst nicht alle ausgelöscht.

Die menschliche Immunabwehr existiert seit etwa 500 Millionen Jahren. Sie datiert so lange zurück, dass wir sie mit anderen Kiefermäulern teilen, und ist seit dem ersten Auftreten im Wesentlichen unverändert geblieben. Im Laufe der Jahrtausende wurde die Immunität von der Evolution geformt und verfeinert und beherrscht ihr Handwerk deshalb sehr gut. Die Tatsache, dass die Evolution das Immunsystem weitestgehend unangetastet gelassen hat, beweist, wie wichtig und effektiv es seit jeher war und immer noch ist. Die Evolution ist kein geplanter Entwicklungsprozess, sondern ergibt sich vielmehr aus spontanem Versuch und Irrtum sowie Zufall und Notwendigkeit. Deshalb werden Ihre Nachkommen nicht nur das Endergebnis dieses Prozesses, ein einzigartiges, perfektes Immunsystem, sondern auch die Spuren und Überbleibsel vieler früherer Immunsysteme in sich tragen.

Wenn die Immunabwehr uns schützt, warum werden wir dann trotzdem krank?

In den meisten Fällen gewinnt unser Körper den Kampf gegen Keime, manchmal verliert er jedoch. Selbst wer »nie krank wird«, fängt sich hin und wieder vielleicht doch eine leichte Erkältung ein oder verspürt Schmerzen oder Beeinträchtigungen. Das ist nur logisch, wenn man sich vor Augen führt, dass wir in einer mikrobiellen Welt leben und die Mikroben zuerst da waren.

Unsere Gesundheit wurde von Mikroben nicht nur bedroht, sondern auch geprägt. Die ersten Spuren von Leben waren Mikroben, und viel später entwickelten sich aus diesen frühen mikrobiellen Ökosystemen (und niemals unabhängig davon) größere mehrzellige Organismen. Auch wir Menschen. Und wir sind immer noch in gewisser Weise mit ihnen verbunden.

Heute wissen wir, dass es auf der Erde bis zu einer Billion Mikrobenarten gibt, von denen nur ein winziger Bruchteil Krankheiten verursacht. Wegen dieser einigen wenigen alle Mikroben pauschal zu verteufeln wäre deshalb ein Fehler, sogar ein sehr schwerer (weshalb, erfahren Sie in Kapitel 3). Nichtsdestotrotz hält sich die Angst vor Mikroben im öffentlichen Bewusstsein nach wie vor hartnäckig. Wie bereits erwähnt ist es ganz normal, jedes Jahr bis zu vier kleinere Infekte (wie eine Erkältung) zu erleben. Doch da moderne Hygienemaßnahmen, Impfungen und Antibiotika Infektionen immer weiter zurückgehen lassen, müssen wir mittlerweile einen enormen Anstieg an »nichtinfektiösen«, durch die Lebensweise bedingten Krankheiten verzeichnen. Das ist kein Zufall, wie Sie noch erfahren werden.

Schauen wir uns einmal an, wie sich Infektionen ausbreiten, zum Beispiel das Rhinovirus, das Erkältungen auslöst. Das Rhinovirus ist im Schnitt bei jedem fünften Menschen im Gewebe der Nasenwege zu finden (die Vorsilbe »rhin« ist vom griechischen Wort für »Nase« abgeleitet). Um Sie zu infizieren, benötigen diese Keime dreierlei:

- eine Möglichkeit, ihren Wirt (die kranke Person, die neben Ihnen sitzt) zu verlassen,
- ein Transportmittel zu einem neuen Zuhause (diese Person niest – beim Niesen entstehen bis zu 40 000 Tröpfchen, und für eine Infektion reicht es aus, wenn man nur ein einziges einatmet),
- eine Möglichkeit, in ihre neue Heimat (Ihren Körper) zu gelangen.

Ein weiterer klassischer Verbreitungsweg für Keime ist schlechte Hygiene, insbesondere unzureichendes Händewaschen. Auf alles, was wir anfassen, übertragen wir Bakterien. Doch schon durch gründliches Händewaschen und sorgfältige Körperpflege können Sie dafür sorgen, dass Sie gesund bleiben und krankheitserregende Bakterien vermeiden. Auf das Verhalten von Infizierten in unserem Umfeld oder unsere angeborenen Immunitätsgene haben wir zwar keinen Einfluss, doch indem wir an bestimmten Stellschrauben drehen, können wir das Bestmögliche aus unseren Abwehrkräften herausholen.

Angeboren oder erworben?

Genau wie der Fingerabdruck ist auch die Immunität von Mensch zu Mensch verschieden. Wir alle erben einen einzigartigen Satz an Immunitätsgenen – diese sind jedoch nur eine Gebrauchsanweisung, und obwohl der Code nicht verändert werden kann, lässt er sich sehr unterschiedlich interpretieren. Sie können ihn trainieren und dafür sorgen, dass er erhalten bleibt. Die Epigenetik (die Wissenschaft von der Interpretation des genetischen Codes) wird durch viele Faktoren geprägt, die mit unserer Lebensweise zusammenhängen. Ein Beispiel dafür wären Veränderungen der sogenannten DNA-Methylierung. (Die Methylierung wirkt im Prinzip wie Handschellen für ein Gen und zeigt an, dass dieses Gen nicht verwendet werden soll. Wenn bestimmte Gene methyliert sind, ist eine Zelle unter Umständen nicht in der Lage, kritische Funktionen einzuschalten, und könnte sich beispielsweise in eine Krebszelle verwandeln.) Verschiedene Umweltfaktoren können unser Methylierungsmuster verändern, darunter Rauchen, schlechte Ernährung, Schadstoffe in der Luft und Alkohol. Eine Verschiebung unseres epigenetischen Musters kann dazu führen, dass bestimmte lebenswichtige Immunreaktionen aus der Bahn geraten. Unter Wissenschaftlern gibt es die Redewendung: »Die Gene laden die Waffe, aber die Umwelt drückt ab.« Wenn man sich nur ein kleines bisschen besser um sein Immunsystem kümmert, hat das oft zur Folge, dass alle Komponenten reibungsloser funktionieren.

Trotz der herausragenden Rolle, die die Genetik spielt, ist die Immunabwehr nicht durch unsere Gene bestimmt. Vielmehr wird sie unaufhörlich durch unsere Kontakte und Erlebnisse geprägt, durch unsere unterschiedlichen Emotionen und unsere Umgebung geformt und reagiert damit auf unsere Lebensweise.[1] Wie bereits erwähnt kann unser Immunsystem sogar lernen und ein Gedächtnis entwickeln. Die Gesamtheit dieser Einflüsse, die sich im Laufe eines Lebens ansammeln, entscheidet darüber, ob wir zu einem bestimmten Zeitpunkt krank werden und wie schwer wir erkranken. Dieses menschliche »Exposom« ist unsere Immunbiographie (davon später mehr), die Krönung all dessen, was sich im Laufe unseres Lebens auf unsere Gesundheit auswirkt, darunter Infektionen, unsere Ernährung, bestimmte Aspekte unserer Lebensweise und soziale Einflüsse. Kurz gesagt, es ist das, was wir das »Erworbene« nennen (im Gegensatz dazu ist der genetische Teil das Angeborene). Diese ganzheitliche Sichtweise auf Gesundheit und Krankheit erklärt zum Teil, warum manche Menschen letztendlich leichter krank werden als andere.

Infektionen – Fakten und Fiktion

Mit einem leichten Schniefen fängt es an, und ehe man sichs versieht, niest und hustet die ganze Familie, während die Taschentücher knapp werden. Im Handumdrehen hat die Erkältung – oder schlimmer noch, die saisonale Grippe – Sie alle erwischt. Sie würden diesen Erregern gerne aus dem Weg gehen oder Ihr Immunsystem »stärken«? Die zahllosen Ratschläge zu diesem Thema sind leider so widersprüchlich, dass man kaum weiß, was man glauben soll. Deshalb will ich zunächst eine einfache Übersicht liefern, die mit gewissen Mythen aufräumt.

Top-Tipp zur Vermeidung von Infektionen

Mitte des 19. Jahrhunderts machte ein Ungar namens Dr. Ignaz Semmelweis eine wichtige Feststellung. Er erkannte, dass das Kindbettfieber bei frisch entbundenen Frauen in seinem Krankenhaus damit zusammenhing, dass sich die an der Entbindung beteiligten Ärzte nicht die Hände wuschen, nachdem sie Verstorbene anatomisch präpariert hatten. Das Rezept zur Vermeidung von Infektionen war denkbar einfach: Hände waschen. Semmelweis starb, bevor sich seine Theorie durchsetzen konnte, doch Händewaschen ist und bleibt die Grundlage der modernen Infektionskontrolle.

Ansteckungsgefahr besteht meist schon vor den ersten Symptomen

Auch wenn noch keine Symptome aufgetreten sind, kann man schon infiziert sein. Inwieweit das zutrifft, hängt vom jeweiligen Erreger ab. Atemwegsviren verbreiten sich bei körperlichen Symptomen besonders leicht – je stärker die Symptome, je mehr Sie also niesen und husten, desto höher die Wahrscheinlichkeit, dass Sie die Infektion weitergeben. In manchen Fällen können Sie andere jedoch auch dann mit einem Virus infizieren, wenn Sie selbst symptomfrei sind. Bei einer Grippe besteht die Ansteckungsgefahr vom Tag vor dem Auftreten der ersten Symptome bis zum fünften bis siebten Tag danach. Kleine Kinder und Patienten mit verändertem Immunsystem können das Virus sogar noch länger verbreiten.

Ich bin nur leicht erkältet – ist die Ansteckungsgefahr dann geringer?

Schwache Symptome bedeuten noch lange nicht, dass auch das Virus schwach ist. Vielleicht haben Sie einfach nur die richtigen Kompatibilitätsgene für diesen bestimmten Keim, sodass Ihre Immunabwehr die Infektion in Schach hält. Deshalb sollten Sie unbedingt bedenken, dass Sie auch bei minimalen Symptomen andere infizieren und schwere Krankheitsverläufe auslösen können, insbesondere bei anfälligen Personen wie älteren und sehr jungen Menschen.

Warum treten Erkältungen und Grippe im Winter auf?

In Großbritannien beginnt die Grippesaison im Oktober, nimmt bis Dezember an Fahrt auf und erreicht in der Regel im Februar ihren Höhepunkt, bis sie im März schließlich zu Ende geht. Bei unseren Verwandten auf der anderen Erdhalbkugel verläuft die Saison umgekehrt. Einfach ausgedrückt: Winterzeit ist Grippezeit. Das verrät schon die medizinische Bezeichnung der Grippe, »Influenza« – der ursprüngliche italienische Begriff *»influenza di freddo«* bedeutet »Einfluss der Kälte«.

Allerdings ist es ein weit verbreiteter Irrglaube, dass die Grippe durch kalte Temperaturen *ausgelöst* wird. Das ist nicht ganz richtig. *Ausgelöst* wird die Grippe durch das Grippevirus. Kalte Temperaturen schaffen lediglich Bedingungen, unter denen sich das Virus besonders gut verbreiten kann. Mittlerweile ist bekannt, dass kühlere Temperaturen und geringe Luftfeuchtigkeit die Übertragung des Influenzavirus fördern. Somit können die Viren, die die Grippe auslösen, im Winter besser überleben und mehr Menschen infizieren. Auch der Mangel an Sonnenlicht und unsere Lebensgewohnheiten in den Wintermonaten begünstigen die Grippewelle: An den kälteren, kürzeren Wintertagen verbringen wir mehr Zeit im Haus und teilen uns häufiger die Atemluft mit Infizierten. Weniger Sonnenlicht bedeutet zudem weniger immunstimulierendes Vitamin D. Wenn nicht genug von diesem Nährstoff vorhanden ist, kann unser Immunsystem nicht so gut gegen das Virus ankämpfen.[2]

Man erkältet sich, wenn man friert

»Zieh dir eine Jacke an, sonst erkältest du dich.« Das haben Sie als Kind sicher oft gehört, doch mittlerweile tut man diesen Ratschlag oft als althergebrachten Irrglauben ab. Schließlich haben wir ja gerade erst erfahren, dass das Virus krank macht und nicht die Temperatur, oder? Das stimmt zwar, doch dieser Ratschlag enthält trotzdem ein Fünkchen Wahrheit. Man hat nämlich festgestellt, dass die Immunabwehr oft nicht ganz so effektiv ist, wenn der Körper längere Zeit Kälte ausgesetzt war. Bei den meisten gesunden Menschen mag das nicht weiter ins Gewicht fallen, doch Ältere, kleine Kinder oder Personen mit Vorerkrankungen können Viren dann unter Umständen noch schlechter bekämpfen. Deshalb beherzigen Sie den Rat Ihrer Eltern und packen Sie sich dick ein, wenn Sie in die Kälte hinausgehen! Ein Schal um den Hals kann bewirken, dass die Luft hinten im Rachen wärmer wird und sich die saisonalen Viren, die kühle Luft bevorzugen, dort weniger wohl fühlen.

An Krankheitssymptomen erkennt man, dass das Immunsystem am Werk ist

Vielleicht haben Sie schon einmal gehört, dass bestimmte Krankheitssymptome auf Bakterien, Viren und Pilze zurückgehen, doch strenggenommen ist das meist nicht richtig. Krankheitssymptome entstehen in der Regel dadurch, dass Ihre Immunabwehr mit Entzündungen auf eingedrungene Mikroorganismen reagiert.

So ist es zum Beispiel bei einer Erkältung. Ihr Immunsystem wird aktiv, wenn das Erkältungsvirus (Rhinovirus) in die Epithelzellen eindringt, die Ihre Atemwege auskleiden. Es schickt dann chemische Stoffe in Ihre Blutgefäße, um diese zu weiten und ihre Durchlässigkeit zu erhöhen, damit Proteine und weiße Blutkörperchen zum infizierten Gewebe in Nase, Nebenhöhlen und Rachen vordringen können. Das hat jedoch zur Folge, dass die Nasenschleimhäute verstopfen. Zudem läuft Ihnen vielleicht die Nase, weil die durchlässigen Kapillaren mehr Flüssigkeit absondern und die Immunreaktion selbst ebenfalls zu einer erhöhten Schleimproduktion führt. Außerdem kann Fieber auftreten.

Im Laufe der Evolution entstand Fieber als Reaktion auf Infektionen. Wenn die Körpertemperatur steigt, können sich die meisten Keime weniger gut vermehren, während die Immunzellen effektiver arbeiten. Zudem gibt es sogar Hinweise darauf, dass Antibiotika Bakterien bei Fieber besser abtöten.[3] Diese Erkenntnis bildet die Grundlage für zwei naheliegende, aber widersprüchliche Denkansätze: Nach der einen Theorie ist Fieber ein natürlicher Teil der Immunreaktion auf eine Infektion, dem man seinen Lauf lassen sollte, während die andere darin eine potenziell schädliche Folge der Infektion sieht, die unterdrückt werden sollte, um die Gefahr möglicher Komplikationen einzuschränken.

Was hat die Wissenschaft zu diesen widersprüchlichen Theorien zu sagen? Tatsächlich spricht nur wenig dafür, dass Fieber, auch hohes Fieber, an sich schädlich ist.[4] Da fiebersenkende Medikamente wie Paracetamol oder Ibuprofen bestimmte Nebenwirkungen haben, ist es in der Regel ratsam, darauf zu verzichten – es sei denn, Sie fühlen sich sehr elend, haben Atembeschwerden, oder das Fieber lässt auch nach mehreren Tagen nicht nach. Zwar arbeitet das Immunsystem auch dann noch weiter, wenn Sie Fiebermittel einnehmen, aber es ist nicht mehr ganz so leistungsstark – und die Heilung fördern solche Medikamente nicht.

Frei verkäufliche Medikamente

Niemand plagt sich gerne mit einer leidigen Erkältung oder Grippe herum. Und manchmal kommt es einfach nicht in Frage, dass wir in der Arbeit fehlen. Helfen in solchen Fällen die unzähligen Erkältungs- und Grippemedikamente, die rezeptfrei erhältlich sind? Die meisten frei verkäuflichen Hustensäfte wirken weder bei Erwachsenen noch bei Kindern,[5] und die britische Gesundheitsbehörde rät mittlerweile zu Honig statt Hustensaft. Rezeptfreie Erkältungs- und Grippemittel können die Erkrankung weder »heilen« noch verkürzen, doch manches spricht dafür, dass sie bei Erwachsenen immerhin gewisse Symptome lindern. Wenn mein Mann sich erkältet hat, geht er immer in die Apotheke und investiert (unnötig) viel Geld für vermeintliche Heilmittel. Vielleicht fühlt er sich dadurch ein wenig besser, weil sich ein leichter Placeboeffekt einstellt, wenn er sich aktiv um seine Gesundheit bemüht. Gegen seine Erkältung können die Pillen, die er mitbringt, allerdings nichts ausrichten.

Oft jedoch möchte oder muss man seine Symptome lindern, weil man auf keinen Fall ausfallen darf. Wie gelingt das am effektivsten, wenn die Arbeit tatsächlich nicht warten kann? Hier die Fakten:

- Antibiotika helfen definitiv nicht und sollten nicht gegen Viren genommen werden, die Erkältungen und Grippe verursachen. Erkältungs- und Grippetabletten können abschwellende Mittel, Schmerzmittel, Antihistaminika und Hustendämpfer enthalten. Also überlegen Sie genau, was Ihre Hauptsymptome sind, und studieren Sie die Etiketten aufmerksam – wenn Sie auf unnötige Wirkstoffe verzichten, reduziert sich die Gefahr von Nebenwirkungen. Abschwellende Tabletten wirken nicht nur auf die Nase, sondern können andere Beschwerden wie Bluthochdruck verschlimmern. Lassen Sie sich in der Apotheke beraten, bevor Sie solche Medikamente einnehmen.
- Wenn es um Immunität geht, gibt es meist keine schnelle Abhilfe. Es gilt, den geringen Nutzen bestimmter Mittel gegen das Risiko von Nebenwirkungen und die Kosten des Medikaments abzuwägen. Eine Erkältung lässt sich auch ohne Medikamente mit den richtigen Verhaltensweisen lindern, und Ruhe ist dabei wirklich die beste Medizin. Vorausgesetzt, man kann dem Hamsterrad des Lebens lange genug entkommen.

Sollten Sie Ihr Immunsystem »stärken«?

Wenn ein gut funktionierendes Immunsystem der Schlüssel zu einem längeren und gesünderen Leben ist, dann klingt die Vorstellung, man könne es stärken, sicherlich verlockend. Wenn Sie im Internet nach »Immunsystem« suchen oder durch eine Drogerie gehen, stoßen Sie auf eine breite Palette an Nahrungsergänzungsmitteln, Anti-Erkältungsprodukten und angereicherten Lebensmitteln, die angeblich die Abwehrkräfte »stärken« und damit Erkältungen und Grippeerkrankungen verhindern. Aber sind diese Behauptungen wissenschaftlich haltbar?

Obwohl diese »immunstärkenden« Produkte so beliebt sind, ist es leider wissenschaftlicher Unsinn, das Immunsystem als körpereigenes Kraftfeld zu betrachten, das einfach hochgefahren werden kann – mit diesem weit verbreiteten Trugschluss habe ich in meiner Arbeit immer wieder zu tun.

Das Immunsystem ist so konzipiert, dass eine Stärkung keinesfalls immer von Vorteil ist! Der Begriff »Immunstärkung« ist sehr unglücklich gewählt, denn man darf sich das Immunsystem nicht mit einem einfachen Ein-und-aus-Schalter vorstellen. Es ähnelt eher einer komplexen Abfolge von Schaltern – einem Potentiometer, das ständig neu justiert werden muss, damit es optimal funktioniert. Zudem wäre es ziemlich kompliziert, die Immunzellen zu »stärken«, denn es gibt sehr viele verschiedene, die ganz unterschiedlich auf die verschiedensten Mikroben reagieren. Welche sollte man stärken? Und in welchem Maße? Bislang gibt es darauf keine eindeutige Antwort.

Die Wissenschaft hat untersucht, ob Mittel wie Echinacea, grüner Tee, Knoblauch und Weizengras dem Körper helfen können, sich gegen Keime zur Wehr zu setzen, aber es sieht nicht danach aus, dass sich das mit einem einzigen immunstärkenden Nährstoff oder Superfood erreichen lässt. Wenn Sie Ihre Immunität unterstützen wollen, sollten Sie am besten sämtliche Informationen aus den folgenden Kapiteln beherzigen.

Nicht alle Keime lösen Infektionen aus, und nicht alle Krankheiten entstehen durch Keime

Nicht alle Keime sind schlecht, und nicht alle Krankheiten werden durch Keime verursacht. Obwohl unsere Vorstellung von Immunität nach wie vor durch die Keimtheorie (siehe Seite 28) geprägt ist, wissen wir mittlerweile, dass die Wirklichkeit etwas komplizierter aussieht.

Die Gefahrentheorie

Wie schön wäre eine einfache, klare Trennung: Die Immunität reagiert nicht auf harmlose, körpereigene Moleküle, sondern nur auf Dinge, die nicht zu unserem »Selbst« gehören, also schädliche »körperfremde« Keime. Aber ist das tatsächlich so? Stammen alle schädlichen, körperfremden Moleküle, die Immunreaktionen auslösen, von infektiösen Keimen? Erschwerend kommt hinzu, dass nicht alle Krankheiten durch fremde Keime verursacht werden (so etwa Allergien). Und nicht alle Keime im Körper sollten vernichtet werden (das gilt zum Beispiel für das Mikrobiom, das Sie in Kapitel 3 kennenlernen werden). Im Alltag haben wir es immer wieder mit Körperfremdem zu tun – und vieles davon sollte unser Immunsystem auf keinen Fall abwehren: Keine Schwangere möchte ihren Fötus abstoßen, wir wollen weder unsere Nahrung attackieren noch die Millionen von Mikroben auf und in unserem Körper, die meist harmlos und oft sogar sehr nützlich sind. All das gehört nicht zum »Selbst«, entgeht jedoch trotzdem den Angriffen des Immunsystems. Auf der anderen Seite breiten sich nichtinfektiöse Immunerkrankungen, die auf unsere moderne Lebensweise zurückgehen, rasant aus. Bis vor relativ kurzer Zeit konnte sich die Immunologie nicht erklären, woran das liegen könnte. Doch dann kam Polly.

Nachdem wir jahrzehntelang fälschlicherweise angenommen hatten, die Immunabwehr könne einfach zwischen Selbst und Nicht-Selbst unterscheiden, schrieb eine Immunologin im 20. Jahrhundert das Drehbuch neu. Die 1947 geborene Polly Matzinger war eine ziemlich unkonventionelle Person, die sich auf neue Wege wagte: Nach Tätigkeiten als Bassistin, Hundetrainerin, Tischlerin, Biologiestudentin und später sogar als Playboy-Bunny wurde sie eine der einflussreichsten Wissenschaftlerinnen auf dem Gebiet der Immunologie – es gelang ihr, unsere Vorstellung von der Entstehung von Krankheiten zu ändern und Dogmen aufzubrechen. Sie stellte nämlich fest, dass sich das Immunsystem nicht nur dafür interessiert, ob der Auslöser einer Reaktion zum Selbst gehört oder nicht, sondern dass es auch darauf programmiert ist, bestimmte Gefahrensignale zu erkennen.[6] Warum ist die Gefahr relevant? Manchmal werden wir krank, obwohl keine aktive Infektion durch ein »Nicht-Selbst« vorliegt. Somit kann das Immunsystem irgendwie auch dann aktiviert werden, wenn keine Keime vorhanden sind. Polly entdeckte, dass es sich bei diesem Auslöser um bestimmte Gefahrensignale aus unseren eigenen Zellen und Geweben handelt.

Dafür gibt es sogar einen Fachbegriff: DAMPs (*danger-associated molecular patterns* – Schaden-assoziierte molekulare Muster).[7] Als Gefahr gilt dabei jegliche Veränderung unserer Zellen und Gewebe, so zum Beispiel Schädigungen oder Stress; sie kann sogar auf die Lebensweise zurückgehen (LAMPs).[8] Die Sensoren des Immunsystems nehmen wahr, dass etwas nicht stimmt, und lösen eine Reihe von molekularen Signalen aus, die für eine Immunreaktion sorgen. Das geschieht zum Beispiel dann, wenn ohne Keime eine Entzündung auftritt,[9] also bei sogenannten sterilen Entzündungen. Vielleicht haben Sie das schon einmal erlebt, so wie ich selbst kürzlich nach einem Bänderriss im Fußgelenk. Die Haut war nicht verletzt, es gab keine Infektion, aber dennoch schwoll mein schmerzender Knöchel sofort an, wurde blau und war eindeutig entzündet. Die auslösende »Gefahr« ist dabei zum Teil auf die Mitochondrien in unseren Zellen zurückzuführen. Durch den rein mechanischen Geweberiss (bei mir durch das Umknicken verursacht) gelangt der Inhalt unserer Zellen ins Blut, darunter auch die Zellmotoren, nämlich die Mitochondrien, die entfernt mit Bakterien verwandt sind. Für unsere Immunität sind sie damit in molekularer Hinsicht »fremd«, obwohl sie zu unserem Körper gehören. Warum das wichtig ist? Nun, im Inneren der Zellen sind die Mitochondrien vor der Immunantwort geschützt, aber wenn sie austreten, werden sie (von der angeborenen Immunität) als Gefahrensignal erkannt. Da sie von Bakterien abstammen, können sie besonders gut Signale geben, die zur Entstehung von Entzündungen führen, obwohl keine infektiösen Keime vorhanden sind.

Sechster Sinn: Immunität jenseits des Infektionsschutzes

Das Wissen um den Infektionsschutz war der erste Schritt zur Entschlüsselung des Immunsystems, und nach wie vor betrachten wir die Immunität in erster Linie aus dieser Perspektive. Dabei ist der Infektionsschutz nur ein Aspekt von mehreren. Der Gesundheitsschützer in uns dreht ständig wachsam seine Runden und sucht dabei nicht nur nach möglichen Infektionen, sondern erfüllt noch viele weitere lebenswichtige Funktionen: Das Immunsystem steuert Regeneration und Heilung, reguliert Körpergewicht und Stoffwechsel, legt fest, wie wir altern und ob oder wann wir altersbedingte Beeinträchtigungen zu spüren bekommen. Es entscheidet auch, ob eine Schwangerschaft oder eine Organtransplantation den erwünschten Verlauf nimmt. Und ganz wichtig: Durch die NK-Immunzellen, die Sie bereits kennengelernt haben, ist die Immunabwehr unser wichtigstes Krebsüberwachungssystem. Es hat für unsere Existenz eine so entscheidende Bedeutung, dass es den wahren Kern unserer Spezies bildet.

Man hört oft vom sogenannten »sechsten Sinn«, also der Fähigkeit, die Welt nicht nur über die üblichen Sinneseindrücke Sehen, Riechen, Schmecken, Hören oder Tasten wahrzunehmen. Ich möchte behaupten, dass der Körper über einen solchen sechsten Sinn verfügt: Das unauffällige, fleißige Immunsystem verdient es, als Sinnesorgan anerkannt zu werden. Ähnlich wie Sehvermögen, Gehör- und Tastsinn erkennt es die Anforderungen unserer Umwelt und Botschaften unserer Gefühle. Im Gegensatz zu anderen Zelltypen können Immunzellen Signale von Umwelt, Hormonen, Nährstoffen und sogar aus dem Gehirn wahrnehmen und darauf reagieren. Diese dynamische Fähigkeit macht das Immunsystem nicht nur ziemlich einzigartig, sondern auch ziemlich eigentümlich.

In der Wissenschaft betrachtet man die Immunabwehr mittlerweile nämlich als eine Art zweites Gehirn: Sie ist ein hochspezialisiertes Netzwerk aus Biosensoren, die Informationen aus dem Körperinneren und der Umgebung aufnehmen und an das Gehirn weiterleiten, wo sie bestimmte Verhaltensweisen auslösen und beeinflussen können. Ein Beispiel sind einfache Verhaltensmuster wie Zusammenkauern, Zittern oder vermehrtes Schlafen, bei denen es sich in Wirklichkeit um hochspezifische und nützliche Reaktionen auf Infektionen handelt. In anderen Fällen kann die Aktivität des Immunsystems zu Verhaltensweisen führen, die eigentlich überhaupt nicht als Zeichen von Krankheit oder Schwäche gelten, zum Beispiel Passivität, Aggressivität oder sexuelle Anziehung. Offenbar wirkt sich die Immunabwehr nicht nur ganz erheblich auf unser Verhalten aus, sondern auch auf unsere Gefühle und sogar unsere Identität.

Das Immunsystem reagiert nicht auf Licht, Schallwellen oder Geschmack, sondern auf Keime, Schäden oder Gefahren in molekularer Form – auf Störungen unseres Status quo. Es achtet genau auf unsere Umwelt und hat feste Mechanismen entwickelt, die mit allen anderen Signalen unseres Körpers verknüpft sind und uns gesund erhalten. In keinem anderen Körpersystem hat die Anpassungsfähigkeit so hohe Priorität (außer vielleicht im Gehirn – und wieso sollte die Natur zwei so lebenswichtige Systeme voneinander trennen?). Wenn unsere Immunität die ständigen Veränderungen unserer Umwelt nicht durch Anpassung und Reaktion kontern würde, könnten wir nicht bestehen.

Es mag unlogisch klingen, aber das Immunsystem hält Sie nicht nur am Leben, sondern löst auch Krankheiten aus. Wenn es zu stark in eine Richtung tendiert, wird es geschwächt und der Körper anfälliger. Hat dagegen die andere Seite Übergewicht, ist die Immunüberwachung zu aktiv und attackiert gesundes körpereigenes Gewebe oder harmlose Dinge in der Umwelt, oder sie ist nicht mehr in der Lage, die alltäglichen Entzündungsprozesse zu steuern. All das ist alles andere als wünschenswert.

Moderne Malaise

Krankheiten sind Teil unserer Naturgeschichte – ein biologisches Erbe, das die Evolution geschaffen hat, zum größten Teil vor dem Zeitalter der Antibiotika. Präantibiotische, infektiöse Krankheiten vermochten weite Teile der Menschheit auszulöschen. Deshalb sah sich die Evolution gezwungen, starke Immunreaktionen zu fördern. Heute jedoch stirbt in der westlichen Welt kaum noch jemand an den früher so gefürchteten Kinderkrankheiten. Nicht nur wir Menschen, sondern auch unsere Krankheiten haben sich weiterentwickelt. In den letzten rund 100 Jahren ist die Zahl der Todesfälle aufgrund von Infektionskrankheiten drastisch zurückgegangen, doch die Krankheiten, mit denen wir einst konfrontiert waren, haben uns geprägt und weitreichende evolutionär bedingte Schwächen zur Folge. Zwar werden Industrienationen mittlerweile nicht mehr von Diphtherie, Pest, Cholera oder Pockenepidemien heimgesucht, doch dafür haben wir nun mit anderen Gegnern zu kämpfen.

Heutzutage sind Keime nicht mehr unser größter Feind. 99 Prozent der Keime, von denen wir ständig umgeben sind (und sie sind wirklich allgegenwärtig), verursachen keine Krankheiten. Vielmehr handelt es sich um »gute« Bakterien – unsere mikroskopisch kleinen Verbündeten in Sachen Gesundheit. Diese Tatsache erschüttert das Dogma »Alle Keime sind schlecht und sollten gemieden werden«. Mikroben waren schon vor uns auf der Welt, und durch unsere lange gemeinsame Geschichte mit den Keimen ist eine nachhaltige Wechselbeziehung entstanden (darauf werden wir in Kapitel 3 näher eingehen). Heutzutage hat unsere Immunität mit einem Spektrum an Krankheiten zu tun, die sich grundlegend von den Infektionen unterscheiden, die unsere Gesundheit in früheren Zeiten gefährdeten. Auch wenn Keime nicht mehr unser größter Feind sind, ist der Krieg um unsere Gesundheit noch lange nicht gewonnen. Wir haben ihn lediglich in die Länge gezogen und in vielerlei Hinsicht verändert.

Der Anstieg an chronischen, nichtübertragbaren Krankheiten (NCD) wie Autoimmunerkrankungen, Allergien, Stoffwechselstörungen und bestimmten Krebsarten hat das Fundament des öffentlichen Gesundheitswesens nachhaltiger erschüttert als jede andere neu entstandene Gesundheitsgefahr. Im gesamten Spektrum dieser chronischen Leiden, die Infektionskrankheiten mittlerweile als weltweit führende Ursache für vorzeitige Todesfälle und Arbeitsunfähigkeit abgelöst haben, spielt die Immunität eine zentrale Rolle. Wir werden krank, obwohl keine Infektion vorliegt – die westliche Welt erlebt einen rasanten Zuwachs an lebensstilbedingten Krankheiten, bei denen immunauslösende Gefahrensignale weit verbreitet sind und die Immunität außer Kontrolle gerät. Diese Entwicklung ist tödlich, zieht enorme wirtschaftliche Kosten nach sich und lässt sich angesichts unserer modernen Lebensweise nicht so leicht rückgängig machen. Während sich Infektionskrankheiten schnell großflächig ausbreiten und unabhängig vom Alter tödlich sein können, handelt es sich bei komplexen modernen NCD um dauerhafte Erkrankungen, die sich unbemerkt über viele Jahre, in manchen Fällen sogar über Jahrzehnte, entwickeln und dem Leben der Betroffenen bereits im besten Alter ein Ende setzen – wenn sie nicht daran sterben, so zumindest im übertragenen Sinne. Allerdings dürfen wir nicht vergessen, dass es mit uns keineswegs nur bergab geht, sondern auch große Fortschritte zu verzeichnen sind. Seit den 1980er-Jahren ist die Zahl der Todesfälle durch Infektionen und Unterernährung in der westlichen Welt drastisch gesunken. Medizinischen Fortschritten, steigendem Wohlstand und vielen anderen Faktoren haben wir es zu verdanken, dass heute weniger Menschen an ansteckenden Krankheiten sterben als an nichtübertragbaren. Das klingt doch sehr positiv, oder? Na ja, eigentlich schon. Doch der Schwerpunkt hat sich einfach verlagert, und darunter leidet unsere Gesundheit.

Das Gute daran? In der Medizin, der Wissenschaft und der breiten Öffentlichkeit wächst das Bewusstsein für diese Entwicklung. Der Schlüssel zum besseren Umgang mit diesen chronischen Langzeiterkrankungen könnte darin liegen, dass wir unsere Gesundheit möglichst früh im Leben fördern. Doch obwohl die modernen gesundheitlichen Probleme stark mit der Lebensweise zusammenhängen, müssen wir einräumen, dass es dem Menschen im 21. Jahrhundert nicht leichtfällt, sein Verhalten zu ändern. Auch wenn wir das Rauchen verbieten, für saubere Luft sorgen, Radwege bauen und Obst- und Gemüsekonsum propagieren, tun sich viele sehr schwer damit, bestimmte Gewohnheiten abzulegen, und das spielt bei der Bekämpfung nichtübertragbarer Krankheiten eine große Rolle. Aus diesem Grund rufen diese Krankheiten oft auch nicht das gleiche Mitgefühl hervor: In vielen Fällen meint man, die Betroffenen seien daran selbst schuld.

Autoimmunität: Beschuss durch eigene Truppen und ein Verwechslungsproblem

Vielleicht haben Sie schon einmal von Autoimmunerkrankungen gehört – aber was genau sind das für Krankheiten? Und wer bekommt sie?

Autoimmunität ist mit dem Beschuss durch eigene Truppen zu vergleichen – das Immunsystem ist dann zu aktiv, T- und B-Zellen richten übereifrig Schäden in dem Körper an, den sie eigentlich schützen sollen. Wir verfügen über eine Reihe von Schutzvorrichtungen, die verhindern sollen, dass das Immunsystem sich selbst angreift, allen voran die schützenden Treg-Zellen. Aber manchmal versagen diese Schutzmechanismen oder werden geschwächt, sodass eine grundlose Entzündungsreaktion auf den eigenen Körper entsteht.

Weltweit steigen die Fallzahlen bei Autoimmunerkrankungen alljährlich um bis zu 7 Prozent. Dieser große Oberbegriff fasst über 80 zum Teil schlimme und schwer zu diagnostizierende Krankheiten zusammen, die in gewisser Weise miteinander zusammenhängen und für die Betroffenen sehr zermürbend und belastend sein können. Diese Erkrankungen werden durch das adaptive Immunsystem mit seinem langlebigen Gedächtnis ausgelöst und sind deshalb nicht heilbar. Besonders weit verbreitet sind Typ-1-Diabetes, rheumatoide Arthritis und Lupus.

Die Ursachen für Autoimmunerkrankungen sind nach wie vor breit gefächert und undurchsichtig, fest steht nur, dass es so gut wie nie nur eine einzige Ursache gibt.

Einige Forschungsergebnisse legen sogar nahe, dass jeder Mensch ein gewisses Autoimmunpotenzial aufweist, da wir über 100 000 einzigartige T- und B-Zellen haben, die jeweils andere Moleküle erkennen können. Das sorgt zwar für umfassenden Infektionsschutz, birgt allerdings auch die Gefahr, dass einige dieser weißen Blutkörperchen Moleküle der körpereigenen Zellen fälschlicherweise als schädlich erkennen. In der Regel fungieren unsere spezialisierten Immunregulationssysteme als Firewall, die alle abnormen Zellen mit Autoimmunpotenzial in Schach hält. Ist die Immunregulation jedoch gestört, sind wir fehlgeleiteten Angriffen hilflos ausgeliefert. Die wichtige Erkenntnis, dass jemand, der an einer Autoimmunkrankheit leidet, mit größerer Wahrscheinlichkeit noch eine weitere entwickelt, deutet ebenfalls darauf hin, dass vermutlich eine umfassende Störung der gesamten Immunregulation im Körper vorliegt.

Rund 30 Prozent aller Autoimmunerkrankungen sind auf genetische Veranlagung zurückzuführen, und derzeit bringt man damit mehr als 20 Gene in Verbindung, darunter viele der Kompatibilitätsgene (siehe Seite 40). Das könnte erklären, wieso Autoimmunkrankheiten in bestimmten Familien gehäuft auftreten. So kann es vorkommen, dass ein Familienmitglied an rheumatoider Arthritis leidet, ein anderes an Schilddrüsenerkrankungen und ein drittes an Lupus. Möglicherweise werden diese unterschiedlichen Autoimmunerkrankungen von ein und demselben Gen verursacht. Andererseits sind eineiige Zwillinge zwar genetisch identisch, aber nicht in Bezug auf die Entwicklung einer Autoimmunerkrankung. Das zeigt uns, dass die Genetik nur ein Aspekt von mehreren ist.

Die restlichen 70 Prozent der Autoimmunerkrankungen sind die Folge von umweltbedingten Auslösern und anderen Faktoren, denen wir ausgesetzt sind – zum Beispiel giftige Chemikalien, Ernährung, Infektionen, Verdauungsprobleme, Stress und andere Lebensumstände. Im Falle einer Verkettung ungünstiger nichtgenetischer Faktoren kann es passieren, dass das Immunsystem »umschaltet« und eine Autoimmunerkrankung auslöst. Diese Faktoren nennt man »Mosaik der Autoimmunität«. Noch dazu ist jeder Mensch anders, sodass eine bestimmte Kombination von Faktoren bei einem Menschen ein Autoimmunleiden auslösen kann, bei anderen jedoch nicht. Mit anderen Worten: In Bezug auf die Autoimmunität gibt es kein Patentrezept.

In den folgenden Kapiteln werde ich darauf eingehen, wie wir unser Risiko für Autoimmunität verringern können. Garantiert aufhalten oder verhindern lassen sich Autoimmunerkrankungen mit den vorgeschlagenen Änderungen der Lebensweise zwar nicht, doch zusammen können sie dazu beitragen, dass Ihr persönliches Risiko sinkt.

Ein großes Problem bei der Behandlung der Autoimmunität besteht darin, dass die langsam schwelenden Symptome sich erst spät bemerkbar machen, wenn Ihr Immunsystem das Gewebe unbemerkt schon jahrelang geschädigt hat. Bei der Diagnose einer Autoimmunkrankheit heißt es für die unglücklichen Betroffenen meist, man könne die Krankheit nicht heilen, sondern nur behandeln. Viele aktuelle Therapien setzen auf die Unterdrückung der gesamten Immunabwehr, es wird also quasi »mit Kanonen auf Spatzen geschossen«. Folglich können diese Behandlungsansätze zwar die Entzündungsreaktion abstellen, haben aber den unerwünschten Nebeneffekt, dass die Patienten insgesamt infektionsanfällig werden. Obwohl es bei Autoimmunkrankheiten mittlerweile viele wichtige konventionelle Therapiemöglichkeiten gibt, werde ich in den nächsten Kapiteln einige ergänzende Ansätze vorstellen.

Allergien – die Geißel des modernen Lebens

Allergien sind eng mit Autoimmunität verwandt. Sie entstehen, wenn das Immunsystem überreagiert – nicht auf den eigenen Körper, sondern auf harmlose Dinge in unserer Umwelt wie Pollen (bei Heuschnupfen) oder ein bestimmtes Nahrungsmittel (zum Beispiel Erdnüsse). Bei einer Allergie schießt das Immunsystem über das Ziel hinaus und reagiert auf etwas, das eigentlich keine große Bedrohung darstellt, mit Entzündungen im Körper.

Unsere Vorfahren kannten keine Allergien, und die Generation X wird bestätigen, wie selten diese noch vor einigen Jahrzehnten waren. Bis in die 1990er-Jahre gab es beispielsweise so wenig Erdnussallergien, dass dazu kaum Daten vorlagen.

Mittlerweile sind allergische Leiden rasant auf dem Vormarsch, ein Rückgang der Zahlen ist nicht in Sicht. Wie bei Autoimmunkrankheiten werden diese nur zum Teil durch die Gene beeinflusst. Da sich die kollektiven Populationsgene in diesem relativ kurzen Zeitraum kaum verändert haben, können sie nicht die alleinige Ursache für diese Entwicklung sein. Vielmehr sind diese modernen Epidemien wahrscheinlich darauf zurückzuführen, dass sich unser Immunsystem aufgrund unserer Umwelt und unserer Lebensweise nicht richtig ausrichtet.

ALLERGIE: DIE GESCHICHTE EINES MODERNEN LEIDENS

In den 1880er-Jahren stellte der britische Arzt Morell Mackenzie fest, dass Heuschnupfen mit seinem verräterischen Niesen in der sommerlichen Pollensaison eng mit der Lebensweise verknüpft war. Heuschnupfen war eine Krankheit des Adels, und je höher die sozioökonomische Stellung, desto stärker fiel die allergische Reaktion aus. Die damaligen Medizingelehrten kamen zu dem Schluss, Heuschnupfen sei die Folge der Belastungen des modernen Lebens, der Aufschrei eines Immunsystems, das mit seiner Umwelt kämpft, und Mackenzie schloss weiter, der typische Patient sei »ein empfindliches Einzelkind der Oberschicht, das sich später zu einem emotional und sozial schlecht angepassten Erwachsenen entwickeln wird«. Auch wenn viele Einflüsse eine Rolle spielen, ist der Grad der Verstädterung ein wichtiger Anhaltspunkt für die Häufigkeit von Allergien in einer Population, sowohl historisch betrachtet als auch in Zukunft. Dies hat sich wieder und wieder bestätigt. Wer nicht im traditionellen Umfeld aufwächst, leidet weitaus häufiger an Allergien. Die Geschichte der Allergie könnte man als Metapher für unsere körperliche, emotionale und kulturelle Reaktion auf die Veränderungen unserer Umwelt verstehen.

Krebs – eine hinterlistige Täuschung unserer Immunabwehr

Krebs umfasst ein breites Spektrum an Erkrankungen, die eines gemeinsam haben: Die Regulierung des Zellwachstums ist gestört, sodass sich Zellen unkontrolliert vermehren. Dies geschieht auf molekularer Ebene tief in der Zelle, in ihrem genetischen Material.

Krebs ist in gewisser Weise eine Zufallserscheinung – eine unglückliche Begleiterscheinung der evolutionären Abläufe. Große, komplexe Lebewesen wie wir Menschen sind anfällig für Krebs, eben weil wir so groß und komplex sind. Bei jeder Zellneubildung kann es zu Mutationen kommen. Einige dieser Mutationen sind gutartig, einige sind nützlich, andere jedoch gefährlich. Auch wenn das unvorteilhaft erscheint, geben wir über dieses System im Laufe der Generationen winzige Mutationen in unseren Genen weiter. Diese Mutationen wählen bestimmte physische Eigenschaften oder Phänotypen für unsere Nachkommen, damit sie sich besser an ihre Umwelt anpassen. Das ist die natürliche Auslese. Allerdings ist natürliche Auslese nicht gleichbedeutend mit natürlicher Perfektion. Je mehr Neubildungen, desto höher die Krebsgefahr. Deshalb steigt das Risiko für gewisse Krebsformen mit zunehmendem Alter. Die Immunabwehr ist, wie bereits erwähnt, unser wichtigstes Krebsüberwachungssystem. Aber Krebs gehört zum »Selbst«. Er ist ein Teil von uns, deshalb wird er von den Krebspatrouillen unseres Immunsystems leicht übersehen. Der Krebs führt unsere Immunabwehr auf gemeine Weise hinters Licht. Einige Krebszellen senden das Signal »Verschone mich«, das unsere Immunkrebskiller daran hindert, das eigene Gewebe anzugreifen.

Zwar spricht vieles dafür, dass Bewegung und ein gesunder Lebenswandel das Risiko für bestimmte Krebsarten verringern, doch verringern bedeutet nicht verhindern. Es ist unmöglich, alle Risiken auszuräumen. Der Lebenswandel kann großen Einfluss auf das Krebsrisiko insgesamt haben. Bei meinem Vater – ein körperlich sehr aktiver Landwirt, Nichtraucher, der kaum trank, nie Übergewicht hatte und in seinem ganzen Leben niemals Fastfood aß – wurde vor zwölf Jahren Darmkrebs festgestellt, eine Krebsart, die mit der Lebensweise zusammenhängt und sich besonders gut vermeiden lässt. Dank Kolostomie und Chemotherapie (und viel Vertrauen in Mutter Natur) überstand mein Vater die Krankheit und erfreut sich seither guter Gesundheit. Aber während ich dieses Buch schreibe, warten meine Familie und ich ängstlich auf weitere Informationen zu seiner zweiten Krebsdiagnose.

Abgesehen von dem erblichen Risiko (Mutationen, die in Ihrer Familie weitergegeben werden) und bestimmten Expositionen und Verhaltensweisen (wie Rauchen) ist Krebs immer noch ziemlich unberechenbar. Je älter Sie werden, desto wahrscheinlicher ist es, dass Sie daran erkranken – vielleicht sogar, ohne davon zu ahnen. Und nicht bei allen Krebsarten spielt die Lebensweise nachweislich eine Rolle. Selbst bei »perfekter« Ernährung und Lebensweise bleibt ein Risiko. Das bedeutet aber nicht, dass es sinnlos ist, gesund zu leben. In Großbritannien ließe sich Jahr für Jahr etwa jede vierte Krebserkrankung verhindern, vor allem durch eine Änderung der Lebensgewohnheiten wie Verzicht auf Rauchen, ein gesundes Körpergewicht, gesunde Ernährung, angemessenen Sonnenschutz, Vermeidung bestimmter Infektionen und Reduzierung des Alkoholkonsums.[10]

Die gute Nachricht zum Thema Krebs lautet, dass diejenigen, die auf ihre Gesundheit achten, eine Behandlung besser überstehen und danach in besserer Verfassung sind als weniger gesundheitsbewusste Altersgenossen. Unmittelbar nach der Krebsdiagnose meines Vaters stellte meine Mutter instinktiv sein Wohlergehen an erste Stelle. Dazu hat sie nicht das ganze Leben umgekrempelt, sondern auf kleine Details geachtet: Seine Ernährung ein wenig umgestellt, damit er möglichst viel Abwechslung und reichlich Eiweiß bekam, dafür gesorgt, dass er viel schlief, und Reflexzonenmassagen organisiert, um den Stress zu bewältigen, den eine solche Diagnose mit sich bringt.

Stoffwechsel- und Zivilisationskrankheiten

Das metabolische Syndrom – eine Kombination aus Stoffwechselstörungen, die zu Erkrankungen mit Diabetes, Bluthochdruck und Fettleibigkeit führen – ist weit verbreitet. Diese Häufung von Risikofaktoren verdoppelt das Risiko für Herzerkrankungen und erhöht die Gefahr eines Typ-2-Diabetes um das Fünffache. Die Forschung sieht zudem einen Zusammenhang zwischen dem metabolischen Syndrom und einem erhöhten Risiko für verschiedene Krebsarten. Zwar gibt es unterschiedliche Stoffwechselerkrankungen, doch sie alle weisen bestimmte gemeinsame Merkmale auf und können chronisch, stark beeinträchtigend und sogar tödlich sein. Stoffwechselstörungen werden durch verschiedenste Faktoren ausgelöst, unter denen auch das Immunsystem eine Rolle spielt. Beim metabolischen Syndrom liegen ausgeprägte Entzündungsvorgänge vor, die oft mit einem gestörten Immunsystem und vermindertem Infektionsschutz einhergehen.

Irgendetwas an unserer Lebensweise löst Gefahrensignale für die Immunabwehr aus, die zur Störung des Stoffwechsels beitragen. Das metabolische Syndrom betrifft häufig Übergewichtige. Wenn das gesunde Körpergewicht überschritten wird, steigt die Gefahr einer Stoffwechselentgleisung. In unserer heutigen Welt nimmt man nur zu leicht übermäßig viele Kalorien zu sich, sodass die Immunität langsam aus dem Gleichgewicht gerät, wie wir in Kapitel 7 feststellen werden. Studien legen nahe, dass dieser Zusammenhang auf chronische Entzündungen und einen erhöhten Pegel stoffwechselrelevanter Hormone wie Insulin zurückgeht. Wir werden jedoch noch sehen, dass es nicht nur auf das Gewicht ankommt. Die moderne westliche Lebensweise hat neben unserer Ernährung auch alle anderen Aspekte unseres Daseins verändert. Epidemiologische Studien bestätigen, dass Menschen, die am metabolischen Syndrom leiden, meist bestimmte Lebens- oder Verhaltensweisen gemeinsam haben. Dazu gehören Rauchen, falsche Ernährung, Fettleibigkeit und Bewegungsmangel – allesamt Faktoren, die einen großen Anteil an der Gesamtmortalität haben und zusammengenommen das Risiko chronischer Erkrankungen und anderer negativer gesundheitlicher Folgen bei Jugendlichen, Erwachsenen und älteren Menschen erhöhen.

Immunität des Gehirns

Bis vor kurzem ging man davon aus, das Gehirn sei nicht mit dem peripheren Immunsystem verbunden. Es liegt gut geschützt hinter einer Barriere, die es sorgfältig abschirmt und das Eindringen von Keimen verhindert. Diese zusätzliche Barriere lässt zwar kaum Keimgefahren in das Gehirn gelangen, bedeutet aber auch, dass das Immunsystem des Körpers dort nicht so leicht wirken kann. Somit ist das Gehirn auf seine eigene Immunpolizei angewiesen, die sogenannten Mikroglia. Diese Zellen patrouillieren durch das Gehirn, vertilgen eingedrungene Keime, fressen tote Nervenzellen und stutzen auch die Enden gesunder Nervenzellen. (Neuronen sind spezialisierte Nervenzellen im Gehirn, deren Enden sich miteinander verbinden und Nachrichten übermitteln. Durch diesen Austausch können wir Bewegungen erlernen, Erinnerungen speichern und vieles mehr. Allerdings ändern sich die Zellverbindungen mit der Zeit – einige werden stärker, andere schwächer, und manche der älteren Verbindungen werden irgendwann nicht mehr benötigt. Deshalb fungieren die Mikroglia als Privatfriseure der Neuronen und kappen alte, weniger nützliche Verbindungen an den Zellenden, damit neue entstehen können.) Diese einzigartigen Immunmikroglia im Gehirn treten in verschiedenen Varianten auf und sind keine Spezialisten, sondern vielseitige Allrounder. Und wenn sie auf Abwege geraten (nach schweren Infektionen, Verletzungen oder psychischen Traumata), haben sie entscheidenden Anteil an psychischen Störungen und neurodegenerativen Krankheiten, bei denen die Betroffenen ihren Verstand, ihre Erinnerungen und die Fähigkeit zu einem normalen Leben einbüßen.

Psychiatrie und Neurowissenschaften beschäftigen sich gerade eingehend mit den Zusammenhängen zwischen psychischer Gesundheit und Immunsystem, sodass sogar neue Begriffe geprägt wurden, um das Fachgebiet einzugrenzen: Die Psychoneuroimmunologie befasst sich mit der bidirektionalen Kommunikation zwischen Gehirn und Immunsystem, die Immunpsychiatrie mit der biologischen Dominanz des Immunsystems in der Gehirn-Körper-Beziehung. Früher ging man davon aus, Entzündungsreaktionen seien in Bezug auf die Gehirngesundheit nur passive Zuschauer, doch neue wissenschaftliche Erkenntnisse enthüllen allmählich eine überraschende Rolle des Immunsystems bei der Entstehung von Krankheiten. Wir werden noch sehen, dass möglicherweise bei zig Millionen Menschen bestimmte neurologische Störungen durch eine Fehlfunktion der Immunabwehr verursacht werden könnten. Anders ausgedrückt: Geistige Gesundheit ist längst nicht nur »Kopfsache«.

Eine gefährliche neue Entzündungsart

Eine »neue« Art von Entzündung, die bei vielen, wenn nicht sogar allen chronischen Krankheiten auftritt und in den 1990er-Jahren entdeckt wurde, konnte den rasanten Anstieg der modernen Beschwerden ein Stück weit erklären. Heutzutage fasst man leichte, schwelende Entzündungen, die oft als chronische oder »Meta-Entzündungen« bezeichnet werden, in einer eigenen Unterkategorie zusammen. Im Gegensatz zu den kurzen, heftigen Attacken bei einer akuten Entzündung handelt es sich bei einer Meta-Entzündung um einen lange andauernden, leichten Schwelbrand. Sie ist nicht lokal auf einen bestimmten Bereich begrenzt, sondern breitet sich aus und strömt unbemerkt durch Ihre Venen. Fast jede Woche entdeckt man in der Welt der Medizin Zusammenhänge zwischen schädlichen Entzündungen und Krankheiten oder Störungen, die auf den ersten Blick nichts damit zu tun haben.

Wenn eine Entzündung nicht rasch abklingt, sondern länger andauert, kommt es zu einem Zusammenbruch der Immuntoleranz und -regulation sowie zu erheblichen Veränderungen der normalen Zell- und Gewebefunktionen, was wiederum das Risiko für alle nicht übertragbaren Krankheiten erhöht. Chronische Entzündungen können auch die normale Funktion des Immunsystems einschränken und damit die Infektions- und Tumoranfälligkeit steigern sowie das Ansprechen auf Impfstoffe beeinträchtigen.

Warum jemand an einer chronischen Entzündung leidet, ist schwer zu ermitteln, da die »Gefahren«-Auslöser ungemein subtil sind und sich die eigentlichen Ursachen oft kaum auf den Punkt bringen lassen. Da die Evolution das Immunsystem für eine Lebenswelt geschaffen hat, in der es kaum Bewegungsmangel oder Kalorienüberschuss gab, ist es nicht auf unsere heutige Lebensweise abgestimmt. Einer der ersten Warnhinweise war der Zusammenhang zwischen chronischen Entzündungen und Fettleibigkeit. Allerdings kann der stille Schwelbrand auch ohne Übergewicht auftreten – einfach als Folge der vielen psychosozialen und umweltbedingten Faktoren, die unser modernes Leben ausmachen. Unsere heutige Lebensweise hat das Immunsystem aus dem Gleichgewicht gebracht und lässt die »Alarmglocken« in Form einer Flut von entzündeten Molekülen schrillen. Diese Reaktion untergräbt ganz allmählich unsere Gesundheit und ist bei vielen Krankheiten die Ursache oder ein erschwerender Faktor. Oft bemerken wir das erst dann, wenn sich die ersten Risse zeigen.

Stille Anzeichen und Symptome

Die Symptome einer akuten Entzündung sind ziemlich offensichtlich: Rötung, Wärme, Schwellung und Schmerzen, lokal begrenzt auf den Ort der Verletzung oder der Infektion – wie ein verstauchter Knöchel oder ein entzündeter Rachen. Bei einer chronischen Entzündung dagegen zeigen sich die Symptome längst nicht so deutlich, manchmal gibt es sogar überhaupt keine. Anzeichen für eine chronische Entzündung in Ihrem Körper sind unter anderem:

- Stimmungsschwankungen, Angstzustände und Depressionen (Die Entzündung betrifft Ihren gesamten Körper, auch das Gehirn.)
- Schmerzen (Schmerzende, steife oder schwere Gelenke sind oft die wichtigsten Merkmale.)
- Müdigkeit (Die Entzündung macht Ihrem Körper zu schaffen, beeinträchtigt die Stressreaktion und bringt den Hormonhaushalt durcheinander; deshalb ist es nachvollziehbar, dass Ihr Körper lieber aufs Sofa möchte statt ins Fitnessstudio.)
- Keinerlei Symptome, nur ein »allgemeines Unwohlsein« (Symptomfreiheit macht die chronische Entzündung nicht harmloser, sie kann dennoch die gleichen Risiken und Komplikationen nach sich ziehen.)

Leider gibt es keine standardisierten Tests zur Messung chronischer Entzündungen. Mit einem einfachen Bluttest lässt sich ein chemischer Stoff in der Leber – das C-reaktive Protein (CRP) – nachweisen, der zum Immunsystem gehört und bei einer Entzündung vermehrt auftritt. Bei entsprechenden Ergebnissen kann Ihr Arzt eine Strategie entwickeln, um Ihre Werte zu senken. Allerdings zeigt der Test nicht, wo im Körper sich die Entzündung befindet oder was sie auslöst.

Auch wenn die chronische Entzündung Symptome hervorruft, können sich diese unterschiedlich manifestieren und werden oft falsch gedeutet, zum Beispiel als hartnäckige Erkältung oder Ähnliches (deshalb sind chronische Entzündungen so schwer zu bekämpfen). Wer einen Arzt aufsucht, klagt oft über Stressbelastung, ein vages Gefühl, dass etwas nicht stimmt, über unerklärliche oder anhaltende Müdigkeit oder hartnäckige Schmerzen oder Ausschläge. An eine chronische Entzündung denkt man oft erst bei schwereren Symptomen, die nicht mehr zu übersehen sind.

Diese Symptome klingen schon unangenehm genug, doch es kommt noch schlimmer: Chronische Entzündungen können sehr ernste Gesundheitsprobleme nach sich ziehen. Verschiedene Leiden wie Herzerkrankungen, Typ-2-Diabetes, Autoimmunität, Allergien, einige Krebsformen und sogar neurodegenerative Krankheiten wie Alzheimer, die auf den ersten Blick nichts gemeinsam haben, sind insgeheim über die Immunität miteinander verknüpft.[11] Wenn die Entzündungsreaktion Ihres Körpers nämlich ununterbrochen im »Rettungsmodus« ist (also über längeren Zeitraum unablässig kämpft), richtet sie umfassende Schäden an gesunden Zellen, Geweben und Organen an, was wiederum zu einer Schädigung der DNA, zu Gewebetod und innerer Narbenbildung führt. Chronische Entzündungen beobachtet man zwar erst in jüngster Zeit, doch viele der damit verbundenen Krankheiten sind nicht neu. Es handelt sich um die bekannten altersbedingten Verschleißerscheinungen, die sich mittlerweile jedoch rasant ausbreiten und in Industrieländern mit westlichem Lebensstil immer aggressiver verlaufen und immer jüngere Menschen betreffen. In Bevölkerungsgruppen, die auf traditionellere Ernährungsweisen und Lebensgewohnheiten setzen und in denen sich Umfeld und soziale Stressfaktoren deutlich von der modernen westlichen Welt unterscheiden, treten sie dagegen weitaus seltener auf.[12]

Dass viele nichtübertragbare Krankheiten auf chronische Entzündungen – eine dauerhafte, leichte Aktivierung des Immunsystems – zurückgehen könnten, ist eine kühne Behauptung, die gründliche Beweise erfordert. Handelt es sich dabei um Ursache oder Folge? Dazu sind noch weitere Untersuchungen nötig. Der Verlauf von Entzündungen ist so kompliziert, schwer nachzuvollziehen und zu beeinflussen, dass sich die Einzelheiten nur mühsam entschlüsseln lassen. 2017 jedoch erforschte eine groß angelegte klinische Humanstudie mit mehr als 10 000 Patienten in 39 Ländern die Auswirkungen von Entzündungen bei Herzkrankheiten. Dabei stellte man fest, dass die Entzündungsreaktion des Immunsystems eine konstant schädliche und ursächliche Wirkung hat und die Betroffenen ganz allmählich das Leben kostet.[13] Offenbar ist die Entzündung bei einigen Leiden, die mit dieser modernen Seuche einhergehen, ein kausaler Faktor. Erst wenn wir das akzeptieren – und dagegen angehen –, wird es uns gelingen, diese Zivilisationskrankheiten effektiv zu bekämpfen.

Wirkungslose Medikamente

Sicher, es gibt entzündungshemmende Medikamente, sogar viele verschiedene. Nichtsteroidale Antirheumatika (NSAR) beispielsweise sind in vielen gängigen, frei verkäuflichen und nicht verschreibungspflichtigen Medikamenten wie Ibuprofen enthalten. Diese Mittel wirken zuverlässig gegen eine ganze Reihe von akuten Schmerzbeschwerden, und wenn sie nur ein paar Tage, höchstens eine Woche lang, eingenommen werden, sind sie für die meisten Menschen unbedenklich. Nebenwirkungen haben sie allerdings trotzdem. Im Juli 2015 erließ die amerikanische Arzneimittelbehörde Food and Drug Administration neue Warnhinweise zu NSAR. Wer an Herzerkrankungen und Herz-Kreislauf-Problemen leidet, muss mit solchen Mitteln sehr vorsichtig sein, da sich das Risiko eines Herzinfarkts oder Schlaganfalls bei solchen Patienten laut jüngsten Studien schon bei nur einwöchiger Einnahme verschreibungspflichtiger NSAR erhöhen kann,[14] ganz zu schweigen von den häufigeren Nebenwirkungen wie einer Schädigung der empfindlichen Schleimhäute im Verdauungstrakt. Besorgniserregend ist zudem, dass NSAR die Auflösung von Entzündungen stören und die natürliche Heilung behindern, die unserem Körper eigentlich so gut gelingt. Diese Mittel können zwar durchaus Symptome lindern, doch dass sie chronische Entzündungen kaum beeinflussen, ist weithin unbekannt. Werden die wichtigen Abläufe der Entzündungsauflösung langfristig blockiert, kommt es zur körperlichen Abhängigkeit, die einen Rebound-Effekt hervorruft – mit der Folge, dass sich die chronische Entzündung durch einen Kompensationsmechanismus paradoxerweise verschlimmert.[15, 16] Bei dauerhaftem Konsum von

NSAR verschärfen sich damit einige Beschwerden, die mit diesen Medikamenten eigentlich gelindert werden sollen. Ein Paradebeispiel ist Arthritis: NSAR verschaffen zwar kurzfristig eine Linderung der Symptome, doch bei längerer Einnahme schreitet die Krankheit schneller voran.[17] Deshalb ist es durchaus möglich (und wird durch Studien bestätigt), dass bei chronischen Entzündungen die Nebenwirkungen schwerer wiegen als die Vorteile.

Wann sind NSAR dann empfehlenswert und wann eher nicht? Dieses Thema ist sehr komplex und umstritten. Wenn Ihnen diese Medikamente verordnet werden, halten Sie sich an die ärztlichen Anweisungen. Allerdings sind NSAR nicht verschreibungspflichtig, sondern überall rezeptfrei erhältlich und können damit ohne fachkundige Beratung oder Rückversicherung gegen alle erdenklichen Beschwerden eingenommen werden, sogar bei psychischem Stress. Dabei ist bei der Einnahme das empfindliche Gleichgewicht zu berücksichtigen, dem wir verdanken, dass unsere Spezies schon so lange überlebt hat. Wir brauchen bessere Möglichkeiten zur langfristigen Behandlung chronischer Entzündungen, und einige davon werde ich in den nächsten Kapiteln vorstellen. Ich vertraue darauf, dass wir mit ganzheitlichen Ansätzen zum Umgang mit chronischen Erkrankungen erreichen können, dass NSAR seltener verwendet werden müssen, auch wenn diese Mittel weiterhin ihre Berechtigung haben werden.

Dubiose Mittel vermeiden und das Beste aus dem Immunsystem rausholen

Mittlerweile sollte Ihnen klar sein: Das Immunsystem umfasst weitaus mehr als die Symptome, die man jeden Winter in der Erkältungszeit verspürt. Die Immunabwehr ist wie ein Fluss, der sich durch sämtliche Aspekte der Gesundheit und des Wohlergehens zieht. Als Immunologin weiß ich, dass sie für unser Wohlbefinden – ja sogar für unser Überleben – von so zentraler Bedeutung ist, dass ihre inneren Zusammenhänge wichtige Erkenntnisse für ein besseres Leben liefern können. Die Immunität hält uns am Leben, aber sie kann uns auch krank machen. Wir müssen uns eingestehen, dass unser rasantes, maßloses, unerbittliches Leben dieses sorgfältig austarierte System allmählich aus dem Gleichgewicht bringt.

Es gibt nichts, was ich in meinem Beruf noch nicht gehört habe: von Hühnersuppe gegen Schnupfen bis hin zu Kupferarmbändern gegen Arthritis. Altweibergeschichten, überlieferte Überzeugungen und schlichtweg Absurdes. Jede Generation hat ihre eigenen »Wundermittel«, Tränke oder Rituale, die unerwartete Heilung und gute Gesundheit versprechen. Vieles davon ist falsch oder geht völlig am Ziel vorbei, einiges ist verrückt und wieder anderes sogar schädlich. Das soll nicht heißen, dass alle alternativen Heilmittel wirkungslos sind. Oft scheinen sie denjenigen, die sie propagieren, tatsächlich zu helfen, während sie für andere ungeeignet oder gar gefährlich sein können. Und mit den allermeisten dieser Mittel lässt sich keine dauerhafte Gesundheit erreichen. Bei manchen reicht schon die biologische Wirkung des Glaubens – der sogenannte Placeboeffekt, der wirklich sehr erstaunlich ist (siehe Seite 82). Er zeigt die ungeheure Macht unserer Psyche und unserer festen Überzeugungen, aber wie genau die innere Einstellung unsere Gesundheit beeinflusst, zählt zu den geheimnisvollsten Phänomenen der Medizin.

Auf der anderen Seite der Medaille steht der neue Trend »Wellness«, der nicht nur die eifrige Beschäftigung mit der eigenen Gesundheit ausgelöst hat, sondern auch eine Flut an irreführenden Botschaften, maßlos übertriebenen Versprechen und eine Abkehr von der Wissenschaft. Falsche Informationen, die man gerne glauben möchte, verbreiten sich schneller und eindringlicher als die Wahrheit, wie das Beispiel der Antiimpfbewegung zeigt, die aus einem umstrittenen Artikel in der Zeitschrift *The Lancet* hervorgegangen ist. Die Folge sind schlechte Entscheidungen und Fehlinvestitionen, und beides kann eine Gefahr für unsere Gesundheit bedeuten.

Jeder wünscht sich einen festen Fahrplan. Alle würden sich wünschen, ich könnte eine klare Anleitung mit bestimmten Verhaltensweisen, geeigneter Supernahrung und empfehlenswerten Nahrungsergänzungsmitteln liefern. Warum schwimme ich dann gegen den Strom und fordere einen kritischen Blick auf die unzähligen »Wellness«-Botschaften? Warum will ich vermeiden, dass Sie auf das mächtige Marketingversprechen hereinfallen, man könne das Immunsystem »stärken«? Einige Stimmen sagen, »die Wissenschaft sei einfach noch nicht so weit«. Doch das ist keine Frage der Zeit, sondern wissenschaftlich einfach unmöglich.

PLACEBOEFFEKT

Alles, was wie eine »echte« medizinische Behandlung wirkt, aber keine ist, gilt als Placebo – sei es eine Tablette, eine Injektion oder eine andere Art von »imitierter« Behandlung. Die Gemeinsamkeit besteht darin, dass Placebos niemals einen gesundheitsrelevanten Wirkstoff enthalten. In klinischen Studien benutzt man sie, um die Wirksamkeit eines neuen Medikaments zu ermitteln. Manchmal haben Placebos Reaktionen zur Folge, sowohl positive als auch negative. So ist es möglich, dass sich Symptome verbessern oder dass vermeintliche Nebenwirkungen auftreten. Diese Reaktionen bezeichnet man als »Placeboeffekt«. Unter den richtigen Voraussetzungen kann der Verstand ein mächtiges Heilmittel sein. Dass das Gehirn den Körper von einer vermeintlichen Behandlung überzeugen und so den Heilungsprozess anstoßen kann, weiß man seit Jahrtausenden. Mittlerweile hat die Wissenschaft herausgefunden, dass Placebos unter bestimmten Umständen genauso wirksam sein können wie herkömmliche Behandlungsmethoden.

Ich möchte keineswegs vergangenen Zeiten hinterhertrauern oder das neueste Superfood verteufeln. Das Leben hat sich weiterentwickelt, und um unsere Gesundheit steht es in vielerlei Hinsicht besser als in früheren Generationen. Aber mir drängt sich die Frage auf, ob wir nicht vielleicht das Kind mit dem Bade ausgeschüttet haben. In diesem Buch geht es nicht um schnelle Lösungen und Allheilmittel. Bei vielen Menschen hat ein Umdenken eingesetzt; statt Krankheiten zu behandeln, achten sie nun verstärkt auf Vorbeugung und sorgen dafür, dass bei Ernährung, sportlicher Betätigung und Lebensweise die Gesundheit im Vordergrund steht. Je besser dieser neue Ansatz durch Beweise belegt wird, desto stärker ist die Schulmedizin gezwungen, sich damit auseinanderzusetzen. Vielleicht lässt sich die überwältigende Flut an nichtübertragbaren Krankheiten, die uns heutzutage derart zusetzen, so am besten eindämmen. Mehrere wissenschaftliche Studien, auf die ich in den folgenden Kapiteln eingehen werde, legen nahe, dass bestimmte positive Lebensgewohnheiten Risiken senken, während bereits Erkrankte besser behandelt werden können, wenn sie Gewohnheiten ändern und auf starke Unterstützungsnetzwerke zurückgreifen können.

Das Rätsel der besseren Gesundheit lösen

Gesundheit, sowohl die körperliche als auch die geistige, beginnt und endet mit Ihrem Immunsystem – dem schützenden Kontrollzentrum, das hinter allen anderen Körpersystemen steckt. Letztlich will das Immunsystem mit seiner Umwelt in Frieden leben. Deshalb müssen Sie darauf achten, dass es nicht sein natürliches Gleichgewicht verliert, damit dieser Frieden zustande kommt.

Wie das Gehirn lernt auch das Immunsystem ständig hinzu. Es ist darauf ausgerichtet, dass es Input aus der Umwelt erwartet. Allerdings müssen wir uns eingestehen, dass unser schnelles, maßloses, unerbittliches Leben diesen Input verzerrt und das sorgfältig austarierte System damit allmählich aus dem Gleichgewicht gerät. Obwohl sich unsere Welt verändert hat – oder genauer gesagt gerade deshalb –, müssen wir dringender denn je an dem festhalten, was für unsere Vorfahren selbstverständlich war, aber in unserer modernen, rund um die Uhr aktiven Gesellschaft jedoch die größte Herausforderung darstellt. Dazu gehören zum Beispiel eine vernünftige Lebensweise, ausreichend Schlaf, regelmäßige Bewegung, gesunde Ernährung und eine psychische Verfassung, mit der wir dem ständigen Druck des modernen Lebens gewachsen sind. Die Zukunft liegt nicht in Schul- *oder* Alternativmedizin, sondern in einer Verschmelzung der modernen Medizin mit den intuitiven Mitteln, die unsere Urgroßeltern kannten.

Vielleicht interessieren Sie sich für die körpereigenen Kräfte, die das Wohlbefinden beeinflussen und zu denen Ihr Arzt keinen Zugang hat, wollen sich aber nicht in die Sphären von Dr. Google und unseriösen Online-Quacksalbern begeben und auch keine Ratschläge à la »Sellerie auspressen« mehr hören –, dann wird Ihnen dieses Buch Wissen und Orientierung vermitteln, auch wenn es keine schnellen Patentlösungen liefert. Wenn Sie die Immunität richtig verstehen, können Sie in Sachen Gesundheit langfristig auf die bessere Strategie setzen. Sie sollten Ihr Immunsystem nicht stärken, sondern unterstützen. Achten Sie auf sein fein austariertes Gleichgewicht, das von immenser Bedeutung ist, damit Sie sich gesund fühlen und gut leben. In den folgenden Kapiteln werde ich Ihnen meine persönlichen Tipps und Tricks verraten und Ihnen vermitteln, wie Sie moderne Versionen alter Traditionen in Ihren Alltag einbauen können, kleine Optimierungen mit wissenschaftlicher Grundlage. Dabei handelt es sich keineswegs um strenge Anweisungen oder Wunderwaffen für eine bessere Gesundheit, sondern schlicht und einfach um einen sanften Schubs in eine bessere Richtung.

2

Länger gut leben

»Vorhersagen sind schwierig, vor allem, wenn sie die Zukunft betreffen.«

Sir Peter Medawar, CBE
(ausgezeichnet mit dem Nobelpreis für Physiologie oder Medizin (1960) für die Entdeckung der »immunologischen Toleranz«)

In Sachen Gesundheit muss man langfristig denken. Das mache ich mir immer wieder klar, wenn ich mit der modernen Wellness-Kultur konfrontiert werde, mit Werbebotschaften, die sofortige Wirkung versprechen, oder mit unerreichbaren Körperidealen. Je älter ich werde, desto deutlicher wird mir, dass ich in Gesundheitsfragen langfristig denke und davon auch überzeugt bin. Das bedeutet, einen langfristigen Plan, langfristige Ziele zu verfolgen und nicht nur hier und heute, sondern jeden Tag bestimmte Kleinigkeiten zu tun, die – nun ja, auf lange Sicht Wirkung zeigen. Bei diesem langfristigen Ansatz nehmen Sie gezielte, überlegte und nachhaltige Veränderungen vor, die Ihrem künftigen Ich zugutekommen. Diese können jeden Aspekt des Lebens betreffen, doch besonders wichtig sind sie für die Immunität, die von der Geburt bis zum Tod über Ihre Gesundheit herrscht.

Heutzutage, in unserer extrem schnelllebigen Welt, in der sofortige Antworten und spontane Befriedigung gefragt sind, gerät dieser langfristige Ansatz jedoch leicht in Vergessenheit. Die täglichen Anforderungen lenken uns ab. Wir müssen so viele Entscheidungen treffen, so viele Informationen prasseln auf uns ein, dass alles ungemein wichtig erscheint, und wir kaum dazu kommen, uns klarzumachen, wie sich unser aktueller Lebensstil auf unsere künftige Gesundheit auswirken könnte. Wir sind in einem Umfeld gefangen, in dem das Geschäft mit der Gesundheit allgegenwärtig ist: Saftbars, Meditationszentren, Entschlackungsdiäten, Apps für mehr Achtsamkeit und Gymnastikanzüge, die für den herabschauenden Hund optimiert sind – während wir gleichzeitig den stressigen Alltag bewältigen müssen. Wozu führt das? Wir springen auf den Wellness-Trend an, der den schnellsten Erfolg verspricht.

Unsere Immunbiographie

Die Evolution ist ein allmählicher Prozess, der unsere Eigenschaften über viele Jahrtausende hinweg ganz langsam verändert. Um im Alltag zu bestehen, müssen wir dagegen schnell lernen und uns spontan an unsere unmittelbare Umgebung anpassen. In diesem Kapitel lege ich dar, wie sich Ihr Immunsystem im steten Wandel befindet und sich von der Wiege bis zur Bahre unablässig anpasst. Die Immunität ist zu Beginn noch ein unbeschriebenes Blatt und nimmt ab dem Zeitpunkt unserer

Geburt (und vielleicht sogar schon davor) Gestalt an, indem sie auf die verschiedenen Umwelteinflüsse reagiert, denen wir ausgesetzt sind. Alles, was wir erleben, prägt unsere Immunbiographie, von Alter und Infektionskrankheiten über Sex, Vorlieben und Geschlecht bis hin zur Körpergröße. Sie speist sich aus unseren Begegnungen und Erfahrungen und lernt aus unseren vielfältigen Gefühlen und Lebensumständen. Die Immunbiographie bestimmt sogar unsere Lebenserwartung, denn wenn die Immunität aus Altersgründen versagt, hat das schwerwiegende Auswirkungen auf Gesundheit und Lebensdauer.

Jeder Lebensabschnitt bringt andere Gesundheitsrisiken und Herausforderungen mit sich – deshalb ist es so wichtig, dass das Immunsystem über die erstaunliche Fähigkeit verfügt, sich ein Leben lang immer wieder neu auszurichten. Je länger wir schon auf der Erde weilen, desto größer wird die Gefahr gesundheitlicher Beschwerden, insbesondere dann, wenn unser Körper einem Lebensstil und einem Umfeld ausgesetzt ist, die ihm nicht guttun. In diesem Kapitel werden wir untersuchen, wie wir in unserer modernen Umwelt erreichen können, dass wir trotz des veränderlichen Immunsystems bei guter Gesundheit bleiben. Dabei müssen Sie genau wie ich langfristig denken. Schnelle Lösungen gibt es nicht, nur bestimmte Strategien, mit denen sich die Herausforderungen des modernen Lebens besser meistern lassen.

SEX UND MÜFFELNDE T-SHIRTS

Unser körpereigener Geruch verrät sehr viel darüber, wer wir wirklich sind. Geprägt wird er durch die gleichen MHC-Kompatibilitätsgene (siehe Seite 40) wie unser Immunsystem – unsere persönliche chemische Signatur.[1] Diese Pheromone sorgen für einen verlockenden Duft. Und wir springen erstaunlich stark darauf an. Alle neugeborenen Säugetiere und ihre Mütter erkennen sich schon wenige Stunden nach der Geburt allein anhand des Geruchs. Das funktioniert nicht fehlerfrei, und wir verlassen uns bei Entscheidungen niemals nur auf den Geruchssinn. Wenn wir jedoch den richtigen Menschen gefunden haben, hat der Geruch entscheidenden Anteil an der Anziehungskraft und sogar an der sexuellen Erregung. In einer Studie konnten Männer den Eisprung einer Frau allein dadurch ermitteln, dass sie an einem T-Shirt schnüffelten, in dem die Frau geschlafen hatte. Das Ergebnis: Den Geruch von T-Shirts, die während des Eisprungs getragen wurden, empfanden die Männer als angenehmer.[2]

Aber wieso spielt das bei der Immunität eine Rolle? Nicht nur unser Verstand entwickelt ein Identitätsgefühl, sondern das Immunsystem ist ebenfalls einzigartig. Deshalb kann es passieren, dass transplantierte Organe abgestoßen werden. Von jungen Mäusen wissen wir, dass sie anfangs den Geruch ihrer Nestgenossen bevorzugen, doch sobald sie in die Pubertät kommen, lautet die Devise *Es lebe der Unterschied.* Studien an Menschen zeigen ebenfalls, dass wir den Geruch von Partnern bevorzugen, deren MHC-Kompatibilitätsgene besonders stark von unseren eigenen abweichen (wie sexy!). Wenn Frauen jedoch schwanger sind oder die Pille nehmen, gilt das genaue Gegenteil: Sie bevorzugen den vertrauten Geruch von Männern mit ähnlichen MHC-Genen. Diese Forschungsergebnisse verraten, dass wir Partner favorisieren, deren Immunsystem sich stark von unserem eigenen unterscheidet. Wie lassen sich diese olfaktorischen Präferenzen erklären?

Die Vorliebe für Partner mit abweichenden Immunitätsgenen könnte angeboren sein, um die genetische Vielfalt zu fördern und zu bewirken, dass wir robustere Nachkommen mit bestmöglicher Immunität zeugen. Je größer die genetischen Unterschiede zwischen den Eltern eines Kindes, desto vielfältiger die MHC-Immunitätsgene, die sie mitbringen. Das sorgt für umfassenderen Schutz vor jeglichen Infektionsherden. Vielleicht handelt es sich auch um eine körpereigene Strategie, die Inzucht verhindern und die Fruchtbarkeit verbessern soll. (Es gibt Hinweise darauf, dass Paare mit ähnlichen MHC-Genen weniger fruchtbar sind.) Ob die Chemie in einer Beziehung stimmt, liegt also an den Immunitätsgenen, und obwohl uns noch nicht ganz klar ist, wie wir die Kraft der Pheromone nutzen können, weiß die Dating-Industrie um diese Wirkung – mittlerweile gibt es sogar schon Partnervermittlungsdienste, die auf die Chemie des Körpergeruchs setzen!

Die Geschlechterkluft

Krankheiten und körperliche Beeinträchtigungen betreffen zwar alle Menschen unabhängig von Geschlecht, Herkunft oder Alter, doch in Bezug auf die Immunität lassen sich besonders häufig geschlechtsspezifische Unterschiede feststellen. Männer und Frauen reagieren nicht nur unterschiedlich auf Infektionen, sondern das Geschlecht beeinflusst oft auch Folgendes:

- die Wahrscheinlichkeit, eine chronische Krankheit zu bekommen,
- die Wahrscheinlichkeit, eine Allergie zu entwickeln,
- das Ansprechen auf medizinische Behandlungen,
- die Wirksamkeit von Impfstoffen.[3]

Bis vor kurzem blieb dies in Medizin und Wissenschaft weitestgehend außer Acht. Weibliche Testpersonen wurden in der Vergangenheit bei klinischen Studien meist nicht berücksichtigt und sind nach wie vor unterrepräsentiert. Die Ungleichbehandlung in der Medizin hat tiefgreifende Folgen für die menschliche Gesundheit, da es an Informationen und Daten zur Wirksamkeit von Therapien fehlt.[4]

Warum spielt das eine Rolle? Die historische Missachtung der Frauen in der wissenschaftlichen Forschung ist nicht nur eine Frage der Gleichberechtigung, sondern hat schwerwiegende Auswirkungen auf deren Gesundheit. Viele neuere Studien stellen bei Frauen unerklärliche Schwankungen in der Immunreaktion fest, die zu einer fehlerhaften Auswertung klinischer Studien führen könnten. Unter Umständen beeinflussen diese »Störgrößen« sogar, wie gut eine Frau auf Medikamente wie beispielsweise einen Impfstoff anspricht. Die Medizin muss dafür sensibilisiert werden, dass sowohl die sexuelle Aktivität einer Frau als auch der monatliche Menstruationszyklus natürliche Schwankungen der Bluttestergebnisse hervorrufen können. Das sollten auch all jene Frauen wissen, die aufgrund von Immunkrankheiten behandelt werden oder unter Entzündungserscheinungen leiden. Bei Empfängnisproblemen können diese Faktoren ebenfalls eine Rolle spielen.

Die Männergrippe gibt es wirklich …

Fast jeder wird bestätigen, dass Männer um ihre Krankheiten meist ein großes Drama machen. Aber die Männergrippe gibt es wirklich – und sie ist so verbreitet, dass sie in Großbritannien immerhin schon ins *Oxford English Dictionary* aufgenommen wurde: »Eine Erkältung oder eine ähnliche leichte Erkrankung bei einem Mann, dem man unterstellt, dass er die Schwere der Symptome übertreibt.« (Das stimmt wirklich!)[5] Aber wie ist es möglich, dass Männer, denen die Natur die Fähigkeit gegeben hat, auch die obersten Schrankfächer zu erreichen und jeden Schraubverschluss zu öffnen, in dieser Hinsicht schwächer sind als Frauen?

Über Wissenschaft lässt sich nicht streiten. Krankheiten können Männern tatsächlich stärker zu schaffen machen als Frauen. Damit ist nicht gemeint, dass Männer die Symptome überdramatisieren, sondern einiges deutet darauf hin, dass sie tatsächlich mehr leiden. Es ist nicht ausgeschlossen, dass die Symptome sie objektiv stärker beeinträchtigen. Weltweit sterben deutlich mehr Männer an Infektionen.[6] Das hat komplexe Gründe, die nicht umfassend bekannt sind. Denkbar ist unter anderem, dass es dem Fortbestand der Spezies dient, wenn Männer von Infektionen schwerer getroffen werden. Oder es handelt sich um einen gemeinen Trick der Evolution, mit dem Keime sich das Überleben sichern. Wie dem auch sei, in Bezug auf Infektionen ist der Mann augenscheinlich das schwächere Geschlecht. Und warum? Nun, Frauen haben zahlreiche Methoden zur Übertragung von Infektionen entwickelt. Neben den normalen Infektionswegen können während Schwangerschaft, Geburt oder Stillzeit Keime von der Mutter auf das Kind übergehen. Da Frauen also leichter Keime verbreiten, benötigen sie eine stärkere Immunabwehr. Vielleicht haben Frauen eine besonders schnelle und starke Immunreaktion entwickelt, um die heranwachsenden Föten und Neugeborenen zu schützen. Das ist jedoch nicht die einzige Erklärung für die Männergrippe.

Glaubt man der Küchenpsychologie, so fällt es Männern schwer, Schwäche zuzugeben. Kaum haben sie dann einen guten Grund dafür – weil sie krank sind –, gehen sie richtig darin auf. Auch die Sexualhormone spielen eine Rolle, da Östrogen und Testosteron Entzündungen und die Produktion von Antikörpern unterschiedlich steuern. Östrogen kann Zellen aktivieren, die an Antivirus-Reaktionen beteiligt sind, während Testosteron die Entzündung hemmt. Hinweise darauf, dass Männer und Frauen auf Infektionen unterschiedlich reagieren, gibt es schon seit einiger Zeit. 1992 zog die Weltgesundheitsorganisation einen neuen Masernimpfstoff schnell zurück, nachdem er in klinischen Studien mit einem erheblichen Anstieg der Todesfälle bei weiblichen Säuglingen in Verbindung gebracht wurde. Meist jedoch bleiben mögliche geschlechtsspezifische Auswirkungen unbemerkt, da Männer und Frauen nur in sehr wenigen Studien getrennt betrachtet werden. Und viele klinische Studien berücksichtigen nur Männer, weil Menstruationszyklen und Schwangerschaften die Ergebnisse verwirren können. Eine sozusagen unbequeme Wahrheit.

... aber Frauen haben häufiger Autoimmunkrankheiten

Wenn Männer im Kampf gegen mikroskopisch kleine Keime das schwächere Geschlecht sind, dann müssten Frauen in immunologischer Sicht eigentlich sehr robust sein, oder? Falsch. Bei schlimmen, unheilbaren Autoimmunerkrankungen ist das Geschlecht so entscheidend wie in keinem anderen Bereich.

Autoimmunerkrankungen sind ein überwiegend weibliches Problem, denn Frauen entwickeln derartige Leiden dreimal häufiger als Männer. Liegt es vielleicht an der Reaktionsfreudigkeit des weiblichen Immunsystems, dass es schneller in Autoimmunität umschlägt?

Autoimmunerkrankungen sind komplex und werden durch viele Faktoren ausgelöst. Wie in Kapitel 1 erläutert, müssen verschiedene unvorteilhafte genetische Voraussetzungen und eine Fülle von Umwelteinflüssen zusammenkommen. Das allein kann jedoch nicht erklären, warum Frauen häufiger betroffen sind. Hinzu kommen etliche unklar definierte biologische, soziale und psychologische Faktoren, und angesichts der steigenden Anzahl von Autoimmunerkrankungen wird es immer wichtiger, bei Behandlung und Diagnose das Geschlecht im Blick zu behalten.

Die Wissenschaft weiß, dass Gene, die mit geschlechtsspezifischen Unterschieden zusammenhängen, gewisse Auswirkungen auf die Immunität haben. So wurden sie beispielsweise mit unterschiedlichen Antikörperreaktionen auf Impfstoffe in Verbindung gebracht. Unklar bleibt dabei, ob diese Abweichungen darauf zurückzuführen sind, dass je nach Geschlecht unterschiedliche Gene ausgewählt wurden, oder ob die Aktivierung und Deaktivierung durch Umweltauslöser bedingt werden.

Wir wissen, dass das weibliche X-Chromosom viele Gene enthält, die an Autoimmunerkrankungen beteiligt sind. Im Gegensatz dazu hat das männliche Y-Chromosom darauf deutlich geringeren genetischen Einfluss. Generell ist das Immunsystem bei Frauen robuster als bei Männern und löst in der reproduktionsfähigen Zeit stärkere Entzündungsreaktionen aus. Mehr noch als von Genen und Umwelt werden wir also über unsere gesamte Lebensdauer hinweg körperlich, emotional und immunologisch durch das Auf und Ab der wichtigsten Sexualhormone beeinflusst.

Sex und Immunität

Unsere Sexualhormone prägen uns schon vor der Geburt und bis zum Tod in einer Weise, die wir erst ganz allmählich durchschauen. Diese Unterschiede werden in der Regel nach der Pubertät deutlich und sind bei Frauen im gebärfähigen Alter immunologisch besonders wichtig.

Das Immunsystem der Frau befindet sich im Laufe des Menstruationszyklus in ständigem Wandel. Diese allmonatlichen Zyklusveränderungen können darüber entscheiden, wie anfällig eine Frau für Infektionen, aber auch für chronische Krankheiten wie Autoimmunität ist.[7, 8] Wenn man bedenkt, welche Schlüsselhormone den Menstruationszyklus steuern, ist das wenig überraschend. Östrogen und Progesteron können Verhalten und Funktion etlicher Immunzellen direkt verändern. Im ersten Abschnitt des Menstruationszyklus – der Follikelphase, die vom ersten Tag der Periode bis zum Eisprung geht – ist das Immunsystem der Frau reaktionsfähiger und aggressiver, da der Östrogenspiegel ansteigt, während kein Progesteron vorhanden ist. Theoretisch ist sie damit weniger anfällig für Infektionen. Allerdings bedeutet ein höherer Östrogenspiegel nicht zwangsläufig bessere Gesundheit, sondern die erhöhte Entzündungsreaktion kann sich negativ auf chronisch entzündliche Erkrankungen auswirken.

Umgekehrt wird die Reaktivität des Immunsystems nach dem Eisprung in der zweiten Hälfte des Zyklus – der Lutealphase – vorübergehend durch einen Anstieg des Progesterons gehemmt,[9] das typischerweise immunsuppressiv wirkt, Entzündungen unterdrückt und vor Autoimmunität schützt. Frauen sind dann zwar anfälliger für Infektionen, dagegen können Symptome und Aufflammen von Entzündungskrankheiten zurückgehen, gleichzeitig können sich Heilungsprozesse und die Regeneration nach körperlicher Betätigung verzögern.

Testosteron, das hauptsächlich als männliches Sexualhormon gilt, wird auch in den weiblichen Eierstöcken gebildet und bietet einen gewissen Autoimmunschutz, indem es entzündliche Reaktionen des Körpers sanft bremst. Ein höherer Testosteronspiegel hat tatsächlich entscheidenden Anteil daran, dass Männer besser vor Autoimmunkrankheiten geschützt sind.[10]

Wirklich erstaunlich ist dabei, dass diese monatlichen Schwankungen bei sexuell aktiven Frauen außergewöhnlich stark ausgeprägt sind – ein weiteres Beispiel dafür, dass die Immunität ständig im Wandel ist und auf unser Verhalten reagiert. Aber warum ist das so? Es handelt sich um einen biologischen Balanceakt. Wenn Frauen sexuell aktiv sind, versucht ihre Immunabwehr nicht nur, sie vor allem Fremden wie Infektionen zu schützen, sondern muss gleichzeitig die körperfremden Spermien tolerieren, damit eine Empfängnis möglich ist. Warum? Nun, unabhängig davon, ob eine Frau sich Kinder wünscht oder nicht, herrscht im Körper der biologische Drang zur Fortpflanzung. Einfach ausgedrückt: Der Evolution geht es im Grunde nur darum, dass die Gene weitergegeben werden. Deshalb ist es ein geschickter Schachzug des Körpers, die Immunabwehr genau dann zurückzufahren, wenn die Frau am fruchtbarsten ist, damit die Chancen einer Schwangerschaft steigen.

Weshalb erhöht eine reduzierte Immunreaktion die Wahrscheinlichkeit einer Empfängnis? Die Balance zwischen Fortpflanzung und körpereigener Abwehr ist für unser Immunsystem eine heikle Angelegenheit. Aus Kapitel 1 wissen wir, dass es alles angreift, das genetisch als Nicht-Selbst gilt. Ein Fötus, der zur Hälfte die DNA des Vaters besitzt, ist randvoll mit genetisch »fremdem« Material, sodass das mütterliche Immunsystem während der gesamten Schwangerschaft gebremst werden muss, damit sie das halbfremde Baby nicht abstößt. Um die Wahrscheinlichkeit zu erhöhen, dass eine Frau überhaupt schwanger wird, hat die Evolution dafür gesorgt, dass die Immunabwehr bei sexuell aktiven Frauen minimal unterdrückt wird. Diese Immunsuppression wird erstaunlicherweise durch Erregung und sexuelle Lust ausgelöst und hängt damit zusammen, wie häufig eine Frau Sex hat. (Wir wissen noch nicht, ob auch die Anzahl der Partner darauf Einfluss hat, aber das ist eine interessante Frage.)[11, 12, 13] Andererseits gilt: Je mehr Sex ein Mann hat, desto stärker wird seine Immunabwehr. Wir Mädchen werden irgendwie immer benachteiligt.

All das zeigt, dass sich das Immunsystem verändert und an das soziale Verhalten anpasst. Es wartet nicht passiv auf die nächste Infektion, sondern reagiert intuitiv auf Umwelt und Verhalten. Seltsamerweise wirkt das Zölibat äußerst immunstärkend! Nur bei sexuell aktiven Menschen nimmt die Immunidentität entsprechende Veränderungen vor und entscheidet sich für oder gegen bestimmte Zugeständnisse.

Das Zusammenspiel von Sexualhormonen und Immunsystem geht jedoch noch weiter. Bei fast der Hälfte der Frauen, die an einem Autoimmunleiden erkranken, geschieht dies im ersten Jahr nach einer Schwangerschaft, also nachdem innerhalb kürzester Zeit starke Schwankungen aufgetreten sind. Hormone sind der Hauptauslöser für diese unglückliche Folge der Mutterschaft. Das Auf und Ab der postpartalen Achterbahn oder des perimenopausalen Östrogenspiegels (bevor die Eierstöcke ihre Arbeit einstellen) kann eine Autoimmunkrankheit auslösen. Deshalb ist es wichtig, auf seinen Zyklus zu achten und fachkundigen Rat einzuholen, wenn man fürchtet, die Hormone könnten aus dem Gleichgewicht geraten sein. Allerdings arbeiten unsere Sexualhormone nicht vollkommen eigenständig, sondern werden von mehreren Faktoren beeinflusst, zum Beispiel von der jeweiligen Menge an Stressmolekülen in unserem Körper, vom Ausmaß unserer physischen Aktivität und von dem, was wir essen – oder nicht essen. Und nicht nur *die Menge* eines bestimmten Hormons, sondern auch die Kombination und das jeweilige Verhältnis beeinflussen Entwicklung und Verlauf einer Erkrankung.

Wenn bei einer Frau die Wechseljahre einsetzen, lässt die Immunfunktion durch den Rückgang der weiblichen Geschlechtshormone spürbar nach, bis sie nur noch der männlichen entspricht oder sogar noch weniger robust ist.[14] In dieser Phase können sich Autoimmunsymptome entweder bessern oder aufgrund der allgemeinen Schwächung der Immunfunktion sehr viel schlimmer werden. In den Wechseljahren lässt sich oft nur schwer ermitteln, welche Symptome tatsächlich auf die Menopause zurückzuführen sind und welche dadurch verursacht werden, dass das Immunsystem verrücktspielt.

Die einzigartige Komplexität des Immunsystems bei Schwangeren

Sie wissen nun, wie das Immunsystem auf sexuelle Aktivität reagiert, doch auch bei der Steuerung der Schwangerschaft nimmt es eine zentrale Stellung ein. Diese Beziehung wollen wir uns nun genauer anschauen.

Dort, wo sich der Embryo einnistet, gibt es Immunzellen. Früher glaubte die Wissenschaft, dass diese die fremden Embryozellen bekämpfen, welche ihrerseits versuchen, die Immunreaktion zu unterdrücken. Behielten die Embryozellen die Oberhand, kam eine Schwangerschaft zustande. Allerdings, so meinte man, setzte sich der Kampf während der gesamten Schwangerschaft weiter fort, und ging er verloren, wurden Fehlgeburten oder vorzeitige Wehen ausgelöst. Mittlerweile wissen wir jedoch, dass dem nicht so ist und dass diese Ansammlungen von Immunzellen beim Embryo zu einer erfolgreichen Schwangerschaft beitragen. In den ersten zwölf Wochen lösen sie eine lebenswichtige Entzündung und Verletzung der Gebärmutterschleimhaut aus. In den darauffolgenden 15 Wochen wird die Immunabwehr der Mutter dann unterdrückt. Regulatorische T-Zellen (die Tregs, die Sie auf Seite 38 kennengelernt haben) dämpfen den Standardmodus des Immunsystems, der das »fremde« Baby abstoßen würde, sodass es seine Reaktion gezwungenermaßen zurückschraubt und die Toleranz gegenüber dem heranwachsenden Fötus erhöht. Wenn der Zeitpunkt der Geburt näher rückt, gewinnt die Immunabwehr wieder an Aggressivität und unterstützt die Wehentätigkeit durch Entzündungen. Mit diesen sorgfältig getimten Schwankungen und ständigen Anpassungen fördert das Immunsystem den Dialog zwischen Mutter und Kind und schafft das empfindliche Gleichgewicht, das nötig ist, damit ein Leben entsteht.

All das hat jedoch den Nachteil, dass das Immunsystem einer Frau während der Schwangerschaft zumeist langsamer arbeitet, sodass ein höheres Infektionsrisiko besteht. Das Baby bleibt in der Regel selbst bei den schlimmsten Erkältungen, Infekten oder Magenbeschwerden bestens geschützt und erlebt keines der Symptome, unter denen die Mutter leidet. Manchmal jedoch reagiert das Immunsystem einer Schwangeren übertrieben stark auf eine Infektion wie eine Grippe oder andere Auslöser wie

Stress, falsche Ernährung, chronische Krankheiten und Allergien. Diese übermäßige Immunreaktion kann zu einem sprunghaften Anstieg der Entzündungswerte führen und die Entwicklung des Ungeborenen bis ins Kleinkindalter beeinträchtigen. Bestimmte Infektionen sind von der Mutter auf das Kind übertragbar und äußerst besorgniserregend – zum Beispiel das Cytomegalovirus, die Toxoplasmose und das Parvovirus. Andere wiederum schaden sowohl Mutter als auch Kind, darunter Syphilis, Listeriose, Hepatitis, HIV und Streptokokken der Gruppe B. Diese Infektionen können von der Mutter auf das Kind übertragen werden und während der Schwangerschaft schwerwiegende Folgen haben. Wenden Sie sich unbedingt an Ihren Arzt oder Ihre Ärztin, wenn Sie befürchten, dass Sie sich in der Schwangerschaft infiziert haben könnten.

Wahre menschliche Toleranz

Immunologische Abweichungen von diesem sorgfältig austarierten Immunitätsfahrplan für die werdende Mutter sind die Ursache – und die Folge – verheerender Komplikationen in der Schwangerschaft. Wenn die Kompatibilitätsgene von Mama und Papa genetisch unterschiedlich genug sind (also keine Inzucht vorliegt), werden bestimmte Schwangerschafts-Tregs offenbar dazu angeregt, das Baby zu tolerieren, sodass die Schwangerschaft gesund zum Abschluss kommt. Diese Immunitätsregulatoren steigen während einer normalen Schwangerschaft nämlich um das Hundertfache an und verbleiben bis zu fünf Jahre nach der Entbindung im Körper der Mutter. Praktischerweise sind diese Tregs ganz speziell auf fötale Moleküle abgestimmt und kommen in späteren Schwangerschaften erneut zum Vorschein. Sie unterdrücken den fötusfeindlichen Immunangriff beim zweiten Mal sogar noch schneller, gezielter und erfolgreicher.[15] (Vielleicht ist es also gar kein Nachteil, das zweite Kind zu sein!) Während die immunologische Fremdheit normalerweise dazu führt, dass unser Körper die Organe anderer Menschen abstößt, ist sie bei Schwangeren ein Schlüsselreiz für Toleranz. Die Natur versucht aus gutem Grund, bei Paaren mit ähnlichen Kompatibilitätsgenen den Embryo abzustoßen. Eine zu große Ähnlichkeit würde die Fähigkeit zur Diversifizierung behindern, und das wäre nicht im besten Interesse unserer Immunität.

IMMUNVIELFALT FÖRDERT DIE FRUCHTBARKEIT

Glücklicherweise hat die Vielfalt der möglichen Immunkompatibilitätsgene der Menschheit zur Folge, dass zwei nicht miteinander verwandte Personen nur höchst selten Kompatibilitätsgene aufweisen, die signifikant übereinstimmen. Auszuschließen ist es jedoch nicht. Bei ähnlichen Kompatibilitätsgenen kommt es überdurchschnittlich oft zu langfristiger Unfruchtbarkeit und wiederholten Fehlgeburten. Ein Genprofil der Partner kann Aufschluss darüber geben, ob Empfängnisschwierigkeiten auf derartige Ursachen zurückgehen.

Die bislang erläuterten Aspekte entscheiden nicht nur über den Erfolg der Schwangerschaft und die Gesundheit des ungeborenen Kindes. Auch die Eltern können sich durch den Nachwuchs grundlegend verändern, und mittlerweile wissen wir, dass diese Veränderungen auf Zellebene wirken und die Struktur der inneren Schutzsysteme definieren. Wenn ein Paar zusammen Kinder hat, gleicht sich die physische Zusammensetzung der Immunzellen beider Partner im Laufe der Zeit an. Bestimmte Gewohnheiten, Stress, Ernährung und sogar das Schlafverhalten bewirken, dass Eltern sich irgendwann in immunologischer Hinsicht ähnlicher sind als eineiige Zwillinge – für zwei nicht miteinander verwandte Menschen ist das ziemlich erstaunlich.[16]

Eine Schwangerschaft kann sich auch auf das körperliche Befinden der Mutter auswirken. Viele Frauen, bei denen eine Autoimmunerkrankung diagnostiziert wurde, erleben während der Schwangerschaft eine Linderung der Symptome, da die Immunität sinkt und die Tregs ansteigen. Eine solche Remission tritt bei etwa zwei Dritteln der Schwangeren mit Autoimmunleiden auf. Ob dies der Fall ist, hängt davon ab, wie sehr sich der Fötus hinsichtlich der Kompatibilität von der Mutter unterscheidet. Je mehr er dem Vater ähnelt, desto höher die Wahrscheinlichkeit, dass die Mutter aufgrund der starken Treg-Reaktion eine Remission erlebt.

Autoimmunerkrankungen galten einst als Kontraindikation für eine Schwangerschaft. Das sieht man heute anders, doch nach wie vor sind in solchen Fällen bestimmte Risiken und Aspekte zu bedenken. Dazu gehört unter anderem eine mögliche Organschädigung, denn einige Autoimmunerkrankungen führen zu Nierenleiden und Bluthochdruck. Außerdem ist zu berücksichtigen, ob bei der werdenden Mutter ein Autoantikörper vorliegt, der den Fötus schädigen könnte, oder ob sie auf Medikamente angewiesen ist, die in der Schwangerschaft nicht ratsam sind.

So entstehen winzige Supermenschen

Wir wissen nun also, dass unsere Immunität in weiten Teilen in der Kindheit angelegt, von unserer Umwelt geprägt und von unserem Lebensstil beeinflusst wird, sodass ein einzigartiger Fingerabdruck für die zukünftige Gesundheit entsteht. Die ersten fünf Lebensjahre sind für unsere Immunität tatsächlich die allerwichtigste Zeit. Lassen Sie sich davon nur nicht unter Druck setzen, liebe Eltern! Ob Sie bereits Kinder haben, Nachwuchs planen oder mit Kindern zu tun haben: Erfreuen Sie sich an der wunderbaren Tatsache, dass Sie aus jedem Kind in Ihrem Leben einen winzigen Supermenschen machen können. Viele dieser Tipps sind übrigens auch für Erwachsene sehr sinnvoll.

Bevor ich das weiter ausführe, möchte ich Sie jedoch beruhigen. Perfekte Eltern gibt es nicht, und ich möchte mich keinesfalls als ideales Vorbild präsentieren, das immer alles richtig macht. Wenn es um die Gesundheit meiner Zwillinge geht, ist es vor allem das Thema Immunsystem, das mir den Schlaf raubt. Ich zweifle dabei stets an mir selbst, sodass ich nicht zur Ruhe komme. Irgendwie scheint mir, als ob ich darüber zu gut Bescheid weiß. Zu viel Fachwissen kann bewirken, dass man zu viel von sich erwartet – und das führt zu Stress. Dieses Buch ist ein Ratgeber, keine Bibel. Nehmen Sie zur Kenntnis, was die

Wissenschaft uns sagt, und nutzen Sie dieses Wissen, um wohlüberlegt zu handeln. Aber machen Sie sich keine Vorwürfe, wenn Sie etwas nicht richtig umsetzen können.

Sind Krankheiten gut für Kinder?

Kinder sind in immunologischer Hinsicht ein ziemlich unbeschriebenes Blatt. So wie wir alle zur Schule gehen, muss auch das Immunsystem erst lernen (mehr dazu in Kapitel 3). Anfangs profitieren wir von der Immunität unserer Mutter, da die mütterlichen Antikörper in den letzten drei Monaten der Schwangerschaft durch die Plazenta gewandert sind. Dieser Schutz hält mehrere Wochen oder gar Monate an. Welche und wie viele Antikörper an das Kind weitergegeben werden, hängt vom Immunitätspegel der Mutter selbst ab. Frühgeborene sind stärker gefährdet, da ihr Immunsystem bei der Geburt weniger ausgereift ist und sie nicht so viele Antikörper von der Mutter erhalten haben.

Wird das Kind nach der Geburt gestillt, bekommt es über die Muttermilch weitere Antikörper. Dennoch ist das Immunsystem des Babys längst nicht so stark wie das eines Erwachsenen. Jedes Mal, wenn ein Säugling einem Keim ausgesetzt ist, wird die Produktion eigener Antikörper angestoßen, doch es dauert eine gewisse Zeit, bis diese Immunität vollständig entwickelt ist. Für berufstätige Eltern wie mich, deren Kleinkinder in einer Tageseinrichtung betreut werden, sind ständige Erkältungen und Infekte oft ein »natürlicher« Teil der Kindheit. Vielleicht haben Sie sogar schon einmal gehört, ohne derartige Krankheiten könne kein starkes Immunsystem entstehen. Auf diese Vorstellung geht der wachsende Trend zu Ansteckungspartys zurück, bei denen Eltern ihre Vorschulkinder bewusst mit infizierten Spielkameraden zusammenbringen, weil sie glauben, eine Krankheit durchzumachen sei besser als eine Impfung. Diese Theorie sollten wir genauer unter die Lupe nehmen, um die wissenschaftlichen Fakten von falschen Überzeugungen zu trennen.

Tatsächlich könnte es einen Zusammenhang zwischen Erfahrungen in der frühen Kindheit und der Entstehung von Allergien und Asthma geben. Weniger bekannt ist jedoch die jahrzehntelange Reihe von Folgestudien, die widerlegt haben, dass Infektionskrankheiten zu einem Schutz vor derartigen entzündlichen Leiden führen. Wenn überhaupt, dann macht eine Erkrankung in jungen Jahren alles nur noch schlimmer. Ein starkes Immunsystem erreicht man nicht durch krankheitsauslösende Keime, sondern durch frühzeitigen, umfassenden Kontakt mit harmlosen »guten« Bakterien – insbesondere mit den »alten Freunden«, die Sie in Kapitel 3 richtig kennenlernen werden.

So wie krankheitsauslösende Mikroben eindeutig Entzündungen hervorrufen, scheinen diese harmlosen Mikroorganismen eine ungemein wichtige, beruhigende Wirkung auf das in den ersten Lebensjahren so entscheidende Immunsystem auszuüben. Bei Vorschulkindern gelten bis zu acht Infekte pro Jahr als normal. Wenn die Kinder Tagesstätten besuchen oder ältere Geschwister haben, kann die Zahl noch höher liegen. Macht ein Kind jedes Jahr 12 bis 14 Krankheiten durch, liegt die Vermutung nahe, dass etwas nicht stimmt – zum Beispiel könnte ein Nährstoffmangel oder eine andere Ursache vorliegen, sodass Sie ärztlichen Rat einholen sollten. Einige der wichtigsten Ernährungsstrategien zur Stärkung des Immunsystems Ihrer winzigen Supermenschen erläutere ich auf den Seiten 149 bis 152.

Schmerzmittel – ein sicheres Allheilmittel für unsere Kinder?

Diese süßen Säfte (Marken will ich hier nicht nennen) wissen wohl alle Eltern zu schätzen – paracetamolhaltige Medizin, die hohes Fieber senken und Schmerzen lindern kann. So manche werden sicher einräumen, dass sie sich ohne dieses harmlose Wundermittel oft nicht zu helfen wüssten.

Paracetamol gehört zu den gängigsten Medikamenten für Kinder. Einst wurde es als Mittel gegen Fieberkrämpfe bei Säuglingen angepriesen, da es die Körpertemperatur senkt, doch aktuelle Forschungsergebnisse sehen dafür keine belastbaren Beweise, deshalb sollte es nur verabreicht werden, um Beschwerden zu lindern.

Mittlerweile jedoch steigt die Besorgnis, dass viel zu viel Paracetamol verabreicht wird. Kinder nehmen davon dreimal mehr als noch vor 40 Jahren. Als berufstätige Mutter von zwei Kindern kann ich das durchaus verstehen. Wenn es dem Kind nicht gut geht, wollen die Eltern seine Beschwerden lindern – das erleichtert unser Gewissen und hilft uns, den stressigen Balanceakt zwischen Beruf und Privatleben zu meistern. Allerdings legt die Forschung nahe, dass es für Eltern schnell zur Gewohnheit werden kann, den Kleinen bei den ersten Anzeichen von Unwohlsein vorsichtshalber eine Dosis zu verabreichen. Die meisten Studien sehen einen Zusammenhang zwischen dem Paracetamol-Konsum bei Kindern und der Entstehung von Asthma in der späteren Kindheit, und nach einem aktuellen Bericht entwickeln Babys, die nur einmal im Monat Paracetamol bekommen, »mit fünfmal höherer Wahrscheinlichkeit Asthma«.

Diese positive Korrelation könnte jedoch auf verschiedene Störfaktoren in der Konzeption der Studie zurückgehen, und ohne prospektive kontrollierte Studie lässt sich das Ergebnis schwerlich bestätigen. Die Arbeit meiner früheren Mentorin am Imperial College London zeigte, dass die Einnahme von Paracetamol bei schwangeren Müttern nicht zu vermehrtem Asthma bei ihren Kindern führte.

Verstehen Sie mich bitte nicht falsch, Paracetamol ist weltweit das am weitesten verbreitete rezeptfreie und verschreibungspflichtige Schmerzmittel und bei verschiedensten Erkrankungen oft die erste Wahl. Gemeinhin gilt es als sicherer als andere Mittel, die weiter oben auf der »Schmerzskala« angesiedelt sind, zum Beispiel NSAR (nichtsteroidale Antirheumatika) oder Opiate. Aber zumindest für Erwachsene können wir sagen, dass ein langfristiger häufiger Konsum nicht ohne Risiken ist. Und auch wenn wir uns als Eltern zu sehr auf diesen Wirkstoff verlassen, kann das problematisch sein.

Impfungen im Kindesalter

Routineimpfungen in der Kindheit schützen vor einer Vielzahl von schweren oder potenziell tödlichen Krankheiten wie Diphtherie, Masern, Mumps, Röteln, Polio, Tetanus, Keuchhusten und anderen. Während unsere Großeltern deren schreckliche Auswirkungen vielleicht noch mit eigenen Augen gesehen haben, können wir sie uns nur schwer vorstellen. Dass derartige Krankheiten selten – oder sogar gar nicht – auftreten, liegt daran, dass die Impfstoffe die erwünschte Wirkung zeigen. Neben den Standardimpfungen gibt es noch weitere optionale Impfungen, zum Beispiel gegen Grippe oder Windpocken.

Impfungen sollen eine Immunreaktion hervorrufen, die uns in Zukunft schützt, wenn wir erneut mit der Krankheit in Berührung kommen. Allerdings ist das Immunsystem bei jedem Menschen so individuell, dass manche darauf nicht gut ansprechen. Zudem versuchen die Keime immer wieder, unseren verschiedenen Schutzstrategien zu entgehen. Das sieht man besonders deutlich am Beispiel der Grippe. Wie ein Zauberwürfel erzeugt das Grippevirus ständig neue Muster, entwickelt sich weiter und ändert seine Zusammensetzung, indem es seine Gene in grenzenlosen Permutationen kombiniert. Die Impfung gegen die saisonale Grippe ist für viele Menschen Jahr für Jahr ein Glücksspiel, da es der Wissenschaft unterschiedlich gut gelingt, die auftretenden Stämme vorherzusagen und einen passenden Impfstoff zu entwickeln. Im Grunde müssen sich die Gesundheitsbehörden alljährlich auf gut begründete Vermutungen verlassen, doch diese sind natürlich nicht immer perfekt. Deshalb gibt es keine Garantie dafür, dass der Grippeimpfstoff zu 100 Prozent wirkt. Heißt das also, dass er sich nicht lohnt? Viele würden das bestreiten. Eine Grippeimpfung birgt ein sehr geringes Risiko (und ist sehr preiswert), kann jedoch große Vorteile mit sich bringen. Das Risiko, selbst zu erkranken und andere, möglicherweise anfälligere Menschen anzustecken, wird dadurch meist erheblich verringert. Das ist nicht zu unterschätzen, da die Grippe für manche Patienten lebensbedrohlich sein kann.

Im Zusammenhang mit Impfungen ist die sogenannte »Herdenimmunität« ein Schlüsselbegriff. Da Impfungen die Krankheitserreger von der Gesamtbevölkerung fernhalten, schützen sie all jene mit einem weniger starken Immunsystem vor einer tödlichen Erkrankung. Je mehr Menschen geimpft werden, desto geringer die Wahrscheinlichkeit, dass eine Krankheit ausbricht, denn Geimpfte können andere nicht anstecken. Die Herdenimmunität ist eine schöne Sache.

Dass in Großbritannien eine Pflichtimpfung gegen Windpocken gefordert wird, mag viele Eltern überraschen, da diese Krankheit als harmlos gilt. Die allermeisten Kinder erleben sie nur als ziemlich unangenehm, während es für die Eltern ärgerlich ist, dass sie zu Hause bleiben müssen, um ihren kranken Nachwuchs zu versorgen. Meist macht man die Windpocken in der Kindheit durch, doch im Erwachsenenalter sind sie weitaus ernster. Besonders gefährlich und manchmal sogar tödlich kann die Krankheit in der Spätphase einer Schwangerschaft oder bei Menschen mit einer Vorerkrankung oder während einer Krebsbehandlung verlaufen. Wieso stößt die Windpockenimpfung dann auf Ablehnung? Bei all jenen, die nicht geimpft sind, bleibt das Virus nach einer Windpockeninfektion ein Leben lang in den Nerven versteckt und wird ständig durch das Immunsystem in Schach gehalten. Wenn diese Immunität im Laufe der Zeit nachlässt, kann sich das Virus in seltenen Fällen erneut regen und die als Gürtelrose bekannte Krankheit auslösen. Eine Windpockenimpfung schützt nicht so gründlich wie die echte Krankheit, deshalb geht man davon aus, dass bei flächendeckender Impfung mit der Zeit immer mehr Erwachsene an Gürtelrose erkranken werden, wenn ihre Immunität nicht mehr unbemerkt durch den Kontakt zu windpockenkranken Kindern gestärkt wird.

Ja, Impfungen bergen Risiken, und das kann Eltern zu Recht Sorgen bereiten oder sogar zögern lassen. Wichtig ist jedoch, dass wir das Risiko richtig einschätzen. Impfstoffe werden streng getestet, und für die meisten Routineimpfungen gibt es mittlerweile langfristige Sicherheitsdaten. Wenn sich der derzeitige Trend fortsetzt, wird es in den folgenden Jahrzehnten nie wieder so viele Masernfälle geben wie im Jahr 2019. Leider wird darüber längst nicht so umfassend berichtet wie über die potenziellen Risiken, doch Impfungen vermeiden nicht nur die Krankheiten, gegen die sie immunisieren. Kinder, die routinemäßig gegen Meningitis geimpft werden, weisen zum Beispiel auch ein geringeres Risiko für akute lymphoblastische Leukämie auf, die häufigste Krebserkrankung im Kindesalter.[17] Die Überzeugung, es sei besser, bei Krankheiten wie den Masern eine »natürliche« Infektion zu durchleben, ist nicht immer richtig. Im Gegenteil, die Masernimpfung trägt sogar zum Schutz vor anderen gefährlichen Infektionskrankheiten bei, während eine »natürliche« Maserninfektion Ihre Immunität für das ganze Leben schädigen kann, sodass Sie anfälliger für Krankheiten werden, die ansonsten vielleicht keine Probleme verursacht hätten.

Schwierige Fragen, klare Antworten

Im Folgenden finden Sie einige gängige Impfmythen und den entsprechenden Stand der Wissenschaft:

Frage: Das Immunsystem meines Kindes ist noch unreif – soll ich mit der Impfung warten oder nur die wichtigsten vornehmen lassen, um es nicht übermäßig zu belasten?
Antwort: Es gibt keine Hinweise darauf, dass ein längerer Abstand zwischen den Impfungen sicherer ist. Allerdings können

Sie sich darauf verlassen, dass der empfohlene Impfplan so konzipiert ist, dass er größtmöglichen Schutz bietet.

Frage: Sind in Impfstoffen Gifte enthalten?
Antwort: Impfstoffe enthalten kleine Mengen der Keime, vor denen sie schützen sollen. Diese sind entweder lebendig, aber inaktiv, oder abgetötet. Zudem benötigen Impfstoffe weitere Inhaltsstoffe, um die Lösung zu stabilisieren oder die Wirksamkeit zu erhöhen. Dabei kommt es jedoch auf die Dosierung an. Die Lösung in der Spritze hat ein so geringes Volumen, dass sie harmlos ist. Manchen bereitet der Quecksilbergehalt in Impfseren Sorge; das geht darauf zurück, dass einige Impfstoffe früher das Konservierungsmittel Thimerosal verwendeten, das sich zu Ethylquecksilber zersetzt. Mittlerweile wissen wir, dass sich Ethylquecksilber (anders als Methylquecksilber) nicht im Körper anreichert. Dennoch wird Thimerosal seit 2001 sicherheitshalber nicht mehr in Impfstoffen für Säuglinge eingesetzt. Impfseren enthalten Aluminiumsalze, welche die körpereigene Immunreaktion verstärken, sodass die Produktion von Antikörpern stimuliert und der Impfstoff wirksamer wird. Aluminium kann zwar eine stärkere Rötung oder Schwellung an der Einstichstelle verursachen, hat aufgrund der winzigen enthaltenen Menge jedoch keine Langzeitwirkung. Seit den 1930er-Jahren verwendet man es ohne bedenkliche Folgen in einigen Impfstoffen. Auch geringe Spuren von Formaldehyd (zur Inaktivierung möglicher Kontaminationsstoffe) können in einigen Impfungen vorkommen, doch der Gehalt ist hundertmal geringer als die Menge, die wir aus anderen Quellen, wie zum Beispiel Obst, zu uns nehmen!

Frage: Wirken Impfstoffe wirklich immer?
Antwort: Forschungen zufolge sind 85 bis 95 Prozent bei den meisten Infektionen wirksam. Aber Sie wissen ja bereits, dass kein Mensch wie der andere ist. Und das gilt auch für die krankheitsauslösenden Keime. Damit ist die Wirksamkeit je nach Impfstoff unterschiedlich. Sogar unsere einzigartige Mikrobiota, die Sie im nächsten Kapitel kennenlernen werden, kann Ihre Reaktion auf Impfstoffe beeinflussen.[18] Besonders kritisch sieht es bei der Grippe aus. Die Wirksamkeit der Impfung richtet sich nach den Stämmen, die von den Gesundheitsbehörden ausgewählt werden – und manchmal liegen diese falsch. Im Jahr 2018 bot der Impfstoff nur bei 23 Prozent der Geimpften einen wirksamen Schutz vor der Grippe.

Frage: Würde es so viele impfkritische Informationen geben, wenn sie nicht einen wahren Kern hätten? Wo Rauch ist, ist auch Feuer ...
Antwort: Dies ist ein interessanter Einwand. Das Vertrauen in Impfungen erlebt zurzeit eine echte Krise. Die Bedenken gehen offenbar auf mehrere Faktoren zurück, darunter das Misstrauen gegenüber der Wissenschaft, die den Impfstoffen zugrunde liegt. Statt den Impfgegnern in die Hände zu spielen, sollten wir vielleicht auf einen anderen Ansatz setzen. Wir verfügen über reichlich Daten zur Sicherheit und Wirksamkeit von Impfstoffen, die schon unzählige Leben gerettet haben, doch hinsichtlich der Gesamtwirkung lernen wir immer noch dazu. Maßnahmen zur sorgfältigen Evaluierung von Impfstoffen in randomisierten kontrollierten Studien könnten dazu beitragen, Argwohn und Bedenken in Bezug auf Impfungen abzubauen.

Frage: Will man mit Impfungen nur Geld machen?
Antwort: Für Pharmakonzerne sind Impfstoffe sicherlich eine Möglichkeit, Gewinn zu machen, doch um Verkaufsschlager handelt es sich dabei ganz bestimmt nicht. Zudem ist es auch durchaus sinnvoll, dass Pharmaunternehmen mit ihren Produkten Geld verdienen. Bis zur Markteinführung sind rund 15 Jahre Forschung und Entwicklung erforderlich, die außerordentlich hohe Kosten bedeuten.

Frage: Sind die Nebenwirkungen schlimmer als die Krankheit selbst?
Antwort: Wenn Kinder zum Schutz vor lebensbedrohlichen Krankheiten geimpft werden, kann das leichte, kurzfristige Nebenwirkungen wie Rötung und Schwellung an der Injektionsstelle, Fieber und Ausschlag zur Folge haben. Sehr schwere Risiken wie heftige allergische Reaktionen treten weitaus seltener auf (eins zu einer Million) als die Krankheiten, vor denen die Impfung schützt.

Die moderne Plage der Atopie

Vor 1960 galt Asthma allgemein nicht als häufige Erkrankung, und schon gar nicht als die Epidemie, die es heute ist. Seit Ende der 1980er-Jahre ist zu beobachten, dass Asthma, Allergien und Ekzeme in allen westlichen Ländern stark zunehmen. Vor allem bei Kindern ist die Zahl der Fälle enorm gestiegen und hat geradezu epidemische Ausmaße mit bedenklichen Folgen angenommen, sodass die Besorgnis unter Eltern wächst.

Zwar können wir nicht mit Sicherheit sagen, warum immer mehr Allergien auftreten, doch da sie oft in der Familie liegen, hat die Genetik sicherlich Anteil daran. Diesen genetischen Risikofaktor nennt man Atopie – das bedeutet, dass Kinder, bei denen mindestens ein Elternteil eine allergische Erkrankung hat, mit deutlich höherer Wahrscheinlichkeit ebenfalls eine Allergie entwickeln. Für die genetische Komponente spricht ebenfalls, dass Menschen mit Zöliakie (einer Glutenunverträglichkeit – siehe Seite 376) dreimal häufiger an Ekzemen leiden und Angehörige von Zöliakiepatienten doppelt so häufig Ekzeme haben. Allergien gelten auch als Begleiterscheinung der modernen Lebensweise, bei der sich Umweltverschmutzung, veränderte Ernährung, Vitamin-D-Mangel und geringer Kontakt zu Mikroben darauf auswirken, wie unser Immunsystem auf harmlose Dinge in unserer Umwelt reagiert und ob es diese »toleriert«.

Kindern, die an Ekzemen leiden, sind später häufig auch von Nahrungsmittelallergien, allergischer Rhinitis (auch Heuschnupfen genannt) und Asthma betroffen, typischerweise in dieser Reihenfolge. Diese miteinander verwandten Erkrankungen sind Teil der »Allergiekarriere«.

Ekzeme, Allergien und Asthma

Ein Ekzem ist ein chronisches Leiden mit juckender, trockener Haut, das in Schüben und Remissionen verläuft (obwohl die Haut der meisten Betroffenen auch außerhalb von Schüben trocken ist und juckt). Ekzeme treten fast immer erstmals in den ersten fünf Lebensjahren auf (können aber Menschen jeden Alters betreffen). Sie gelten als Kriterium für die Allergiekarriere von »Risikokindern«. Zum Glück verschwinden sie bei zwei Dritteln der Kinder vor der Adoleszenz. Wer betroffen ist und wer nicht, lässt sich unmöglich vorhersagen. Einen Sieben-Jahre-Zyklus gibt es bei atopischen Ekzemen nicht, das ist nur ein Mythos, denn nichts weist darauf hin, dass sich die Ekzeme alle sieben Jahre zum Besseren oder Schlechteren verändern. Selbst wenn ein Kind aus dem Ekzem »herauswächst«, können die Beschwerden im Jugend- oder Erwachsenenalter erneut auftreten. Bei den 50 Prozent der Menschen, die eine Veränderung des Filaggrin-Gens (die sogenannte Filaggrin-Mutation) aufweisen, ist das Ekzem jedoch eine lebenslange Erkrankung, bei der die Hautbarriere dauerhaft verändert ist.

Ekzeme sind ein »Juckreiz, bei dem Kratzen nicht hilft« (treffender wäre allerdings »Juckreiz, bei dem man nicht kratzen *sollte*«). Kratzen kann die Verletzungen verschlimmern und dazu führen, dass sich die Haut entzündet. Zudem können dadurch weitere Allergien ausgelöst werden. Gesunde Haut schützt erstaunlich gut vor Umwelteinflüssen. Alle Eltern wissen, dass Kleinkinder bei ihren ersten Essversuchen die Nahrung oft großflächig auf der Haut verschmieren. Wenn Lebensmittel versehentlich durch die empfindliche Hautbarriere ekzemgefährdeter Kinder gelangen, können sie für Lebensmittelallergien sensibilisiert werden – und zwar für das ganze Leben (siehe Kapitel 7). Bei einem sehr kleinen Prozentsatz der Fälle werden Ekzeme tatsächlich durch eine Sensibilisierung durch Lebensmittel *verursacht*, dies betrifft vor allem Kuhmilch, Eier, Erdnüsse, Weizen, Nüsse und Fisch.[19]

Frühen Allergenkontakt vermeiden – für die Immunität ein Fauxpas

Der Begriff »orale Toleranz« beschreibt das Phänomen, dass das Immunsystem Lebensmittel als etwas Fremdes, aber Harmloses erkennt und toleriert. Bei vielen Kindern läuft dieser Prozess allerdings schief und löst schlimme Lebensmittelallergien aus. Ob eine Nahrungsmittelallergie auftritt, hängt von Zeitpunkt und Menge des potenziell allergieauslösenden Nahrungsmittels ab sowie – das ist ganz wichtig – auch davon, *wo* unsere Immunabwehr das Nahrungsmittel »wahrnimmt« (auf der Haut oder im Darm). Beim Stillen beispielsweise geraten mütterliche Antikörper und Immunzellen in den Darm des Säuglings, sodass das Immunsystem lernt, Nahrungsmittel zu tolerieren. Wenn das Baby frühzeitig, schon beim ersten Zufüttern, Kontakt zu verschiedensten Lebensmitteln hat, ist es besser vor Allergien geschützt. Somit bringt es keine Vorteile, anfangs bestimmte Nahrungsmittel zu meiden. Genau an dieser Stelle wird es für besorgte Eltern jedoch kompliziert.

Seit etwa 20 Jahren rät man ihnen, kleinen Kindern zwischen dem Abstillen und dem ersten Geburtstag besser keine Nahrungsmittel zu geben, die besonders oft allergische Reaktionen auslösen, darunter Milch, Eier, Obst, Mais, Erdnüsse, Fisch und Soja, weil sich damit angeblich spätere Nahrungsmittelallergien verhindern lassen. Allerdings legen medizinische Beweise mittlerweile nahe, dass dies nicht nur falsch ist, sondern möglicherweise sogar zum Anstieg allergischer Beschwerden beigetragen haben könnte. Auf der anderen Seite gibt es immer mehr besorgte Eltern, die ihren Kindern bestimmte Nahrungsmittel vorenthalten, weil sie eine negative Reaktion befürchten. Leider könnte das zur Folge haben, dass die Kinder ein Leben lang dauerhaft auf diese Lebensmittel verzichten müssen, da die Allergie, die eigentlich verhindert werden sollte, dann beim ersten Verzehr des gemiedenen Produkts im Erwachsenenalter auftreten kann.[20]

Eine Einschränkung der Ernährung ohne klinisch diagnostizierte Allergie wird heute nicht mehr empfohlen, und späterer Kontakt mit bestimmten Nahrungsmitteln erhöht sogar das Risiko, dass Ihr Nachwuchs eine Allergie entwickelt. In Ländern wie Israel, in denen Kinder mit der ersten Beikost und vor allem noch während des Stillens regelmäßig mit solchen potenziell allergenen Nahrungsmitteln wie Erdnüssen in Kontakt kommen, sind Nahrungsmittelallergien deutlich seltener.[21, 22] Dies gilt sogar für Säuglinge, die aufgrund von Ekzemen ein hohes Risiko für Lebensmittelallergien aufweisen. Laut einer Studie hatten Säuglinge mit Ekzemen, die im Alter zwischen vier und elf Monaten erstmals Erdnussbutter bekamen, bis zu ihrem fünften Geburtstag um 70 bis 80 Prozent seltener eine Erdnussallergie entwickelt. Nach der aktuellen Empfehlung, die sich auf internationale Daten stützt, lassen sich Lebensmittelallergien am zuverlässigsten reduzieren, indem man Kindern im Alter zwischen vier und sechs Monaten viele verschiedene Lebensmittel anbietet, darunter auch solche, die bekanntermaßen Allergien auslösen. Im Idealfall sollte zusätzlich zum Zufüttern von Beikost noch weitere sechs Monate gestillt werden.

Die Wahrscheinlichkeit einer Lebensmittelallergie ist auch dann höher, wenn Ihre Immunabwehr Lebensmittel durch beschädigte Haut »wahrnimmt«. Kratzt sich ein Kind beispielsweise ein Ekzem auf, sodass ein Nahrungsmittel in seine Haut eindringt, »erkennt« das Immunsystem dieses Produkt an einer falschen Stelle und nicht wie üblich im Darm. Diese Verwechslung erhöht das Risiko einer Allergieentwicklung. Außerdem löst das Kratzen offenbar eine Kettenreaktion aus, die auch die Darmbarriere beeinträchtigt und die Aufnahme von Allergenen aus der Nahrung erleichtert. Viele Eltern lehnen die übliche topische Hautbehandlung mit feuchtigkeitsspendenden Cremes und Steroidsalben ab, da diese das Problem nicht an der Wurzel packen. Dabei sind diese Produkte sehr sinnvoll, um die Haut feucht zu halten und Risse zu verhindern. Das Risiko, dass ein von Ekzemen betroffenes Kind ernsthafte Nahrungsmittelallergien entwickelt, reduziert sich damit ganz erheblich.

Wichtig ist auch, was die Mutter während der Schwangerschaft zu sich nimmt, denn dies kann sich über die Mikrobiota unmittelbar auf die Immunreaktion des ungeborenen Kindes und dessen Gesundheit auswirken. Offenbar ist es dabei besonders wichtig, dass der Körper mit reichlich darmfreundlichen Ballaststoffen versorgt wird. Eine Beobachtungsstudie an Mutter-Kind-Paaren, bei denen jeweils eine familiäre Allergieneigung vorlag, brachte zum Vorschein, dass bei Kindern von Müttern, die vermehrt unverdauliche Stärke zu sich nahmen, weniger oft Atemwegs- und Allergieleiden diagnostiziert wurden. Wenn das Kind gesund ist, sollten Mütter während der Schwangerschaft und Stillzeit nicht generell auf bestimmte Allergene verzichten, um Lebensmittelallergien zu vermeiden. Muttermilch ist die ideale Säuglingsnahrung. Sie löst höchst selten Allergien aus, ist leicht verdaulich und stärkt das Immunsystem der Kleinen. Stillen wird vor allem in den ersten vier bis sechs Monaten empfohlen und kann Ekzeme im Kleinkindalter, Atembeschwerden und Kuhmilchallergien verhindern. Mittlerweile weiß man nämlich, dass Babys und Kindern mit Lebensmittelallergien bestimmte Darmbakterien fehlen. Von diesen Keimen, die eine wichtige Rolle bei der Ausbildung des Immunsystems spielen, lernen die Tregs nicht nur potenziell allergene Nahrung zu tolerieren, sondern auch andere harmlose Stoffe in unserer Umgebung, die ebenfalls Allergien auslösen können – zum Beispiel Pollen oder Staub. Es liegt noch viel Forschungsarbeit vor uns, aber da unsere moderne westliche Lebensweise viele kostbare Darmbakterien auslöscht, ist es wichtiger denn je, dass wir uns gut um sie kümmern (siehe Kapitel 3).

Asthma – die rätselhafte Epidemie

Bis zu 70 Prozent der Kinder, die an Ekzemen leiden, entwickeln später auch Asthma. Es ist die häufigste chronische Erkrankung bei Kindern und die Hauptursache für Krankenhausaufenthalte im Kindesalter. Von 1985 bis 2001 stieg der Anteil der Asthmakranken an der Gesamtbevölkerung um 100 Prozent. Die Atemwegserkrankung betrifft etwa 300 Millionen Menschen weltweit und fordert jedes Jahr 255 000 Todesopfer, und die Weltgesundheitsorganisation geht davon aus, dass die Anzahl der Todesfälle in den nächsten zehn Jahren um 20 Prozent steigen könnte. Diese Erhöhung der Fallzahlen mag zum Teil darauf zurückzuführen sein, dass die Krankheit besser diagnostiziert werden kann, doch sämtliche neuen Fälle lassen sich damit sicherlich nicht erklären.[23]

Asthma wird häufig auf Luftverschmutzung zurückgeführt, aber deren Rolle ist nicht ganz klar. Schmutzige Luft verschlimmert die Beschwerden bei Menschen, die bereits an Asthma leiden, aber ob die Krankheit dadurch auch ausgelöst wird, ist nicht bekannt. Babys, die ausschließlich gestillt werden, weisen ein geringeres Risiko für Ekzeme, Allergien und Asthma auf, doch eine Ernährung mit Fläschchennahrung allein wird dieses Leiden nicht *verursachen*. Auch die Ernährung der werdenden und stillenden Mutter kann eine Rolle spielen, denn Studien zur Nahrungsaufnahme von Frauen vor und während der Schwangerschaft haben festgestellt, dass ein verstärkter Konsum von Fastfood (mindestens dreimal pro Woche) und ein geringer Verzehr von Obst und Gemüse (höchstens dreimal pro Woche) für die Kinder eine höhere Allergiewahrscheinlichkeit bedeutet.[24] Zudem ist das Asthmarisiko bei übergewichtigen oder fettleibigen Kindern erhöht.[25] Ausschlaggebend ist jedoch, dass das Immunsystem schon im Mutterleib sowie im Laufe der Kindheit richtig heranreift, und dafür sind die Gesundheit der Mutter, Ernährung, Stress und vor allen Dingen die Mikrobiota (siehe Kapitel 3) von entscheidender Bedeutung.

Ein weiteres typisches Merkmal der westlichen Lebensweise in Städten ist der Mangel an körperlicher Aktivität. Ihre Freizeit verbringen Kinder zum großen Teil vor dem Fernseher. Deshalb frage ich mich: Schützt es Kinder irgendwie vor Asthma, wenn sie stundenlang herumrennen? Studien zufolge fängt die Lunge eher an zu »flimmern«, wenn man mehr als 30 Minuten lang nicht richtig tief durchatmet. Und Kinder, die über den Spielplatz rasen oder ihren Geschwistern nachjagen, atmen meist sehr tief ein und aus.

Wie bei anderen chronischen Krankheiten auch lässt sich die wachsende Zahl an Ekzemen, Allergien und Asthmaerkrankungen im Kindesalter nicht allein auf die genetische Veranlagung zurückführen. Es gibt einen ursächlichen Zusammenhang mit Faktoren wie Luftverschmutzung, Fettleibigkeit, Ernährung und der Exposition gegenüber Infektionen, Antibiotika und Allergenen; dazu zählt auch sehr frühzeitiger Kontakt. Zudem können die Ursachen von Mensch zu Mensch ganz unterschiedlich sein. Besonders dringend wird dazu geraten, zum Schutz vor Allergien Passivrauchen zu vermeiden. Aber da Eltern heutzutage insgesamt weniger rauchen als in früheren Generationen, sind die steigenden Fallzahlen damit sicher nicht zu erklären.

Wenn Sie ein allergiekrankes Kind haben oder selbst betroffen sind, mag die Allergiekarriere wie ein böses Orakel klingen. Natürlich möchte man sein Kind davor bewahren, aber ist das überhaupt möglich? Glücklicherweise gibt es durchaus Maßnahmen, mit denen sich die Entwicklung von Allergien oder Asthma verzögern oder unter Umständen verhindern lässt, unabhängig vom genetischen Risiko. Schwierig ist dabei die Unterscheidung zwischen Umweltfaktoren, die Allergien, Ekzeme und Asthma auslösen, und solchen, die diese Beschwerden verschlimmern.

Immunität bei Teenagern

Irgendwann werden Kinder zu Teenagern. Dieser Lebensabschnitt kann sowohl physisch als auch emotional eine schwierige Zeit sein. Die Pubertät ist eine entscheidende Entwicklungsphase, in der der Körper durch den plötzlichen Anstieg der

Hormone, durch rasche Veränderungen und das Heranreifen der Geschlechtsorgane oft stark belastet wird. Dieser einschneidende Entwicklungsschritt bringt eine Vielzahl physiologischer, psychosozialer und kultureller Veränderungen mit sich. Deshalb benötigt der Körper reichlich Vitamine, Mineralien und Energie, und wir sind der Belastung nicht immer gewachsen. Die Bewältigungsstrategien, die man sich als Teenager angewöhnt, können sich auf die Entzündungsreaktionen – und die allgemeine Gesundheit – im Erwachsenenalter und im späteren Leben auswirken.[26] Jugendliche sind besonders anfällig für Infektionen, da das Immunsystem kaum Schritt halten kann. Und eine Infektion kann Folgen für schulische Leistungen, Prüfungen und außerschulische Aktivitäten mit sich bringen.

Die Adoleszenz ist auch eine Zeit des Experimentierens, in der viele junge Leute Alkohol oder Marihuana konsumieren. Die Wissenschaft hat kürzlich Hinweise darauf gefunden, dass das Immunsystem dadurch auf lange Sicht ernsthaft geschädigt werden kann. So hatte der Kontakt mit THC oder Tetrahydrocannabinol, dem Hauptwirkstoff von Marihuana, in der Jugend schwere Veränderungen der Immunreaktionen im Erwachsenenalter zur Folge und ging mit einer deutlichen Erhöhung der Entzündungsneigung einher. Diese Schädigung kann Autoimmunkrankheiten und chronisch entzündliche Prozesse wie multiple Sklerose, entzündliche Darmerkrankungen und rheumatoide Arthritis begünstigen. Andere Studien konnten aufzeigen, dass ein bestimmter Teil der Immunabwehr im Gehirn die Motivation zum Alkoholkonsum erheblich erhöht, insbesondere bei Jugendlichen, sie belegten auch einen Zusammenhang zu späterem Alkoholmissbrauch. Da diese Untersuchungen an Mäusen durchgeführt wurden, wissen wir nicht, inwiefern sich die Erkenntnisse auf den Menschen übertragen lassen. Unterm Strich steht jedoch fest, dass das Immunsystem bei Kindern und Jugendlichen eine tiefgreifende Entwicklung durchmacht und dass es sich an frühere Belastungen, Stress und Veränderungen »erinnert«, vor allem aus den ersten Lebensabschnitten, sodass erhebliche Langzeitfolgen auftreten können.

EINTÄTOWIERTE IMMUNITÄT

Die unter der Haut angesiedelten Immunzellen sind dafür zuständig, eine Reaktion auszulösen, wenn die Haut geschädigt wird, zum Beispiel durch eine Tätowiernadel, die Farbstoffe injiziert. Das Tintenpigment ist ein Fremdkörper, auf den das Immunsystem reagiert, um ihn zu beseitigen. Bei dieser Säuberungsmaßnahme fressen Makrophagen die Tinte genauso, wie sie Bakterien, einen Virus oder anderes körperfremdes Material vertilgen würden. Da die Tinte jedoch nicht so leicht abgebaut und entfernt werden kann wie Keime, bleibt das tätowierte Muster in diesen Haut-Immunzellen eingeschlossen. Wie geht es dann weiter? Wenn die Makrophagen absterben, setzen sie das eingeschlossene Pigment wieder frei. Die freigesetzte Tinte wird dann jedoch von neuen Makrophagen verschluckt. Dieser Kreislauf geht immer so weiter und sorgt dafür, dass die Tätowierung Bestand hat.[27]

In verschiedenen populärwissenschaftlichen Artikeln war kürzlich zu lesen, Tätowierungen seien förderlich für die Gesundheit und hätten insbesondere eine positive Wirkung auf das Immunsystem. Aber kann ein wenig Tinte wirklich vor Erkältungen schützen? Wie so oft ist die Antwort nicht ganz so einfach, wie die reißerischen Schlagzeilen vermuten lassen.

Tatsächlich gezeigt hat die Forschung, dass bei Personen, die sich ein zweites, drittes (oder noch weiteres) Tattoo stechen ließen, unmittelbar nach der Sitzung ein spezieller Antikörper namens IgA anstieg. IgA schützt alle empfindlichen Barrieren im Körper, zum Beispiel Darm und Lunge. Allerdings ist nicht klar, wie lange dieser Anstieg der Immunabwehr nach dem Tätowieren andauerte. Solange nicht eindeutig feststeht, ob Tattoos langfristig vor Krankheiten schützen, sollten Sie sich also nicht nur deshalb tätowieren lassen, weil Sie Schnupfen vermeiden wollen. Wenn das Immunsystem nicht ganz auf der Höhe ist, können Tätowierungen unerwartete Komplikationen nach sich ziehen. Das gilt für Personen mit Vorerkrankungen und für alle, die immunsuppressive Medikamente einnehmen (das ist oft nach einer Organtransplantation oder zur Behandlung von Autoimmunerkrankungen der Fall). Auch bei chronischen Langzeiterkrankungen wie Diabetes ist das Immunsystem häufig geschwächt.

Das Körpergewicht beeinflusst die Immunität

»Fett« ist kein neutraler Begriff. In der modernen Gesellschaft gilt es (fälschlicherweise) als unansehnlich; einen hohen Körperfettanteil assoziiert man mit zahlreichen Gesundheitsproblemen. Das stimmt zwar zum Teil – Übergewicht ist ein Risikofaktor für viele Entzündungs- und Stoffwechselkrankheiten und sogar für bestimmte Krebsarten –, aber Fett hat auch eine gute Seite: Es bildet eine wichtige Komponente für unsere Immunantwort. Das allgegenwärtige und höchst kontroverse Thema Körpermasse spielt also auch für das Immunsystem eine Rolle.

Bei Fett (genauer gesagt Fettgewebe) ist zwischen weißem und braunem Fett zu unterscheiden. Braune Fettzellen beinhalten einen hohen Anteil an thermogenen Genen und sorgen durch die Verbrennung von Kalorien dafür, dass wir unsere Körpertemperatur halten. Weißes Fettgewebe ist das, was wir üblicherweise als »Fett« bezeichnen – die Zellen, die mit der Energie im Körper insgesamt und der Speicherung überschüssiger Energie zusammenhängen. Dieses Fettgewebe wirkt sich auch auf das Immunsystem aus, sodass man die weißen Fettzellen in der Immunologie manchmal sogar als primitive Immunzellen bezeichnet. Das gilt zum Beispiel für das Bauchfett, ein weißes Fett, das auch Viszeralfett genannt wird. Das Viszeralfett ist mit Immunzellen durchsetzt, die die Flüssigkeit aus dem Verdauungstrakt filtern und Mikroben, geschädigte Zellen und unkontrollierte Entzündungen erkennen. Viszeralfett und Immunsystem arbeiten zusammen, indem das Viszeralfett die Energie für die Immuntätigkeit bereitstellt. Die Immunzellen beeinflussen wiederum die Biologie dieser Fettzellen, da sie deren Fähigkeit zur Speicherung weiterer Fette verändern, um die antimikrobielle Funktion zu fördern. Im Fett finden sich zudem schnelle Einsatztruppen – die Immungedächtniszellen aus Kapitel 1, die als erste in Aktion treten, wenn etwas Unerwünschtes geschieht.

Ein gesundes Körpergewicht kann also tatsächlich die Immunabwehr stärken. Gerät dieses empfindliche Gleichgewicht aus der Balance – ganz gleich in welche Richtung –, so wird man gesundheitlich anfälliger. Doch obwohl es für die Bekämpfung von Infektionen so wichtig ist, führt eine große Menge Viszeralfett leider nicht zwangsläufig zu einem starken Immunsystem. Der richtige Ansatz ist deshalb, ein gesundes Körpergewicht zu halten, das *für Sie richtig* ist.

In verschiedenen Studien zum Zusammenhang zwischen Entzündungen und Insulinresistenz bei ernährungsbedingter Adipositas wurden im weißen Fettgewebe Immunzellen – sogenannte Makrophagen – entdeckt, die das Körpergewicht halten. Unter bestimmten Umständen steigt die Wahrscheinlichkeit, dass die Makrophagen im Viszeralfett chronisch aktiviert werden und dann entzündliche Zytokine produzieren. Damit reagiert der Körper auf übermäßiges Essen, das für unsere Fettzellen Stress bedeutet, da sie dann eifrig versuchen, die überschüssige Energie zu speichern. Diese »Gefahr« lässt weitere entzündliche Immunzellen entstehen, sodass die Entzündung noch schlimmer wird. Außerdem bekommen auch die Fettzellen selbst die Anweisung zu Fehlfunktionen.[28, 29] Sie füllen sich mit Fett und werden größer und zahlreicher, was ebenfalls eine Stressmeldung auslöst und dafür sorgt, dass die Entzündung weiter andauert. Dauerhaft vergrößerte Fettzellen bedeuten somit, dass sich der Körper in einem unablässigen Entzündungszustand befindet; das Immunsystem ist permanent »aktiviert«.

Zu den Auswirkungen von zu wenig Körperfett gibt es dagegen weitaus weniger Untersuchungen. Wir wissen aber, dass Fett ein wichtiger Speicherort für Gedächtniszellen ist.[30] Dabei handelt es sich nicht um irgendwelche Gedächtniszellen, sondern um eine Gruppe von Super-Immunzellen mit verbesserter Funktion. Diese Zellen erinnern sich an frühere Infektionen und können Sie deshalb besser schützen. Ist der Körperfettanteil zu gering, kann es sein, dass nicht genug Platz für Gedächtniszellen vorhanden ist. Zu viel Körperfett hingegen kann wertvolle immunologische »Fläche« in Beschlag nehmen und zu wenig Raum für frische neue Zellen lassen. Daher ist es für unsere Abwehrkräfte sehr wichtig, dass ausreichend, aber nicht zu viel Körperfett transportiert wird. Aber was ist »ausreichend« Körperfett? Es gibt keine pauschalen Richtgrößen, aber Sie können sich an bestimmten objektiven Werten wie angemessene Muskelmasse (siehe Seite 297) und einem Körperfettanteil im gesunden Bereich (10 bis 20 Prozent bei Männern, 18 bis 28 Prozent bei Frauen) orientieren. Auch die Kalorienzufuhr gilt es zu bedenken – Sie sollten weder zu viele noch zu wenige zu sich nehmen –, ebenso das Maß an Aktivität im Alltag und die Energie, die Sie für körperliche Betätigung aufwenden. Allgemein gilt als gesichert, dass übermäßiges Fett am Bauch besonders gefährlich ist, deshalb wird bei der Ermittlung eines gesunden Körperfettanteils neuerdings auch gerne der Bauchumfang herangezogen.

Wieso ist die Zusammensetzung des Körpers für die Immunität so wichtig? Dass wir in der Vergangenheit überhaupt überleben konnten, haben wir einigen biologischen Abläufen zu verdanken, die in der modernen Gesellschaft eher nachteilig sind. Wer mehr Fett speicherte, konnte zum Beispiel Hungersnöte besser überstehen. Für die Evolution war ein plötzlicher oder rascher Gewichtsverlust oft eine unmittelbare Gefahr für das Überleben – ein Zeichen für stressreiche Bedrohungen – und löste deshalb Entzündungen aus, während der eher spezifische adaptive Zweig der Immunität dann langsamer arbeitete. Sie brauchen das Immunsystem, damit aus weißem Fett das viel gesündere braune Fett wird, und da es bei fettleibigen Menschen oft träge ist, können diese weniger Fett umwandeln.[31]

Uns ist bekannt, dass Übergewicht langfristige Risiken mit sich bringt. Kaum jemand wird bestreiten, dass extreme Fettleibigkeit negativ ist. Allerdings ist man sich nicht einig, wie Adipositas definiert wird, ob dabei einfach nur die Menge an Fett relevant ist oder ob wir uns genauer ansehen müssen, an welchen Körperstellen es sitzt. Adipositas kann jedoch auch ein eigenständiger Risikofaktor für die Entwicklung von Essstörungen sein, da sie sich auf die Selbstachtung auswirkt. Deshalb gilt es, die damit verbundene Stigmatisierung zu überwinden. Und nicht nur das Körperfett, sondern auch die Muskelmasse ist für die Immunität wichtig, wie wir in Kapitel 6 untersuchen werden.

Die Welt wird grauer – ein paar Worte zum Altern

Die enormen Privilegien des modernen Lebens und der damit verbundenen Convenience-Kultur – ohne die Herausforderungen, mit denen unsere Vorfahren konfrontiert waren – bringen uns schleichend ums Leben, reduzieren unsere Gesundheitsspanne und nehmen uns die Lebensfreude.

Aktuelle Studien zu diesem Paradoxon des Alterns rücken unser Immunsystem ins Blickfeld. Die Immunität bestimmt über Gesundheitsspanne und Lebensdauer. Der Immunologe Dr. William Frankland, der mit 105 Jahren nach wie vor immunologische Forschung betreibt und regelmäßig in wissenschaftlichen Zeitschriften veröffentlicht, ist mir ein großes Vorbild. Er lässt mich fragen:

Wieso gelingt es manchen Menschen, im Alter so vital zu bleiben?

Sind sie ungewöhnliche Ausnahmen, oder kann im Prinzip jeder bei guter Gesundheit ein stolzes Alter erreichen?

Das Bestreben, ewig oder sehr lange zu leben, ist seit jeher Teil des menschlichen Daseins. Dabei spielen Lebensdauer und Gesundheitsspanne eine Rolle. Die Lebenszeit ist ziemlich einfach zu definieren: Sie ist die Anzahl der Jahre, die Sie leben, Ihr chronologisches Alter. Die Gesundheitsspanne erklärt sich intuitiv, ist aber etwas schwieriger auf den Punkt zu bringen. Der Einfachheit halber sollten wir uns darauf einigen, dass dieser Begriff bezeichnet, wie gut es Ihnen geht – Ihr biologisches Alter. Während sich das chronologische Alter recht einfach und sehr exakt bemessen lässt – ich schreibe diese Zeilen mit 37 Jahren und 11 Monaten –, ist das biologische Alter weniger gut messbar. Die meisten Menschen möchten das eine ohne das andere nicht erleben (lange Lebensdauer bei schlechter Gesundheit oder kurze Lebensdauer bei guter Gesundheit).

Das Altern könnte in diesem Jahrhundert zu den größten Belastungen für die Gesundheitssysteme werden. Aber ist Älterwerden an sich eine Krankheit? Der griechische Arzt und Philosoph Aelius Galen (ca. 121-169 n. Chr.) definierte den begrifflichen Rahmen für das, was wir unter Altern verstehen. Krankheit ist für ihn eine anormale Funktion. Da das Altern jeden betrifft, könne es, so argumentiert er, keine Krankheit sein. Spätere Variationen dieses Arguments führten zur gleichen Schlussfolgerung: Wenn jeder Mensch altert, aber nur ein Teil der Bevölkerung krank wird, dann sind Krankheit und Altern nicht gleichzusetzen. Erstere sollte geheilt und Letzteres erduldet oder vielleicht sogar gewürdigt werden.

Im vergangenen Jahrhundert ist es Wissenschaft und Medizin gelungen, die Lebenserwartung zu verlängern. Mittlerweile ist 70 das neue 60 – ein enormer gesellschaftlicher Wandel. Gleichzeitig entwickelt sich die Wahrscheinlichkeit, ein langes und auch gesundes Leben zu führen, möglicherweise nicht in die richtige Richtung. Wir müssen ein immer höheres Lebenstempo, unerbittlichen Stress, Umweltverschmutzung, Störungen des Biorhythmus, Mangelernährung durch übermäßigen Konsum kalorienreicher, nährstoffarmer Lebensmittel und sitzende Tätigkeiten bewältigen. Dazu kommen intensive Fitness-Workouts und eingeschränkter Kontakt zu Mikroorganismen, sodass unser Immunsystem aus den Fugen gerät.

Ein hohes Lebensalter ist der entscheidende Risikofaktor für die meisten chronischen Krankheiten und Beeinträchtigungen, die sich auf die Gesundheitsspanne auswirken. In einem 2015 veröffentlichten Bericht kam die Weltgesundheitsorganisation (WHO) zu dem Schluss, kaum etwas deute darauf hin, dass ältere Menschen heute bei besserer Gesundheit seien als ihre Eltern im gleichen Alter. Wir leben zwar länger, aber nicht besser.[32]

Die großen Triumphe, die das öffentliche Gesundheitswesen im 19. und 20. Jahrhundert in Bezug auf Hygiene und die Vermeidung von Infektionskrankheiten feiern konnte, bewirkten den sogenannten epidemiologischen Übergang. Anders ausgedrückt: Todesfälle durch akute Infektionskrankheiten in jungen Jahren gingen stark zurück, dafür mehrten sich chronisch entzündliche und degenerative Erkrankungen – zum Teil deshalb, weil immer mehr von uns ein hohes Alter erreichen. Altersbedingte Krankheiten treten mittlerweile immer früher auf, junge Menschen altern manchmal bereits dreimal schneller, als zu erwarten wäre.[33] Ein längeres Leben ist nicht viel wert, wenn die Lebensqualität durch schlechte Gesundheit und den Verlust der Eigenständigkeit beeinträchtigt wird.

Unser Ziel besteht in einer langen Gesundheitsspanne. Aber wie können wir diese erreichen? Um das zu beantworten, sollten wir das Thema von hinten aufrollen. Es gibt Hundertjährige, die aus genetischen Gründen mit einem langen, gesunden Leben gesegnet sind. Gemessen an der durchschnittlichen Lebenserwartung erscheint uns ein hundertjähriges Leben außergewöhnlich lang. Allerdings sterben auch über Hundertjährige oft an den gleichen Krankheiten wie wir anderen auch. Der Unterschied besteht darin, dass diese Krankheiten offenbar erst deutlich später auftreten.

Das alternde Immunsystem

Die Gesundheitsspanne wird durch unsere Immunität geprägt, insbesondere durch kumulative Entzündungsschäden. Diese bewirken keine chronologische Alterung. In immunologischer

Hinsicht geht es mit uns von Geburt an langsam bergab. Unter 40 gilt man noch als jung, mit über 60 ist man alt. Alterung bedeutet für unser Immunsystem jedoch nicht, dass es einfach abbaut, sondern es verändert sich mit zunehmendem biologischen Alter. Das wurde bei eineiigen Zwillingen nachgewiesen, bei denen sich das Immunsystem im Laufe des Lebens immer stärker auseinanderentwickelte.

Wie genau die Immunität altert, ist noch immer ein wenig rätselhaft. Fest steht, dass das spezifische adaptive Immunsystem mit zunehmendem Alter nachlässt. Das liegt zum großen Teil daran, dass die Thymusdrüse schrumpft. Diese Drüse bildet das Gerüst der Immunabwehr und produziert die wichtigen T-Zellen, die alles steuern. Mit der Zeit jedoch stellt die Thymusdrüse die Produktion gesunder neuer T-Zellen ein. Damit fehlt uns die regulierende Wirkung der so wichtigen Tregs, die uns vor den entzündlichen Begleiterscheinungen unserer eigenen Immunität schützen. Unter Umständen wirken Impfungen dann nicht mehr so gut, oder wir werden mit zunehmendem Alter häufiger krank oder erholen uns von Infektionen nicht mehr so leicht. Zudem steigt das Krebsrisiko exponentiell an, weil unsere überaus wichtige Immunüberwachung nachlässt (siehe Seite 312). Das alternde Immunsystem hält nämlich einen größeren Anteil am Krebsrisiko als bestimmte Mutationen unserer DNA.[34] Auf der anderen Seite steigt im Alter unsere angriffslustige, angeborene Entzündungsreaktion – der stärkste Auslöser und Indikator für den Alterungsprozess! Dadurch kommt es auch zu einer altersbedingten Häufung von Entzündungen – der Fachausdruck dafür lautet »Entzündungsaltern«. Dieses Phänomen kostet unsere Immunität wertvolle Zeit und Ressourcen.

Bei einer akuten Entzündung kämpft man dann auf verlorenem Posten.

Letztendlich gilt: Je länger wir auf diesem Planeten weilen, desto größer die Gefahren, nicht zuletzt für unsere Immunität. Die Informationstheorie des Alterns geht davon aus, dass der Verlust unserer Gesundheit und unserer Körperfunktionen auf das Versagen der Wartungs- und Reparaturmechanismen zurückzuführen ist, die dafür zuständig sind, Genomschäden in unseren Zellen zu beheben. Der Informationscode unseres Körpers befindet sich in unseren Genen. Am Ende der Gene sitzen Telomere, kleine Schutzvorrichtungen wie die Plastikhülsen an der Spitze eines Schnürsenkels. Die Telomere bestehen aus sich wiederholenden kurzen DNA-Sequenzen, die von speziellen Proteinen umhüllt sind. Mit zunehmendem Alter werden sie immer kürzer. Seit längerer Zeit geht man davon aus, daraus könne man schließen, wie gesund ein Mensch im Alter sein wird. Das Entzündungsaltern nagt an unseren chromosomschützenden Telomeren und löst gleichzeitig verheerende Schäden an empfindlichen Zellen und Geweben aus, sodass unsere Reparatur- und Schutzmechanismen mehr zu tun haben als je zuvor.[35]

Auch in diesem Fall ist die Immunität also eng mit unserer Gesundheit verknüpft und ein entscheidender Indikator für ein langes Leben. Alles, was wir über das Altern wissen, legt nahe, dass es sich nicht um einen vorprogrammierten Prozess handelt. Entscheidend sind unsere Gene (zu etwa 25 Prozent) und vor allen Dingen unser Exposom – die Gesamtheit unserer Erfahrungen, Emotionen und Umwelteinflüsse während unserer gesamten Lebensspanne. Das ist mit einem neuen Auto zu vergleichen: Wie lange es hält, hängt zum Teil vom Modell selbst ab und zum Teil davon, wie Sie es behandeln.

Immunität und oxidativer Stress: Das richtige Gleichgewicht

Der Begriff »oxidativer Stress« ist aktuell in aller Munde und meint eine ungünstige Verschiebung des biologischen Gleichgewichts zwischen antioxidativer Abwehr und freien Radikalen, sodass die freien Radikale die Oberhand gewinnen. Diese werden bei den unzähligen normalen Stoffwechselvorgängen in unseren Zellen als Nebenprodukt gebildet, wenn die zelleigenen Akkus – die Mitochondrien – Nahrung in Energie umwandeln. Allerdings sind die freien Radikale instabil und hochreaktiv, greifen uns an und schädigen unser Gewebe. Oxidativer Stress ist somit etwas ganz Normales, und im Allgemeinen gelingt es dem Körper, für ein ausgeglichenes Verhältnis von Antioxidantien und freien Radikalen zu sorgen.

Oxidativer Stress hat unterschiedliche Folgen und ist nicht zwangsläufig negativ. Eine zu geringe Anzahl an freien Radikalen führt zu reduktivem Stress, der ebenfalls gesundheitsschädlich ist. In Kapitel 6 werden Sie erfahren, dass oxidativer Stress entscheidenden Anteil an der positiven Wirkung von Sport hat. Allerdings fördert er auch das Altern und altersbedingte Krankheiten wie Krebs. (Erhöhter oxidativer Stress begünstigt Schädigungen der DNA und krebsauslösende Mutationen, sodass unsere körpereigenen Reparatur- und Schutzprozesse stärker gefordert sind.) Verschiedene Faktoren können diesen Stress verstärken – Rauchen, schlechte Ernährung und bestimmte Gewohnheiten (auf die ich in späteren Kapiteln eingehen werde) sowie Umweltverschmutzung. Entzündungen lösen vorübergehend ebenfalls oxidativen Stress aus, da das Immunsystem Infektionen oder Gefahren abwehren muss und diese unter anderem mit freien Radikalen attackiert. Oxidativer Stress kann auch die Entzündungsreaktion hervorrufen, die weitere freie Radikale produziert, welche wiederum den oxidativen Stress verstärken, sodass ein Kreislauf von Schäden und Beeinträchtigungen seinen Lauf nimmt.

Sie wollen ewig leben? Dann weg mit den Zombie-Zellen!

So wie ein Auto irgendwann rostet, nimmt auch bei uns die »Oxidation« mit steigendem Alter zu. Unkontrollierter oxidativer Stress kann Zellen, Proteine und DNA schädigen und wird mit vielen Krankheiten des Alterns in Verbindung gebracht, so etwa Autoimmunität, Stoffwechselkrankheiten, einige Krebsarten und neurodegenerative Erkrankungen. Man weiß, dass oxidativer Stress durch das Ungleichgewicht zwischen freien Radikalen und antioxidativer Abwehr dazu beiträgt, dass vor allem Immunzellen »seneszent« werden. Seneszente Immunzellen sehen ganz anders aus als gesunde.[36] Sie bewegen sich zwar, aber im Prinzip so ähnlich wie wiederbelebte Tote – oder Zombies. Sie können sich nicht vermehren, stoßen jedoch wahllos entzündliche Notrufe und ein buntes Gemisch anderer schädlicher Faktoren aus, um andere gesunde Zellen zu Hilfe zu rufen, oft vergeblich und zum Schaden des umliegenden Gewebes. Diese Signale lösen interne Entzündungsprozesse aus, die Gewebeschäden verursachen. Das wiederum regt das Immunsystem weiter an, damit es die Schäden behebt.

Mit zunehmendem Alter steigt die Zahl der Immunzellen, die sich zu Zombies entwickeln. Und da sie sich gerne in unserem weißen Fettgewebe einnisten, können wir umso mehr Zombies beherbergen, je mehr überschüssiges Fett wir mit uns herumschleppen. Ein Abbau alter »Zombie«-Immunzellen kann – zumindest bei Versuchstieren – die Lebensspanne um 25 Prozent verlängern und verschiedenste Beschwerden nachweislich aufhalten oder lindern, von Gebrechlichkeit über kardiovaskuläre Funktionsstörungen bis hin zu Osteoporose und sogar neurologischen Störungen, wie man kürzlich festgestellt hat. Bei schlechter Ernährung und falschen Angewohnheiten, Stress und Bewegungsmangel erhöht sich die Anzahl der Seneszenzzellen erwiesenermaßen. Wie also können wir das Immunsystem verjüngen und den Ausbruch altersbedingter Krankheiten verzögern? Phytonährstoffe mit hohem Gehalt an Antioxidantien (siehe Seite 356) spielen eine Schlüsselrolle beim Schutz vor Zombiezellen.[37] Zudem kann Fasten diese zerstörten Immunzellen effektiv beseitigen. Allerdings reicht es nicht, einfach nur eine Pille zu schlucken oder ein paar Tage nichts zu essen, wie Sie in Kapitel 7 lesen werden.

Älter, weniger weise und eindeutig erschöpft

Nach jahrelangem Kampf sind unsere Immunzellen erschöpft. Immer mehr von ihnen sind nun »Gedächtniszellen«. Das Immungedächtnis wird mit der Zeit klüger, denn es sammelt Erinnerungen an Dinge, mit denen wir in Berührung gekommen sind, und durch Impfstoffe, die uns verabreicht wurden. Theoretisch sollte es uns damit besser gesund erhalten können. Doch dieses Gedächtnis nimmt im System der Immunabwehr viel Platz ein. Das Knochenmark – unsere Immunzellenfabrik – arbeitet mit zunehmendem Alter langsamer, da an unseren Knochenmarkstammzellen oxidative DNA-Schäden auftreten. Kurz gesagt, die Werkzeuge, die der Körper braucht, um auf Infektionen mit neuen Immunarmeen zu reagieren, sind bei älteren Menschen aus Platzmangel stark eingeschränkt. Daher kann es sein, dass ihr Immunsystem mit seinem veralteten Arsenal nur altbekannte Viren- und Bakterienstämme bekämpfen kann. Dieses Phänomen bezeichnet man als Immunerschöpfung. Bei neuen Herausforderungen ist die alternde Immunität also schlichtweg überfordert. Stark beansprucht wird das Immungedächtnis vor allem von Langzeitviren. Die Forschung erkannte dies erstmals bei der Untersuchung von Patienten mit chronischen Virusinfektionen wie dem Epstein-Barr-Virus (EBV) und dem Cytomegalovirus, das zur Familie der Herpesviren gehört. Diese Viren zählen zu den häufigsten der Welt, doch die meisten von uns haben noch nie von ihnen gehört. Selbst nach einer Infektion (die fast jeder von uns irgendwann erlebt) treten bei vielen Menschen, wenn überhaupt, nur schwache Anzeichen und Symptome auf. Diese Viren sind deshalb problematisch, weil sie im Körper persistieren, also ein Leben lang darin bleiben. Unsere Immunzellen müssen sie mit hohem Aufwand in Schach halten, sodass das Immunsystem schneller altert, weil wertvoller immunologischer Platz belegt wird und somit weniger für frische neue Zellen und die so wichtigen Tregs übrig bleibt. Chronische Infektionen wie das EBV sorgen für einen schwelenden Alarmzustand und nutzen ihre Chance, wenn das Leben uns stark in Anspruch nimmt – durch Stress, einschneidende Veränderungen und dergleichen. Natürlich kommt eine Krankheit immer ungelegen, aber Infektionen wie EBV sind gemeine Opportunisten, die zuschlagen, wenn wir schon am Boden liegen.

Den immunologischen Alterungsprozess verlangsamen

Die Alterung des Immunsystems ist ein wechselseitiger Prozess: Das Alter wirkt sich auf die Immunität aus, während eine unkontrollierte Immunität das Altern beschleunigt. Das Immunsystem reagiert langsamer, damit steigt das Risiko für Erkrankungen. Impfstoffe wirken oft weniger gut oder schützen nicht so lange wie erwartet. Die Wahrscheinlichkeit einer Autoimmun- oder Krebserkrankung steigt. Der Körper braucht häufig länger, um sich von Krankheiten zu erholen, da weniger Immunzellen vorhanden sind, die zur Heilung beitragen. Gleichzeitig gelingt es dem Immunsystem weniger gut, Zelldefekte zu erkennen und zu beheben.

Diese Wechselbeziehungen im Alterungsprozess sollten Sie unbedingt verstehen. Allerdings dürfen Sie deshalb bitte nicht glauben, dass sich die Gesundheit mit zunehmendem Alter zwangsläufig verschlechtern *muss*. Diese Reise mit vielen Ungewissheiten erwartet uns alle, aber wir können Schlaglöcher abfedern und sie insgesamt angenehmer gestalten. Selbst wenn wir nicht unbedingt 100 Jahre alt werden wollen, können wir Verschiedenes tun, um unsere Vitalität zu erhalten. Wie also lässt sich der Körper auf ein längeres, gesünderes Leben vorbereiten?

Die Gesellschaft insgesamt kann dazu beitragen, dass sich nicht nur die Gesundheitsspanne, sondern auch die Lebensdauer verlängert, indem sie die Wissenschaft und Forschung zum Altern unterstützt. Für sich persönlich kann jeder Einzelne in verschiedenen Lebensbereichen bestimmte Maßnahmen ergreifen, um das Immunsystem in Balance zu halten und die Risiken eines alternden Immunsystems abzuschwächen. Im nächsten Kapitel werden wir uns mit dem Mikrobiom, mit Stress, Schlaf, Bewegung und Ernährung befassen – dazu liefere ich praxistaugliche Tipps zur Verbesserung der Gesundheit.

3

Können Sie sich auf Ihre »alten Freunde« verlassen?

»Wir sind keine Individuen. Wir sind Ökosysteme mit mikrobiellen Partnern, die an der Entwicklung (insbesondere im ersten Lebensabschnitt) und Funktion so gut wie aller Organe mitwirken, einschließlich der Immunität.«

Graham Rook, emeritierter Professor für Medizinische Mikrobiologie, University College London

Wie wir gesehen haben, wird unsere Immunität nicht nur durch die Gene geprägt, mit denen wir geboren werden. Indem sie auf unsere Umwelt reagiert, von ihr lernt und sich daran anpasst, entwickelt sie sich vom Augenblick unserer Geburt an weiter. Und das geschieht nicht isoliert, sondern ein großer Teil dieser Interaktion mit der Umwelt wird durch das umfassende, dynamische Ökosystem von Mikroben gesteuert, die auf uns, in uns und um uns herum leben – zusammengenommen bezeichnet man diese als Mikrobiota. Ja, wir alle sind Superorganismen.

Nach aktuellen Schätzungen ist jeder Mensch von einer Gemeinschaft aus 38 000 000 000 000 (also 38 Billionen) Mikroben besiedelt, unserer Mikrobiota, die gemessen an der Zellzahl die Hälfte des Menschen ausmacht. Obwohl wir Keime so fürchten, sind die winzigen Organismen, die unsere Mikrobiota bilden, in Sachen Gesundheit unsere wichtigsten Verbündeten. Damit unsere Immunabwehr in Balance bleibt, müssen wir ein Leben lang für angemessenen Kontakt zu guten Keimen sorgen. Warum?

Nun, wenn man sich die Geschichte der Evolution anschaut, hat sich die Immunität in Zeiten großer Bedrohung entwickelt und dabei mit Keimen jeder Art – guten und schlechten – interagiert. Wenn diese Allianz aus Immunsystem und Mikroben optimal funktioniert, entsteht ein Dialog, der unseren Körper stärkt, indem Komponenten so ausgewählt, aktiviert und gebremst werden, wie es nötig ist, damit er Selbst von Nicht-Selbst und Gefahr von Ungefährlichem unterscheiden kann. Dieser Dialog bestimmt über unsere Anfälligkeit für Infektionen und über die Wahrscheinlichkeit einer Autoimmunerkrankung. Er steuert sogar die Funktionsweise unseres Gehirns.

Dass die »Superorganismen« so »super« sind, liegt an unserer Beziehung zu diesen Mikroben. Allerdings erlebt diese Beziehung aufgrund umfassender sozialer und ökologischer Veränderungen gerade einen Wandel. Unser steriles modernes Leben hat zur Folge, dass unser Immunsystem mit bestimmten Mikroben *weniger oft* oder *später* im Leben in Kontakt kommt als früher. Wenn die üblichen mikrobiellen Ziele immer seltener vorhanden sind, wird die Ausbildung und Entwicklung des modernen Immunsystems beeinträchtigt. Da es nichts Sinnvolles zu tun hat, dreht es sich wie verrückt im Kreis. Die Folge: Die Raten von Allergien und Autoimmunität bei Kindern und sogar Herzkrankheiten und Krebs schnellen in die Höhe. Auch Autismus ist in etlichen Fällen auf diesen Effekt zurückzuführen. Aus all diesen Erkenntnissen kristallisiert sich allmählich heraus, dass sich das große Wesen Mensch aus Milliarden kleinerer mikrobieller Lebewesen zusammensetzt. Diese meist aus dem Darm stammenden Mikroben begleiten uns seit Anbeginn der Zeit und sind für uns genauso wichtig wie Gliedmaßen oder Organe. Sie agieren nicht isoliert, sondern in verschiedenen Gruppen. Stellen Sie sich die Mikroben als Fabriken für bioaktive Produkte vor, die unseren Immunregler justieren und die Entwicklung unseres Immunsystems fördern und gestalten. Letztlich wird dadurch unsere spätere Anfälligkeit für Krankheiten bestimmt.

Alles, was wir sehen, ist von Mikroben übersät – sie bleiben uns nur verborgen. Und 99 Prozent dieser Mikroben sind für uns harmlos. Das Immunsystem ist wie ein Sportler: Damit es stark und leistungsfähig ist, muss es trainieren und üben, und diese »guten« Keime sind seine Freunde und Trainer. Wie Sie bereits erfahren haben, handelt es sich bei »unseren alten Freunden« um den lebenswichtigen Kontakt zu Mikroben, die das Immunsystem trainieren und fördern – nicht um Erkältungen, Masern und andere Kinderkrankheiten, sondern um die vielen harmlosen Mikroben sowie Schmutz, Staub und das allgemeine Miasma, das uns von Geburt an umgibt. Die Wissenschaft hat mittlerweile eindeutig nachgewiesen, dass die Mikrobiota für die Gesundheit von entscheidender Bedeutung ist.

Allianz alter Freunde

Wir alle haben mikrobiotische alte Freunde, mit denen wir eine lebenslange Allianz für die Gesundheit eingehen. Genauso ist es bei Säugetieren, Vögeln, Fischen und sogar Pflanzen. Zudem wimmelt es in diesen Keimzellen und in uns selbst oft von Viren. Aber wo im Körper sind diese alten Freunde zu finden?

Nachweisen lassen sie sich an fast allen Stellen des menschlichen Körpers, die wir untersucht haben, doch in manchen Regionen sind sie besonders stark konzentriert. Mikroben sammeln sich an den Körperbarrieren (Darm, Haut, Lunge, Harnwege) und verstärken diese Grenzlinien, damit die guten die Oberhand über die bösen behalten: Auf der Haut fördern Bakterien die Heilung, in der Scheide wehren sie unerwünschte Pilze ab und im Mund zersetzen sie Nahrung und schützen Zähne und Zahnfleisch. Doch das ist nur die Spitze des Eisbergs. Vermutlich gibt es im Körper kein einziges Organsystem, das nicht mit der Mikrobiota zusammenhängt (das gilt auch für die Darm-Hirn-Achse, die Verbindung zwischen Darm und Muskulatur, und sogar für die Darm-Gonaden-Achse), und wir finden Bakterien mittlerweile sogar an Stellen, an denen wir nie damit gerechnet hätten (Plazenta, Gehirn, Augen). Kein einziger Teil unseres Körpers ist steril, und die Mikroben machen bis zu zwei Kilogramm unseres Körpergewichts aus. Ich kann Ihnen versichern: Diese Bazillen, mit denen wir besiedelt sind, entscheiden darüber, wie sich unsere Immunfunktion im Laufe des Lebens entwickelt. Das fröhliche Zusammenleben mit diesen hilfreichen Keimen hatte über Millionen von Jahren hinweg großen Einfluss auf die Ausgestaltung unserer Immunität.

Das Kernstück bildet dabei der Darm mit dem größten Mikrobenvorkommen; alles andere ist mit ihm verbunden und wird von ihm beeinflusst, nicht zuletzt die Immunität.[1] Mittlerweile ist allgemein bekannt (und es stimmt wirklich!), dass fast 70 Prozent des gesamten Immunsystems im Darm angesiedelt sind. Wir stopfen uns ein Leben lang rund um die Uhr mit den verschiedensten problematischen Dingen voll. Das Immunsystem im Darm ist in erster Linie dafür zuständig, für ein Gleichgewicht zwischen Immunreaktion und Toleranz zu sorgen. Dabei ist es ganz wichtig, dass diese Toleranz – die sogenannte orale Toleranz – von klein auf vorhanden ist. Einfacher ausgedrückt: Unser Darm enthält Milliarden von Keimen aus Hunderten von Gattungen, die zusammen über drei Millionen Gene enthalten, sodass unsere eigenen 25 000 dagegen ziemlich mager aussehen.[2]

WAS LEBT IN IHNEN? EIN KURZER ÜBERBLICK ÜBER IHRE ALTEN FREUNDE

Da die Terminologie rund um gute Mikroben nicht ganz eindeutig ist, soll Ihnen diese Übersicht die Keime in unserem Körper etwas näherbringen:

FLORA, MIKROBIOTA, MIKROBIOM

All das bezeichnet die verschiedenen Mikroorganismen, die auf uns und in uns leben. Die Begriffe werden in der Regel synonym verwendet, haben eigentlich aber unterschiedliche Bedeutungen:

- Unter Mikrobiota oder Flora versteht man üblicherweise alle spezifischen Mikroorganismen in einer bestimmten Umgebung, darunter Bakterien, Viren und Pilze. Folglich gibt es je nach Körperbereich lokale Unterschiede in der Mikrobiota jedes Menschen. Die Mikrobiota im Darm kann sich zum Beispiel ganz erheblich von der Hautmikrobiota unterscheiden.
- Das Mikrobiom ist die Gesamtheit des genetischen Materials aus allen Mikroben in einem bestimmten Bereich, zum Beispiel im Darm. Das Humane Mikrobiomprojekt fand heraus, dass möglicherweise mehr als acht Millionen einzigartige Gene mit unseren verschiedenen Mikroben assoziiert sind. Das bedeutet, dass unser gesamtes Mikrobiom mehr als 200-mal mehr Gene liefern kann, als sich in unseren eigenen Zellen befinden. Diese mikrobiellen Gene sind für unsere Entwicklung, für die Immunität und die Ernährung von entscheidender Bedeutung.

SYMBIOSE

Dieser Begriff bezeichnet die enge, langfristige biologische Wechselwirkung zwischen zwei Organismen. Die Symbiose gilt mittlerweile als wichtige Triebkraft der evolutionären Selektion.

Früherziehung für das Immunsystem

Unser individueller mikrobieller Fingerabdruck ist die Summe aus Alter, Geschlecht, medizinischer Vorgeschichte, geografischer Lage, Gewohnheiten und Ernährung. Zudem wird er auch durch körperliche Aktivität, Stress, Schlaf und verschiedenste andere, noch unbekannte Faktoren geprägt. Wenn Sie die immunfördernde Wirkung Ihrer Mikroben nutzen wollen (und das sollten Sie auf jeden Fall), müssen Sie zunächst akzeptieren, dass es dabei bestimmte Grenzen gibt, denn der Grundstein für Ihre Gesundheit und Ihr empfindliches immunologisches Gleichgewicht wurde schon mit der Art der Entbindung und Ihrer Ernährung in den ersten Lebensjahren gelegt. Diese Phase der kritischen Immunerziehung weist der Immunität für den Rest Ihres Lebens den Weg.[3]

Diese äußerst radikale Veränderung beginnt mit der Geburt, wenn das bislang (relativ) sterile Baby von einer Flut an Mikroben besiedelt wird,[4] auch wenn schon vorher geringfügige Kalibrierungen erfolgt sein können. Die grundlegenden Mikroben der Mutter, die bei der Besiedelung während der Geburt auf das Kind übertragen werden, bilden und formen die Immunität und prägen die Gesundheit noch Jahrzehnte später. Diese frühe Immunausbildung erfolgt größtenteils direkt vor der Haustür der Mikroben: im Darm. Im Darm angesiedelte Mikroben sorgen dafür, dass die Immunzellen diese guten Keime akzeptieren und keine Immunreaktion auslösen.[5] Wir wissen ja bereits, dass das Immunsystem keinen binären Ein-oder-aus-Schalter kennt. Die Mikrobiota ähnelt vom Prinzip her eher einem Drehschalter, und die nützlichen Keime spielen eine wichtige Rolle bei der Bestimmung des Entzündungssollwerts. In den ersten fünf Lebensjahren wird dieser Immunregler durch den Kontakt mit mikrobiellen »alten Freunden« auf den gewünschten Sollwert eingestellt. Damit wird ein »zulässiger« Schwellenwert festgelegt, dessen Überschreitung die Immunantwort auslöst. Diese lebenswichtige Symbiose wirkt sich zum Beispiel auf unsere Robustheit gegenüber Infektionen aus und dient dazu, die Immunreaktionen abzuschwächen, die eher mit Allergien in Verbindung gebracht werden.[6] Die Entwicklung einer ausreichenden Menge regulierender Treg-Zellen ist für die Verhinderung von Autoimmunkrankheiten sogar so wichtig, dass damit die Mikrobiota beauftragt wird. Diese Darmwächter können, zumindest in experimentellen Studien, sogar Nahrungsmittelallergien rückgängig machen.[7]

Die Immunerziehung ist nicht nur auf den Bauch beschränkt. Ausgebildete Immunzellen wandern durch den ganzen Körper. Das Ergebnis: Größere Veränderungen im Darm können das ganze System aus den Fugen bringen, sodass Entzündungen unkontrolliert Verwüstungen anrichten. Wenn in den ersten Lebensjahren keine Mikroben zu Besuch kämen, würde es die Immunität in der bekannten Form gar nicht geben. Eine frühzeitige Störung dieses entscheidenden Prozesses ist genauso verhängnisvoll, als würde man an einem lebenswichtigen Organ wie Leber oder Milz herumpfuschen.

Bei einer vaginalen Entbindung bekommt das Baby vor allem die Mikroben, die Vagina und Darm ihrer Mütter besiedeln, während beim Kaiserschnitt hauptsächlich Mikroben von der Haut der Mutter und der Geburtsumgebung übertragen werden.[8] Deshalb sind die Mikroorganismen im Darm eines chirurgisch zur Welt gebrachten Babys unter Umständen unausgewogen oder unzureichend besiedelt, und da solche Abweichungen bis mindestens zum siebten Lebensjahr nachweisbar sind,[9] haben diese Kinder ein erhöhtes Risiko für Asthma, Autoimmunerkrankungen und sogar Leukämie.[10] Die Einzelheiten hinter diesen Zusammenhängen sind ungeheuer komplex und noch nicht vollständig erforscht. Per Kaiserschnitt geborene Kinder sind nicht zwangsläufig zu einer schlechteren Immunität verdammt. Als Mutter weiß ich, dass eine vaginale Entbindung manchmal leider nicht in Frage kommt. Im Folgenden werden Sie erfahren, wie Sie trotzdem viel dafür tun können, dass Ihr Baby ein robustes Mikrobiom entwickelt.

Mamas Milch ist die beste

Was wirkt als Nächstes auf die Mikrobiota eines Neugeborenen ein, nachdem es das Licht der Welt erblickt hat? Sicher, Besucher, die das Kleine bestaunen, oder die feuchte Zunge des Familienhunds übertragen auch Mikroben. Der wichtigste Zufluss von Bakterien erfolgt jedoch über die Muttermilch.

Menschliche Milch ist ein ganz besonderes mikrobielles Wunderwerk. Einst galt Muttermilch als steril, doch in Wirklichkeit ist sie eine cremige Bakteriensuppe. Sie enthält sogar Mikroben aus dem Darm der Mutter, die bis in die Brust wandern, um dem mikrobiellen Ökosystem des Neugeborenen zu dienen. Diese Erstbewohner beeinflussen die weiteren Bakterien, wählen sie aus und lassen damit einen Fußabdruck zurück, der auch im Erwachsenenalter noch nachweisbar ist.[11]

Zudem ist Muttermilch praktischerweise randvoll mit zuckersüßer Nahrung – nicht für Babys, sondern für ihre Mikroben. Humanmilch-Oligosaccharide sind Zucker, die nur in der Muttermilch vorkommen.[12] Dabei handelt es sich nach Laktose und Fetten um den drittgrößten Bestandteil der menschlichen Milch. Man sollte meinen, aufgrund ihrer Zucker-Ballaststoff-Struktur seien sie eine wertvolle Energiequelle für heranwachsende Babys, doch die Kleinen können sie gar nicht verdauen. Warum investiert die Mutter so viel Energie in die Produktion dieser komplizierten chemischen Stoffe, wenn sie für ihr Kind offenbar nutzlos sind? Diese Zucker aus der Muttermilch wandern unbeschadet durch Magen und Dünndarm bis in den Dickdarm, wo die meisten unserer Bakterien leben. Sie ernähren nicht das Baby, sondern die Bazillen, und sind gezielt als Nahrung für das heranwachsende Darmbiom konzipiert, damit sich das Immunsystem richtig entwickelt. Mit anderen Worten: Die Mikroben können nur dann ihre volle Wirkung entfalten, wenn sie mit Muttermilch ernährt werden. Wenn unsere Bakterien diese Muttermilchzucker verdauen, setzen sie eine Reihe von äußerst wirkungsvollen Stoffwechselprodukten frei, die sowohl das Immunsystem fördern als auch den Entzündungssollwert kalibrieren. Je reifer das Kind wird, desto vielfältiger wird die Nahrung und nimmt damit weiteren Einfluss auf unsere Mikrobiota.

Vernachlässigte Ballaststoffe

Nachdem die Darmgesundheit in den letzten Jahren im Fokus stand, haben es jetzt die Ballaststoffe definitiv verdient, ins Rampenlicht zu rücken. Wenn unsere Immunität auf die Gesundheit unseres Mikrobioms zurückzuführen ist, müssen wir diese Darmbakterien folglich richtig ernähren. Nach der Geburt und dem Stillen ist dafür nichts so wichtig wie die optimale Ernährung. Ballaststoffe tun ihnen gut, und mittlerweile weiß die Wissenschaft, warum: Sie sorgen nicht nur für eine geregelte Verdauung, sondern sind auch ein hervorragendes Futter für Ihr Mikrobiom und vielleicht genau die lebensrettende Nahrung, von der 90 Prozent der Menschen nicht genug zu sich nehmen. Obwohl Ballaststoffe allgemein nicht als bedeutender »Immun-Booster« gelten, haben sie entscheidenden Anteil daran, wie gut das Immunsystem insgesamt seine Arbeit verrichten kann. Als Lieblingsessen unserer Darmbakterien sind Ballaststoffe die beste Möglichkeit, unser Darmmikrobiom zu fördern und unsere Immunabwehr von Anfang an auf den richtigen Weg zu bringen.

Unsere Ernährung kann das Gleichgewicht der Mikroben in unseren Verdauungsorganen verändern – und wenn sich deren relative Anzahl ändert, geben sie unterschiedliche Substanzen ab, aktivieren unterschiedliche Gene und versorgen uns mit unterschiedlichen Nährstoffen. Heutzutage ernähren wir uns generell ballaststoffärmer als unsere Vorfahren. Das hat dazu geführt, dass wir einen Teil unseres mikrobiellen Erbes eingebüßt haben – quasi ein mikrobielles Massensterben. Zu beobachten ist dies bei Menschen, die aus traditionellen Kulturen in Industrienationen zuwandern und dadurch wertvolle Darmmikroben verlieren, sodass bei diesen Bevölkerungsgruppen ein Anstieg an typisch westlichen Zivilisationskrankheiten zu verzeichnen ist.

Ein hoher Konsum an Ballaststoffen geht mit einem 30-prozentigen Rückgang der Todesfälle einher, egal mit welcher Ursache, reduziert jedoch insbesondere einige der weltweit häufigsten Todesursachen wie Herzkrankheiten und Typ-2-Diabetes. Darüber hinaus senkt eine ballaststoffreiche Ernährung das Darmkrebsrisiko und oft auch Entzündungen in Verbindung mit Gelenkschmerzen und Arthritis.[13, 14, 15]

Doch obwohl wir mittlerweile genau wissen, dass Ballaststoffe gut für uns sind, gibt es nach wie vor falsche Vorstellungen von der benötigten Menge. Eine gute Faustregel für die optimale gesundheitliche Wirkung lautet, möglichst *mehr als 30 verschiedene Arten von pflanzlichen Nahrungsmitteln pro Woche* zu verzehren[16] – während die Mikrobiota Schaden nehmen kann, wenn man nur zehn oder noch weniger zu sich nimmt. Problematisch ist dabei, dass Ballaststoffe keine klar abgegrenzte Substanz sind, sondern vielmehr der grundlegende Bestandteil vieler Pflanzen. Es gibt über 100 verschiedene Arten von Ballaststoffen, die in Obst, Gemüse, Nüssen und Samen, Hülsenfrüchten und Vollkorngetreide und dergleichen zu finden sind. Achten Sie darauf, auch unterschiedliche resistente Stärken zu sich zu nehmen – diese heißen so, weil sie gegen die Verdauung im Darm resistent sind, nicht aber gegen Darmbakterien. Diese Stärken entstehen, wenn man Kartoffeln, Hafer, Linsen sowie Reis kocht und anschließend abkühlen lässt. Einige ganz bestimmte Ballaststoffe wie Beta-Glucan aus Hafer oder Pilzen haben eine unmittelbare antimikrobielle und entzündungshemmende Wirkung. Ballaststoffe mögen zwar nicht so sexy sein wie die aktuellste Supernahrung und müssen noch weitaus gründlicher erforscht werden, bis wir sie gezielt zur Vorbeugung und Behandlung von Krankheiten einsetzen können, aber wenn man etwas für seine Gesundheit tun möchte, ist ein Mehr an Ballaststoffen ein guter Anfang. Steigern Sie den Konsum ganz allmählich, damit Ihr Darm sich darauf einstellen kann, und trinken Sie unbedingt ausreichend Wasser – wird die Ballaststoffzufuhr zu schnell erhöht, kann es zu Verstopfung kommen. Und allen Eltern möchte ich ans Herz legen: Auch Kinder brauchen Ballaststoffe, wenn auch nicht ganz so viele wie Erwachsene. Oft ist es nicht so einfach, Kinder richtig zu ernähren (glauben Sie mir, das weiß ich nur zu gut), aber haben Sie ein Auge darauf, was Ihr Kind zu sich nimmt. Fastfood und Fertiggerichte sind oft sehr arm an Ballaststoffen, während diese in »vollwertigen pflanzlichen Lebensmitteln« in ihrer natürlichen Form meist reichlich enthalten sind. So sind Smoothies und Säfte eine weitaus schlechtere Ballaststoffquelle als ein ganzes Stück Obst. Hier eine Orientierungshilfe:

Alter (Jahre)	Empfohlene Ballaststoffzufuhr
2–5	15 g pro Tag
5–11	20 g pro Tag
11–16	25 g pro Tag
17 und älter	30 g pro Tag

Schlechte Nachrichten für Low-Carb-Fans: Das mögen die Mikroben nicht

Ballaststoffe sind eine Form von Kohlenhydraten. Zwar schwärmen viele Menschen von der wunderbaren Wirkung einer kohlenhydratarmen Ernährung, doch die Folgen für die Darmmikrobiota sind noch nicht genau bekannt. Bei einer unsachgemäßen Low-Carb-Ernährung werden unter Umständen zu wenige Ballaststoffe aufgenommen, was die ballaststoffliebenden Darmmikroben in Mitleidenschaft ziehen würde.

Bei Mäusen bewirkt ballaststoffarme Ernährung, dass das Mikrobiom auf ein Zehntel zurückgeht, und einiges deutet darauf hin, dass es sich beim Menschen genauso verhält. Wenn wir uns ballaststoffarm ernähren, verhungern unsere Darmmikroben, was wiederum negative Auswirkungen auf die Immunität hat und uns langfristig anfälliger für Krankheiten machen könnte.[17] Dies gilt insbesondere dann, wenn die wenigen Kohlenhydrate in der Ernährung nur geringe Mengen an Ballaststoffen für Darmbakterien liefern, sodass diese weniger zu essen und weniger zu tun haben.

Interessant ist auch das Thema Fett in der Ernährung. Man geht davon aus, dass die fettliebenden Organismen im Darm für das Mikrobiom nicht besonders förderlich sind. Zwar sind bei Menschen, die besonders viel Fett ohne komplexe Kohlenhydrate zu sich nehmen, drastische gesundheitliche Folgen festzustellen, doch was das genau für die Darmmikrobiota und die langfristige Gesundheit bedeutet, ist erst in Ansätzen erforscht. Allerdings spricht manches dafür, dass eine einseitige Konzentration auf fettreiche Speisen im Zuge einer Low-Carb-Ernährung die Vielfalt des Mikrobioms vernichten könnte, es sei denn, man achtet dabei auf die Versorgung mit komplexen Kohlenhydraten.

Was der eine verschmäht, weiß der andere zu schätzen

Wir wissen also, dass Ballaststoffe gut für die Darmbakterien sind, die ihrerseits eine starke Immunität fördern. Aber wie genau kommt diese förderliche Wirkung zustande? Wenn Ihre Mikroben Ballaststoffe verspeisen, entsteht eine breite Palette an Stoffwechselabfällen – Nebenprodukte, die man »Postbiotika« nennt. Diese sind quasi Ihre ganz persönliche Gesundheitsapotheke und wirken an der Schnittstelle zwischen Ernährung und Immunsystem. Sie verändern die Eigenschaften unserer Immunzellen, lösen Signale zur Eindämmung von Entzündungen aus, reduzieren die vielen unangenehmen Symptome, die bei einer Krankheit auftreten, und schalten unsere friedenssichernden Tregs ein, um die Heilung zu fördern und Schäden zu beheben. All das geschieht nicht nur im Darm – Postbiotika zirkulieren im Blut und beeinflussen die Regulierung des Immunsystems im gesamten Körper. Somit kann sich die Darmgesundheit auf die Gesundheit des ganzen Körpers auswirken.

Wenn Ballaststoffe die Zusammensetzung der Mikrobiota beeinflussen und die Mikrobiota die Immunität reguliert, dann sollten Ballaststoffe folglich positive Auswirkungen auf Entzündungskrankheiten haben. Und die Ergebnisse in diesem Bereich sind sehr vielversprechend, denn sie zeigen eine signifikante Korrelation zwischen geringem Ballaststoffkonsum und erhöhten Entzündungsmarkern im Blut, einem möglichen Prädiktor für chronische Krankheiten. Ballaststoffe sorgen dafür, dass der Immunregler so eingestellt bleibt, dass die Fähigkeit zur Reaktion auf infektiöse Bakterien und Viren im gesunden Rahmen liegt. Tatsächlich helfen die Postbiotika aus Ballaststoffen bei der Bekämpfung bestimmter Infektionen, zum Beispiel, indem sie genau die virusbekämpfenden Zellen ankurbeln, die uns bei einer Erkältung oder Grippe schnell auf den Weg der Besserung bringen. Man hat sogar festgestellt, dass postbiotische Metaboliten unsere innere Uhr richtig ausrichten können (siehe Seite 264), die eine wichtige Rolle bei der Steuerung der Infektionsimmunität spielt.

Durchlässiger Darm – was passiert, wenn Dämme brechen?

Der Mensch hat ein kompliziertes und extrem spezialisiertes Verdauungssystem entwickelt. Unser Verdauungstrakt ist sehr empfindlich – eine fragile Schutzschicht, nur so breit wie eine einzige Zelle. Hier kommt die Darmgesundheit ins Spiel. Ihr Darm ist fleißig dabei, Nährstoffe aufzunehmen und gleichzeitig unverdaute Nahrung, Bakterien und potenziell schädliche Dinge, die wir verschluckt haben, auszusondern. Mit bis zu 40 Quadratmetern bildet er die größte Schnittstelle des Körpers zur Außenwelt.[18]

Diese anatomische Anordnung sorgt dafür, dass Verdauung und Aufnahme von Nährstoffen optimal funktionieren, während die empfindlichen Zellen an den Innenwänden des Verdauungstrakts die Barriere dicht halten – sie bilden quasi eine »Firewall« aus Schleimhäuten. Oben auf dieser Barriere ist unsere Mikrobiota angesiedelt, während die Immunzellen sicherstellen, dass sie auf der richtigen Seite dieser Barriere bleiben. Allerdings ist unser Darm keine undurchdringliche Barriere; wenn wir etwas essen, wird er »durchlässiger«, damit wir Nährstoffe besser aufnehmen können. In der Wissenschaft bezeichnet man dieses Phänomen als »intestinale Permeabilität«. Unsere guten Bakterien und alles, was sich sonst noch im Verdauungssystem befindet, können dann den Darm verlassen und in den Blutkreislauf gelangen. (Die Bakterien sind übrigens nur dann »gut«, wenn sie sich an der vorgesehenen Stelle befinden.) Bis zu vier Stunden nach einer Mahlzeit haben die Immunzellen im ganzen Körper mit Nahrungsstückchen und Bakterien zu tun, die mit immunauslösenden molekularen »Gefahrencodes« versehen sind, sodass das Immunsystem kurzfristig eine Entzündung erzeugt.

Somit ist es mehr oder weniger normal, dass der Darm nach jeder Mahlzeit etwas durchlässig wird. Bei gesunden Menschen mit einem vielfältigen Mikrobiom, die sich regelmäßig abwechslungsreich und ballaststoffreich ernähren, ist dieser Zustand nur von kurzer Dauer, und die Reizstoffe lösen meist lediglich eine schwache Entzündung in einem bestimmten Darmabschnitt aus. Und da ein undichter Darm normal ist, gibt es im Körper verschiedene Kontrollmechanismen, um sicherzustellen, dass die gelegentlichen Undichtigkeiten keine Probleme verursachen.

Können denn trotzdem Probleme auftreten? Verfechter des sogenannten Leaky-Gut-Syndroms sehen darin die eigentliche Ursache der meisten modernen Gesundheitsprobleme, und zahlreiche Berichte sprechen für einen Zusammenhang mit verschiedenen chronischen Krankheiten, insbesondere Autoimmunerkrankungen.

Es gibt einige Hinweise darauf, dass ein durchlässiger Darm eine Rolle bei der Entstehung von Autoimmunkrankheiten spielt, sowohl innerhalb des Verdauungstrakts (wie Zöliakie) als auch außerhalb davon (so etwa Typ-1-Diabetes und rheumatoide Arthritis). In einigen wenigen Studien fand man heraus, dass auch bei Verwandten von Menschen mit entzündlichen Darmerkrankungen, bei denen ein erhöhtes Risiko für eine solche Krankheit besteht, eine erhöhte Darmdurchlässigkeit vorliegt. Außerdem ist bei Nahrungsmittelallergien häufig die Funktion der Darmbarriere beeinträchtigt. Trotz all dieser Zusammenhänge wissen wir jedoch nicht, ob ein durchlässiger Darm Symptom oder Ursache ist. Da sich dieses Phänomen nicht ohne Weiteres genau messen lässt, sollten Sie sich vor Behandlungen hüten, die eine »Heilung des Leaky-Gut-Syndroms« versprechen. Keiner dieser Therapieansätze wurde in randomisierten klinischen Studien getestet, und sie können mehr Schaden als Nutzen anrichten.

Schutz für die Barriere

Bakterien im Darmmikrobiom übernehmen eine wichtige Pförtnerrolle. Eine ausgewogene, gut genährte (also mit Ballaststoffen versorgte) und damit gesunde Mikrobiota stärkt die Darmgesundheit und die körperliche Unversehrtheit. Andere ernährungsbedingte Faktoren können sich auf die Darmdurchlässigkeit auswirken, so zum Beispiel sehr üppige Mahlzeiten oder Mahlzeiten mit übermäßig hohem Anteil an Fett (insbesondere an gesättigten Fetten) oder Fruktose (Fruchtzucker ohne ausreichende Ballaststoffe). Auch sollte man nicht zu viel naschen oder snacken und sich nicht zu oft überessen. Hyperglykämie – ein dauerhaft hoher Blutzuckerspiegel –, die bei schlecht eingestelltem Diabetes und hohem Cholesterinspiegel auftritt, kann auch die Darmbarriere beeinträchtigen. Zwar ist ein durchlässiger Darm höchstwahrscheinlich nicht die alleinige Ursache für eine bestimmte Erkrankung, doch er kann durchaus verschlimmernde Wirkung haben. Dies ist insbesondere in der westlichen Gesellschaft zu beobachten, in der man üblicherweise reichlich Fett oder Zucker (der alles noch schlimmer macht) und wenig Ballaststoffe zu sich nimmt, die für eine feste Darmwand nötig sind.

Bestimmte Nährstoffe, darunter die Vitamine A und D sowie Zink, sind für die Darmbarriere äußerst wichtig. Manche Aminosäuren wie Glutamin, ein Baustein des Proteins, das in Knochenbrühe enthalten ist, können die Verdauung ebenfalls fördern, und in Human- und Tiermodellen zeigte dieser Stoff als Nahrungsergänzungsmittel vielversprechende Wirkung bei der Heilung der Darmbarriere. Bei Menschen mit entzündlichen Darmerkrankungen kann die Aufnahme zusätzlicher Aminosäuren über die Nahrung bestimmte Symptome lindern. Einige Medikamente (zum Beispiel Aspirin oder NSAR, Antibiotika, die bei einer Chemotherapie verwendeten Medikamente und sogar hohe Dosen von Vitamin C) sind bekannte Ursachen für einen durchlässigen Darm. Versuchen Sie, Stress und Alkoholkonsum zu reduzieren. Beachten Sie dabei jedoch, dass normale Prozesse wie der Menstruationszyklus in den Wochen zwischen Eisprung und Menstruation ebenfalls zur Darmdurchlässigkeit beitragen können.[19] Auch anstrengende körperliche Betätigung, insbesondere bei heißem Wetter, und der Alterungsprozess können eine Rolle spielen.

Ist mein Mikrobiom gesund?

»Darmgesundheit« ist in der Ernährungswissenschaft der aktuellste Trend und wird mit einer breiten Palette an Erkrankungen, von Herzkrankheiten und Krebs bis hin zu Autoimmunität, Allergien und vielen anderen, in Verbindung gebracht. Der Medienhype hat dieses Thema sehr in den Blickpunkt gerückt, und die Forschung befasst sich damit so intensiv wie mit kaum einem anderen Bereich der Medizin. Dass Darmbakterien wichtig für die Gesundheit sind, weiß man in der Mikrobiologie seit geraumer Zeit, doch mittlerweile hat das Thema Darmgesundheit nicht nur die Mainstream-Medien erreicht, sondern wird in der Medizin disziplinenübergreifend behandelt, sodass auch die Immunologie Gehör findet. Wie wichtig diese Mikroben für die Gesundheit sind, wird immer deutlicher, je intensiver wir uns mit dem Mikrobiom befassen. Die Darmgesundheit ist definitiv keine Modeerscheinung, sondern wird uns dauerhaft beschäftigen. Und wenn Sie für eine gesunde mikrobielle Vielfalt in Ihrem Körper sorgen wollen, sollten Sie hier den Anfang machen. Wir Menschen sind Ökosysteme. Vielfalt ist gut, sie fördert Kreativität und Leistungsfähigkeit in unserem Körper, in der Gesellschaft, in unserer Welt. Genau das gilt auch für unser mikrobielles Ökosystem. Die Keime zeigen uns, dass Kooperation den Grundstein für Resistenz und Widerstandsfähigkeit in Sachen Gesundheit bildet.[20] Vielfalt schützt uns. Indem wir die Vielfalt im Blick behalten, gelingt es uns allmählich, die Wechselbeziehungen zu entschlüsseln, durch die unsere Ernährungs- und Lebensweise unseren persönlichen mikrobiellen Fingerabdruck in Bezug auf die Gesundheit beeinflusst.

Aber was bedeutet »Darmgesundheit« eigentlich? Und ist dieser Begriff wirklich belastbar, wenn es um den Aufbau einer starken Immunität geht? Zur Darmgesundheit gehört unter anderem, dass wir gut für diesen empfindlichen Schlauch sorgen, der zwischen Nahrung und Kot liegt – von der Verdauung bis hin zur Mikrobiota. Einerseits ist ein gesunder Darm für uns täglich spürbar, denn in diesem Bereich bekommen wir, anders als bei vielen anderen Körperfunktionen, sehr unmittelbar Rückmeldung – sämtliche Symptome, von Stuhlbeschaffenheit und Darm-Transitzeit bis hin zu Völlegefühl, Verdauungsstörungen, Blähungen oder saurem Aufstoßen, sprechen eine deutliche Sprache und können die Lebensqualität außerordentlich stark beeinträchtigen. Die meisten dieser Symptome sind jedoch bis zu einem gewissen Grad normal. Nur wenn sie zur Regel werden, müssen wir ärztlichen Rat einholen.

Für ein gesundes Verdauungssystem gelten fünf Hauptkriterien:

1. Arbeitet Ihre Verdauung richtig?
2. Haben Sie besondere Darmerkrankungen?
3. Ist Ihre Mikrobiota robust und vielfältig?
4. Ist Ihre Darmbarriere stabil?
5. Sind Sie körperlich und psychisch in guter Verfassung?[21]

Dysbiose – der Begriff für eine gestörte Zusammensetzung der Mikrobiota, die sich auf die Gesundheit auswirken kann – bezeichnet ein Ungleichgewicht dieser Beziehung und ist im Wesentlichen auf das Aufblühen schlechter Bakterien zurückzuführen. Eine Dysbiose kann auch auftreten, wenn die förderlichen Bakterien schwinden oder wenn es uns an Vielfalt mangelt. Vielleicht haben Sie die Erfahrung gemacht, dass Ihre alten Freunde ein wenig Unterstützung vertragen können. Oder Sie leiden an einer chronischen Krankheit und haben gehört, dass ein gesunder Darm zur Besserung führen könnte. In jedem Fall ist es ratsam, gut für Ihren empfindlichen Verdauungstrakt zu sorgen. Und wenn Sie unter Verdauungsproblemen leiden oder gesundheitliche Beschwerden haben, kann das sogar außerordentlich wichtig sein. Im Laufe seiner Geschichte konnte der Mensch seine Gesundheit meist nur beeinflussen, indem er bestimmte Aspekte der Lebensweise wie Ernährung und Bewegung veränderte oder auf schädliche Gewohnheiten wie Rauchen oder Drogenkonsum verzichtete. Auch über die Darmgesundheit lässt sich die Gesundheit fördern. Von Medizin und Hygiene bis hin zu Ernährung und Lebensstil – wir müssen uns vor Augen führen, welche Auswirkungen unsere tagtäglichen Entscheidungen auf unsere ganze Person haben, und dazu gehören auch die mikroskopisch kleinen Teile, die wir nicht sehen können.

Für mich ist die Darmgesundheit das fehlende Bindeglied zwischen Schul- und Alternativmedizin. Zu diesem Thema gibt es überliefertes Wissen, das mit den modernen wissenschaftlichen Erkenntnissen übereinstimmt. Wie der Verdauungstrakt auf uns wirken kann, zeigen sogar bestimmte Redewendungen: Wir verlassen uns bei schwierigen Entscheidungen auf unser »Bauchgefühl« oder haben vor einem Bewerbungsgespräch oder einer wichtigen Prüfung »Bauchschmerzen«, sodass wir unter Umständen rasch auf der Toilette verschwinden müssen. Vielleicht haben Sie auch schon einmal erlebt, dass ein Arzt sich nicht weiter für Ihre persönlichen Erfahrungen interessiert. Ich jedoch meine: Je mehr wir über unser Mikrobiom erfahren, desto besser wird es gelingen, Einzelfälle wissenschaftlich auszuwerten, denn kein Mensch ist wie der andere.

Mundgesundheit ist die neue Darmgesundheit

Wenn Sie sich Ihren Verdauungstrakt als Fluss vorstellen, der in den Darm mündet, dann wäre der Mund die Quelle der Bakterien.

Bei jedem Schluckvorgang nehmen Sie Tausende von Bakterien zu sich – einige schlechte, aber vor allem auch etliche gute. Genau wie im Darmmikrobiom gibt es nämlich auch im Mund gute Bakterien, die die Gesundheit Ihrer Zähne und des restlichen Körpers fördern.

Wenn Sie gesund sind und über eine ausgewogene Keimgemeinschaft verfügen, kommuniziert Ihr orales Mikrobiom genauso mit Ihrem Immunsystem wie die Darmbazillen. Eine schlechte Mundgesundheit kann dagegen die Gesundheit des Darmmikrobioms abbilden und vielleicht sogar verraten, ob sonst noch etwas im Argen ist. Studien zeigen einen eindeutigen Zusammenhang zwischen Mund- und Systemerkrankungen. Existieren im Mund übermäßig viele schlechte Bakterien, können diese Entzündungsleiden wie rheumatoide Arthritis, entzündliche Darmkrankheiten und sogar Herz-Kreislauf-Erkrankungen begünstigen. Indem wir auf gute Mundhygiene achten, können wir Krankheiten somit effektiv ausbremsen. Die Ernährung ist für die Mundgesundheit genauso wichtig. Zuckerhaltige Getränke, die Karies verursachen, könnten problematisch sein, da sie die Vielfalt unseres oralen Mikrobioms verringern. Besonders schädlich sind Mundwässer mit Chlorhexidin, da diese nicht nur die Bakterien im Mund abtöten, sondern auch vielen unserer modernen Gesundheitsprobleme den Weg bereiten. Wenn Sie Mundwasser verwenden möchten, nehmen Sie lieber Produkte mit Silber-Nanopartikeln oder einem kleinen Schuss Wasserstoffperoxid.

Darmgesundheit hängt nicht nur von der Ernährung ab

Dass sich die Mikrobiota verändert, ist nicht nur die Folge unserer Ernährung, sondern auch auf unsere übertrieben hygienische Umwelt, die vermehrte Verwendung von Antibiotika und die moderne urbane Lebensweise zurückzuführen. All dies hat verheerende Auswirkungen auf unsere Mikrobiota. Vergleicht man den Kot von Jägern und Sammlern aus dem Amazonasgebiet oder von Bauern aus den Anden mit dem der westlichen Industriebevölkerung, so ist festzustellen, dass die westlichen Mikrobiome eine geringere Vielfalt an Organismen aufweisen.

Für die Beziehung zu unserer Mikrobiota bedeutet das: Obwohl sich diese Symbiose über so lange Zeit hinweg entwickelt hat, können lebenswichtige Arten im Handumdrehen ausgelöscht werden. Für den Verlust von Mikroben und den damit verbundenen Funktionen, die Teil unserer evolutionären Vergangenheit waren, in unserer heutigen industrialisierten Welt jedoch fehlen, gibt es den Begriff Mikrobiota-Insuffizienz. Jede Generation erbt ein zunehmend verarmtes Mikrobiom, sodass die lebenswichtige Immunausbildung in der ersten Lebensphase eingeschränkt ist. Mittlerweile weiß man, dass damit langfristig so manches moderne Leiden begünstigt wird.

Töten Sie Ihre Freunde nicht ab

Nach einem ganzen Jahrhundert der Keimphobie und Hyperhygiene, der Industrialisierung unserer Nahrung und unserer Umwelt sowie des übermäßigen Einsatzes von Antibiotika haben wir unabsichtlich massenhaft Mikroben in unserem Inneren ausgerottet und damit Leiden wie Autoimmunkrankheiten, Allergien, Autismus, Asthma, Diabetes, Fettleibigkeit und anderen den Weg bereitet. Kurz gesagt: Das moderne Leben ist eine Katastrophe für unser Mikrobiom.

Auf viele Faktoren, die sich negativ auf das Mikrobiom auswirken, haben wir zwar keinen Einfluss (zum Beispiel die Art der Entbindung, unseren Wohnort und die Verabreichung von Antibiotika), auf etliche jedoch schon. Außerdem gibt es einige wissenschaftlich fundierte, unkomplizierte Möglichkeiten, den förderlichen Bakterien und damit dem Immunsystem etwas Gutes zu tun. Einige davon möchte ich nun genauer vorstellen.

Antibiotika – Fluch und Segen zugleich

Anfang des 20. Jahrhunderts waren die am meisten gefürchteten Todesursachen Infektionen, Infektionen und noch mal Infektionen. Man konnte schon an einem Schnitt in den Finger sterben! Doch dann kamen Antibiotika. Als sie in den 1940er-Jahren erstmals in größerem Rahmen eingesetzt wurden, hatte die Medizin kaum eine mächtigere Waffe.

Wohl keine andere Gruppe von Medikamenten hatte in so kurzer Zeit so tiefgreifende Auswirkungen auf unsere Gesundheit.

Ein Antibiotikum ist eine antimikrobielle Substanz, die bakterielle Infektionen bekämpft, indem sie direkt gegen die Mikrobe vorgeht und Bakterien entweder abtötet oder ihre Vermehrung verhindert. Die ungeheure Bedeutung der antibiotischen Kontrolle bakterieller Krankheitserreger für unseren Lebensstandard kann gar nicht überschätzt werden. Nach der Entdeckung dieser neuen Arzneimittel ging man davon aus, dass sich damit alle infektiösen Bakterien ausrotten lassen. Allerdings ahnte man nicht, wie sehr sie auch unseren guten Mikroben schaden würden.

Schon eine einzige Antibiotikagabe kann Zusammensetzung und Vielfalt der Darmflora negativ beeinflussen,[22] viele lebenswichtige Arten auslöschen und unser Ökosystem durcheinanderbringen.

Zwar können Antibiotika bestimmte Infektionen heilen, doch oft erhöhen sie die allgemeine Infektionsanfälligkeit. Wer häufig oder über längere Zeit Antibiotika nimmt, leidet mehr als doppelt so oft an Erkältungen und anderen Infektionen der oberen

Atemwege. In einer Studie mit Kindern, die vor dem zweiten Lebensjahr Antibiotika bekommen hatten, stellte man in unglaublichen 74 Prozent der Fälle eine fast doppelt so hohe Wahrscheinlichkeit für eine Asthmaerkrankung bis zum achten Geburtstag fest. Je häufiger die Antibiotikagabe, desto höher das Risiko für Asthma, Ekzeme und Heuschnupfen. Kritische Meilensteine für die Entwicklung der Mikrobiota (und des Kindes) liegen vor allem in den ersten fünf Lebensjahren. Tatsächlich ist die Antibiotika-Exposition bei Kindern ein entscheidender Aspekt unserer langfristigen Gesundheit und geht mit einem erhöhten Risiko für Erkrankungen des Immunsystems wie entzündlichen Darmerkrankungen, Fettleibigkeit, Diabetes, Asthma und Allergien einher. Mittlerweile sind sogar schon Fälle von Antibiotika-induzierter Autoimmunität bekannt geworden.

Bis zum Alter von 18 Jahren bekommt ein Kind im Schnitt zehn bis zwanzig Antibiotikatherapien. Natürlich dürfen wir nicht aus dem Blick verlieren, dass unzählige Menschen diesen Medikamenten ihr Leben verdanken. Aber jede Verwendung verursacht Kollateralschäden. Und das ganze Ausmaß der Folgen zeichnet sich erst jetzt ab.

Könnte es irgendwann Lösungen geben, die keine Antibiotika erfordern? Der Blinddarm, der aus dem Verdauungssystem herausragt, neigt bekanntlich dazu, sich zu entzünden, und wird deshalb häufig operativ entfernt. Mittlerweile wissen wir jedoch, dass er als wichtiges Reservoir für nützliche Darmbakterien dient. Dieser unscheinbare Mikrobenspeicher kann dazu beitragen, dass wir uns von schweren Infektionen besser erholen und der Darm nach einer Antibiotikabombe wieder neu besiedelt wird. Ein weiterer interessanter Ansatz besteht darin, wiederkehrende Harnwegsinfekte nicht mit Antibiotika, welche die Leiden langfristig verschlimmern können, sondern mit spezifischen Stämmen nützlicher Bakterien zu bekämpfen.

Möglicherweise spielen Antibiotika auch bei der Ausbreitung von Adipositas eine Rolle. In der Landwirtschaft ist seit langem bekannt, dass Schlachtvieh mehr Fleisch ansetzt, wenn man eine geringe Menge Antibiotika zufüttert. Diese Mittel töten normale Darmbakterien ab, die den Fettstoffwechsel fördern, sodass Schweine und Kühe dicker werden. Ergeht es uns vielleicht genauso? Schwach dosierte Antibiotika (weniger als bei der Behandlung von Infektionen) lassen Mäuse um bis zu 40 Prozent zunehmen.[23] In Verbindung mit sehr schmackhaftem Futter sind weitere Steigerungen von bis zu 300 Prozent möglich.[24] Und wenn ein fettleibiger Mensch 30 Prozent weniger Darmmikroben besitzt, legt er im Laufe der Zeit meist noch an Gewicht zu.[25]

Nicht nur Antibiotika werfen das Mikrobiom aus der Bahn

Wir sollten uns nicht nur vor Antibiotika in Acht nehmen. Auch andere gängige Arzneimittel – darunter Metformin,[26] Protonenpumpenhemmer,[27] Antihistaminika und nichtsteroidale Antirheumatika (NSAR)[28] – wurden in letzter Zeit mit einer veränderten Zusammensetzung der Darmmikroben in Verbindung gebracht. Von 1 000 auf dem Markt befindlichen Medikamenten hemmen 24 Prozent mindestens einen Mikrobiota-Stamm.[29] Wir wissen noch nicht, ob das ein Vor- oder ein Nachteil ist, und eine Veränderung der Darmbazillen könnte Teil der positiven

Wirkung der Medikamente sein. Doch obwohl diese Mittel oft einen wertvollen Beitrag im Kampf gegen Krankheiten leisten, sind uns die langfristigen gesundheitlichen Folgen noch nicht umfassend bekannt. Selbst eine kurzzeitige Einnahme von Abführmitteln kann Entzündungen hervorrufen, einige Darmbakterien zum Verschwinden bringen und Dysbiose und Immunreaktionen nach sich ziehen.[30]

MIKROBEN SCHÜTZEN: SO KÖNNEN SIE EINER ANTIBIOTIKA-DYSBIOSE ENTGEGENWIRKEN

Nehmen Sie Antibiotika und andere Arzneimittel, die sich auf das Mikrobiom auswirken, niemals auf eigene Faust (wie es in einigen Ländern leider möglich ist), sondern nur, wenn sie ärztlich als absolut notwendig verordnet werden. Brechen Sie eine ärztlich angeordnete Behandlung nicht vorzeitig ab.

Falls Sie befürchten, dass Ihre Antibiotika oder andere Medikamente den guten Keimen schaden, können Sie vor, während und nach der Behandlung Probiotika zu sich nehmen (und zwar in möglichst großem Abstand zu den Antibiotika, die sonst auch diese guten Bakterien abtöten würden).

Ernähren Sie sich ballaststoffreich, möglichst mit 30 verschiedenen Arten an pflanzlichen Produkten pro Woche. Allerdings erfordert jede Ernährungsumstellung eine gewisse Gewöhnungsphase, deshalb lassen Sie es langsam angehen, wenn Sie künftig mehr Ballaststoffe zu sich nehmen wollen.

Sind wir zu reinlich?

Mit der Keimphobie lassen sich gute Geschäfte machen, und für antibakterielle Produkte wie Handdesinfektionsmittel und Reinigungsgels gibt es einen riesigen Markt. Da die rasante Zunahme der Allergiehäufigkeit seit den 1980er-Jahren zeitlich mit diesem explosionsartigen Anstieg der Hygieneprodukte für Körperpflege und Haushalt zusammenfällt, fragt sich die Wissenschaft nachdenklich: Sind wir *zu* reinlich?

Ende der 1980er-Jahre kam die sogenannte Hygiene-Hypothese auf. Sie beruhte auf der Beobachtung, dass bei Kindern aus größeren Familien in ländlichen Gebieten, die mehr Kontakt zu Schmutz und Tieren hatten, seltener allergische Erkrankungen auftraten. Allerdings wurde diese Hygiene-Hypothese durch eine neuere Theorie (2003) weitestgehend entkräftet; danach ist die wichtigste Veränderung in unserer Umwelt nicht die übermäßige Sauberkeit, sondern der Verlust des Kontakts zu unseren »alten Freunden« – den vielen harmlosen Mikroben, Schmutz, Staub und dem allgemeinen Miasma, das uns von Geburt an umgibt. Die Wissenschaft hat mittlerweile eindeutig nachgewiesen, dass die Mikrobiota eine bedeutende Rolle für die Gesundheit spielt.

Seit dem unübersehbaren Anstieg von Allergieerkrankungen hat unsere moderne Keimphobie die Mischung aus Mikroben und Schmutz, mit der wir leben, die wir essen, trinken und einatmen, ständig verändert. Unser fleißiges Putzen beseitigt nicht nur die schlechten, sondern auch die guten Keime und nimmt unserem Immunsystem die vielen ungefährlichen Mikroben, an denen es trainieren kann, ohne uns zu schaden.

Regelmäßige Reinigung *kann* Allergie- und Asthmaauslöser in Ihrer Wohnung (etwa Schimmel, Tierhaare und Hausstaubmilben) reduzieren. Aber Sie sollten sich durchaus kritisch fragen, ob wirklich superstarke antibakterielle Mittel nötig sind. Das stellt viele von uns vor eine knifflige Entscheidung: Sollen wir weiterhin auf Produkte wie Handdesinfektionsmittel setzen, um Krankheiten zu vermeiden, oder sollen wir unserer Gesundheit zuliebe Keime auf den Händen erlauben? Überlegen Sie am besten, was Sie zuletzt angefasst haben. Wenn Sie jemandem die Hand geschüttelt haben, der kurz zuvor geniest hat, ja, dann sollte die Hygiene Vorrang haben. Aber vergessen Sie nicht, dass das Mikrobiom zum natürlichen Schutzschild des Körpers gehört. Und antibakterielle, antimikrobielle Seifen haben unter anderem den Nachteil, dass sie diesen Schutzschild – das natürliche Abwehrsystem der Haut – beeinträchtigen. Wer es damit übertreibt, bringt sich also selbst in Gefahr. Man weiß mittlerweile auch, dass es für ein ausgewogenes Mikrobiom und ein gesundes Immunsystem besser ist, Geschirr mit der Hand zu spülen als in der Spülmaschine.[31] Warum? Weil Geschirrspüler das Geschirr zu gründlich reinigen und desinfizieren und dabei gute Mikroben vernichten, während beim Spülen von Hand einige wertvolle Mikroben übrig bleiben können. Blitzsauber ist also nicht immer optimal – das dürfte all jene freuen, die keinen Geschirrspüler besitzen. Allerdings werde ich mich wohl trotzdem nicht so bald von meinem Gerät trennen!

In Sachen Hygiene kommt es auf den Kontext an. Manchmal ist absolute Sauberkeit das oberste Gebot; so ist die Handdesinfektion in Krankenhäusern oder bei bestimmten Vorerkrankungen unerlässlich. Zwar lassen sich Bakterien damit wirksam abtöten, doch Handdesinfektionsmittel sollten das gründliche Händewaschen nie ersetzen, sondern nur ergänzen. Es ist wissenschaftlich erwiesen, dass im Kampf gegen Infektionen nichts so effektiv ist wie die Reibung und Schaumbildung beim gründlichen Händewaschen, das die Gesundheit weltweit maßgeblich verbessern kann. Folglich sollten Sie sich die Hände nach dem Waschen desinfizieren, wenn Sie rohes Geflügel geschnitten oder sich verletzt haben, während es vollkommen ausreichend ist, wenn Kinder sich vor dem Essen mit normaler Seife waschen, nachdem sie im Garten gespielt haben. Zudem ist Desinfektionsmittel nicht gleich Desinfektionsmittel. Optimale Wirksamkeit liefert erst ein Alkoholgehalt von mindestens 60 Prozent. »Natürliche« alkoholfreie Desinfektionsmittel werden zwar ebenfalls als keimtötend angepriesen, sind aber vermutlich nicht stark genug. Und selbst wenn sie 99 Prozent der Bakterien abtöten, wirken sie längst nicht gegen alle infektiösen Keime wie Viren und Parasiten. Wer gewohnheitsmäßig immer das gleiche Handsterilisationsmittel verwendet, schädigt die normalen Bakterien auf der Haut. Die aggressiven chemischen Stoffe in vielen gängigen Reinigungsprodukten können unter Umständen sogar Asthma und Allergiesymptome auslösen oder verschlimmern. Selbst wenn wir auf übertriebene Hygiene verzichten, bringt das unsere »alten Freunde« nicht zurück, deshalb sollten wir nicht nur bedauern, dass wir alle »viel zu sauber« sind, sondern überlegen, wie wir wieder Kontakt zur richtigen Art von Schmutz bekommen.

Lässt sich durch Nasebohren (und andere eklige Angewohnheiten) das Immunsystem stärken?

Sollten Sie in der Nase bohren? Das ist kein Scherz, sondern durchaus ernst gemeint! Auch wenn das bei Ihren Mitmenschen nicht gut ankommen dürfte, könnte es Ihre Immunität fördern. Na gut, das mag ein wenig übertrieben sein, denn erwiesen ist es nicht. Allerdings dient das Nasebohren dazu, unsere Umwelt zu erforschen, wie bei kleinen Kindern, die alles in den Mund stecken.

Unsere Nasensekrete filtern Keime und andere Stoffe aus der Luft, damit sie nicht in unsere Lunge gelangen. Den größten Teil unseres Nasenschleims schlucken wir hinunter, auch wenn wir ihn nicht gezielt aus der Nase bohren und in den Mund stecken. Im Darm wirken diese Keime wie ein Impfstoff, der unserem Immunsystem zeigt, welche Krankheitserreger uns umgeben. Laut einer Studie kann Nasenschleim sogar verhindern, dass schlechte Bakterien an den Zähnen kleben bleiben.[32] Die Natur drängt uns, bestimmte Dinge zu tun, weil sie Vorteile für uns haben.

Babys nuckeln manchmal schon mehrere Wochen vor der Geburt im Mutterleib am Daumen. Andererseits können manche Eltern nicht mit ansehen, wenn ihr Kind ständig die Finger im Mund hat, weil sie Angst vor Keimen haben, und fürchten deshalb auch das Nägelkauen. Studien deuten jedoch darauf hin, dass diese Gewohnheiten zwar wirklich den Kontakt zu Mikroben erhöhen können, aber nicht ausnahmslos schlecht sind,[33] da kleine Daumenlutscher und Nägelkauer im späteren Leben seltener allergische Hautleiden aufweisen. Doch selbst wenn die Schutzwirkung auf den Kontakt zu Mikroorganismen zurückzuführen wäre, ist leider nicht bekannt, welche der Keime vorteilhaft sind oder in welcher Weise sie die Immunfunktion beeinflussen. Vielleicht können diese Erkenntnisse jedoch dazu beitragen, dass wir derartige Gewohnheiten künftig mit anderen Augen sehen, als Teil einer komplexen lebenslangen Beziehung zwischen dem Kind und seiner Umwelt, die es nach und nach erkundet und die sich nachhaltig auf seine Gesundheit und Physiologie auswirkt.

Urbane Immunität

Mikroben erhalten wir nicht nur von unserer Mutter und aus unserer Nahrung, sondern auch von unserer Umwelt. In einer Welt der Handdesinfektionsmittel und Feuchttücher ist eine vorindustrielle Lebensweise, bei der man tagtäglich Billionen nützlicher Organismen ausgesetzt war, kaum noch vorstellbar. Schmutz ist gut, die strikte Trennung von der Natur dagegen nicht. Das moderne urbane Leben ist arm an mikrobieller Vielfalt und verhindert den Kontakt mit nützlichen Mikrobiomen in der Umwelt.[34] Dies beeinträchtigt unser eigenes Mikrobiom und damit auch unsere Immunität.

Der Mensch hat sowohl ein physisches als auch ein psychisches Bedürfnis danach, in der Natur zu sein – vielleicht auch ein immunologisches. Unsere Atemluft enthält Bakterien, die sich zusammen mit Organismen, die hauptsächlich aus dem Boden und von Pflanzen stammen, beim Atmen und Schlucken in unserem Mund und den Atemwegen ablagern.[35] Man weiß, dass dies immunologische Vorteile mit sich bringen kann. Doch im modernen städtischen Umfeld ist die Mikrobiota nicht nur anders als in grüner ländlicher Umgebung, sondern auch weniger vielfältig.[36, 37] Stadtmenschen sind bekanntermaßen anfälliger für Allergien und Entzündungskrankheiten, und es gibt eindeutige Hinweise auf einen Zusammenhang zwischen einem robusten Immunsystem und dem Kontakt von Kindern zu Mikroben im Freien.[38] Studien an Bauernkindern, die sich häufig in Tierställen aufhielten und Rohmilch tranken, zeigen im Verlauf des gesamten Lebens drastisch geringere Asthma- und Allergiehäufigkeit als bei Nachbarn ohne diese Exposition.[39]

Lebt man nicht auf dem Land, fehlen dem Immunsystem möglicherweise diese Mikroben aus der Umwelt. Aber wie können wir unser geschäftiges Leben in der Stadt »naturnäher« gestalten? Nun, das ist erstaunlich einfach – wir müssen nur für regelmäßigen Ausgleich sorgen und uns zum Beispiel im Garten aufhalten, häufig ins Grüne fahren oder in den Park gehen, Erzeugnisse direkt aus dem Garten oder einer Kleingartenanlage essen. Schon wenn Sie nur den Finger in die Erde einer Topfpflanze bohren, tun Sie Ihrer Stimmung und Ihrem Immunsystem etwas Gutes.

Wenn wir uns bewusst machen, dass zum Mikrobiom auch die natürliche Umgebung gehört, entsteht eine Verbindung zu dieser Umwelt, in der wir atmen, spielen und graben. Je mehr Kontakt wir mit Schmutz und natürlichen Umgebungen haben, desto besser können sich deren Mikrobiome mit unserem eigenen verbinden und es fördern. Ich bin auf einem Bauernhof aufgewachsen, und obwohl ich leider nicht von Allergien verschont geblieben bin, kann ein solcher Kontakt sicherlich förderlich sein. Und noch dazu gibt es bei dieser Methode keine hohen Kosten und vermutlich auch keine negativen Nebenwirkungen.

Nahrhaftes aus der Natur

Auch der Erdboden hat ein Mikrobiom und lieferte uns früher den Großteil unserer Probiotika. Die Aufnahme von Boden- und anderen harmlosen Umweltmikroben wird als »horizontale Übertragung« bezeichnet und fördert die Diversifizierung unserer eigenen blühenden mikrobiellen Ökosysteme. Als wir noch sämtliche Nahrungsmittel selbst anbauten, zogen wir die Erzeugnisse direkt aus dem Boden und probierten oft an Ort und Stelle davon, ohne sie erst zu waschen. Heute haben wir keinen Kontakt mehr zu der Erde, in der unsere Nahrung wächst, deshalb fehlen uns einige der überaus wichtigen Mikroorganismen im Boden, die einst auch unser Mikrobiom bevölkerten.

2004 erschien ein Forschungspapier mit überraschenden Ergebnissen: Die Lebensqualität von Lungenkrebspatienten ließ sich verbessern, indem man ihnen ein weit verbreitetes, harmloses Bodenbakterium injizierte *(Mycobacterium vaccae,* das bereits eine vielversprechende Wirkung im Kampf gegen Tuberkulose gezeigt hatte[40,41]). Die Testpersonen waren danach glücklicher und fühlten sich vitaler.[42] Forschungsergebnisse legen auch nahe, dass es unserem Immunsystem sehr zugutekommt, wenn wir Spuren dieses Bakteriums über Gartengemüse verzehren oder einatmen.

Eine etwas extreme Variante ist die »Geophagie« (Verzehr von Erde), eine Sitte, die vor allem in Afrika südlich der Sahara verbreitet ist. In den Kulturen, in denen man Erde isst, geschieht dies vor allem während der Schwangerschaft (manchmal auch nur dann).[43] Man geht davon aus, dass damit über das Mikrobiom das Immunsystem der Mutter gefördert wird. Affen, die regelmäßig Erde fressen, werden seltener von Parasiten befallen.[44] Und wenn Kinder ungestört spielen dürfen, hocken sie sich oft nur zu gerne auf den Boden und machen sich genüsslich schmutzig. Sehr kleine Kinder unter zwei Jahren essen besonders häufig Erde – ehe sie das Alter erreichen, in dem man sie mit Argumenten davon abhalten kann, hören sie normalerweise von selbst damit auf. Woher diese Neigung kommt, wussten lange Zeit nur die Kinder selbst, doch kürzlich entdeckte man den engen Zusammenhang zwischen der Besiedlung eines heranreifenden Mikrobioms und der korrekten Entwicklung des Immunsystems.

Damit möchte ich natürlich nicht dazu raten, dass wir alle künftig Erde essen sollten, denn das birgt eindeutig Gefahren. Doch wenn wir, vor allem in der Kindheit, bei Aufenthalten im Freien vorsichtigen Kontakt zu Keimen aus natürlichem Umfeld haben, etwa in Parks und idealerweise auf dem Land, hat das nachhaltige Vorteile für unsere Immunität. Das Vorkommen verschiedener Immunzellarten wird anscheinend durch bestimmte Mechanismen gesteuert, und der Immunregler lässt sich in der Kindheit offenbar am besten justieren.[45]

Bauernmärkte können uns ebenfalls mit Mikroben versorgen. Über die Fahrzeuge, in denen die Erzeugnisse herangeschafft werden, kommt die Erde wieder auf den Speisezettel, sodass das menschliche Immunsystem einige »alte Freunde« wiederfindet. Auch das Ernten wild wachsender Pflanzen erfreut sich wachsender Beliebtheit – wer die kostenlosen Gaben der Natur einsammelt, begibt sich ins Grüne und tut dem Mikrobiom etwas Gutes.

Wenn wir unsere »alten Freunde« wertschätzen, laden wir damit keineswegs auch mehr böse Keime ein. Einfach ausgedrückt: Was Sie nicht tötet – und in den meisten Teilen der Welt sind 99 Prozent der Keime, die uns umgeben, *nicht tödlich* –, kann das Gleichgewicht Ihres Immunsystems fördern.

Probiotika – ziemlich kompliziert, doch es geht auch einfacher

Das Prinzip hinter dem Konsum von Probiotika ist recht simpel: Wir unterstützen unsere ganz persönlichen, einzigartigen Populationen guter Bakterien bei der Arbeit. In der Praxis jedoch sorgt der Marketingwahnsinn rund um darmfördernde Mittel für extreme Verwirrung, denn eine unübersichtliche Vielzahl an Produkten wirbt mit lebenden probiotischen Kulturen – von Pillen über funktionelle Lebensmittel bis hin zu probiotischen Matratzen und Kissen. Vielleicht haben Sie schon einmal fermentierte Lebensmittel oder probiotische Kapseln ausprobiert, aber was genau sind Probiotika eigentlich, und woran merken Sie, ob sie tatsächlich gesundheitliche Vorteile bringen?

Der Definition nach sind Probiotika »lebende Mikroorganismen, die dem Wirt einen gesundheitlichen Vorteil verschaffen«. »Lebend« bezieht sich dabei auf die Überlebensfähigkeit – die

Probiotika müssen die Reise vom Hersteller zu Ihnen nach Hause und dann vom Mund in den Darm überstehen, und dieser Weg ist nicht leicht. Es gilt in der rauen Umgebung des Verdauungssystems zu überleben (schließlich hat der Magen die Aufgabe, oral aufgenommene Bakterien am Weiterkommen zu hindern), bis mit dem Dickdarm der letzte Teil des Verdauungstrakts erreicht ist.

Also Schluss mit Kombucha, widmen wir uns den Fakten. Nur wenige der als Probiotika angebotenen Produkte erfüllen die wissenschaftlichen Kriterien. Erst wenn in einer kontrollierten Studie an menschlichen Probanden eine positive Wirkung auf die Gesundheit nachgewiesen wurde, gilt ein Produkt mit Fug und Recht als Probiotikum. Da der Begriff »probiotisch« eine gesundheitsbezogene Aussage impliziert, verlangt die Europäische Behörde für Lebensmittelsicherheit seit 2019, dass die Produktversprechen bei probiotischen Erzeugnissen wie Joghurt oder Getränken in Europa durch wissenschaftliche Beweise untermauert werden müssen. Zudem dürfen Lebensmittel nur dann als »probiotisch« bezeichnet werden, wenn entsprechende klinische Beweise vorliegen, um die Verbraucher nicht in die Irre zu führen.

Vermutlich bleiben dennoch viele Fragen offen. Wo finden Sie denn ein wissenschaftlich validiertes, immunförderndes Probiotikum? Und wie nimmt man es am besten ein? Selbst mit den teuren Tests zur Darmgesundheit, die online verfügbar sind, können wir noch nicht zuverlässig sagen, welche Bakterienstämme Sie brauchen. Wir können messen, wer da ist und wer nicht – aber was das für unsere Gesundheit bedeutet, lässt sich nicht mit Gewissheit sagen. Genau wie beim Fingerabdruck machen uns die individuellen Unterschiede in unserem Mikrobiom einzigartig. Und es kommt nicht nur auf die Stämme an, sondern auch auf den Output Ihrer gesamten Mikrobengemeinschaft – diesen Grad an Individualität können wir bislang einfach noch nicht messen, sodass die meisten kommerziellen Stuhltest-Sets in dieser Hinsicht sehr eingeschränkten Nutzen bieten. Die derzeit mögliche Diagnostik mag ganz interessant sein, kann Ihnen jedoch keine wissenschaftlich fundierten, verwertbaren Informationen liefern. Zu den einzelnen Bakterienstämmen, die ein solcher Test ermittelt, können Sie weitere Erkundungen anstellen, zum Beispiel, ob sie schon untersucht wurden oder in welchen Mengen sie tatsächlich etwas im Körper bewirken.

Vielleicht fragen Sie sich auch: Wenn wir alle so unterschiedlich sind, warum sollten wir dann die gleichen Probiotika einnehmen? Guter Einwand! Der Goldstandard bei Probiotika ist die sogenannte »Wirksamkeit in einer heterogenen Population«. Das bedeutet, dass eine Zufuhr, unabhängig vom Ausgangsmikrobiom eines Individuums, nachweislich eine positive Wirkung hat.

Probiotika: Wie sie wirken – und wie nicht

Heutzutage lässt sich der – offen gesagt besorgniserregende – Trend beobachten, dass undifferenziert Probiotika als Allheilmittel für die Darmgesundheit empfohlen werden. Leider ist festzustellen, dass die Wirkung der Probiotika die Werbeversprechen nicht erfüllen kann. Die Zusammenhänge sind uns noch nicht klar, und anders als Arzneimittel entfalten Probiotika nicht bei jedem Menschen die gleiche (oder zumindest ähnliche) Wirkung.

Die falsche Vorstellung, dass Probiotika sich »ansiedeln« oder die Zusammensetzung des Mikrobioms verändern müssen, um Wirkung zu zeigen, ist leider weit verbreitet. Dem ist nicht so. Von speziellen Fällen wie Kottransplantationen einmal abgesehen weist nichts darauf hin, dass sich Probiotika überhaupt ansiedeln oder dass dies nötig wäre. Anders als bei den zig Billionen von Mikroben, die bereits in Ihrem Magen-Darm-Trakt zu Hause sind, handelt es sich bei den meisten über Probiotika aufgenommenen Mikroben um eher allochthone Varianten – das heißt, sie lassen sich nicht im Darmökosystem nieder, sondern sind meist vorübergehende Bewohner, die bei häufiger Zufuhr nur für begrenzte Dauer nachweisbar sind. Ihre gesundheitlichen Vorteile sind dennoch nicht zu unterschätzen. Man weiß, dass sie in anderer Hinsicht biologisch aktiv sind und zum Beispiel die Nährstoffgewinnung aus der Nahrung fördern und bioaktive Verbindungen produzieren, die auf dem Weg durch den Darm das Immunsystem stärken und die Entzündungsreaktion eindämmen.

Darüber hinaus enthalten Probiotika gar nicht genügend neue Bakterien, um das bereits vorhandene Ökosystem entscheidend zu verändern. Und selbst wenn dem so wäre, können wir noch nicht einschätzen, ob die Neuansiedlung von Mikroben unbedenklich wäre. Wenn eine große Zahl von Neuankömmlingen Ihre vorhandenen Bakterien verdrängt, gerät unter Umständen Ihr einzigartiges Ökosystem aus dem Gleichgewicht – mit unerwünschten Folgen. Allerdings ist sich die Wissenschaft sicher, dass Probiotika, die als kurzlebige Mikroben durch den Magen-Darm-Trakt wandern und mit Ihren Immunzellen, dendritischen Zellen, Darmzellen, Nährstoffen aus der

Nahrung und vorhandenen Bakterien interagieren, sowohl direkt als auch indirekt von Nutzen sind.

Einige dieser kurzlebigen Mikroben stärken die Darmbarriere. Andere stimulieren durch die Freisetzung von Neurotransmittern die Muskelkontraktionen, die zu einem besseren und regelmäßigeren Stuhlgang führen. Wieder andere erzeugen nützliche Nebenprodukte, die nachweislich positiv auf die Gesundheit des Immunsystems wirken. Wenn Sie sich für Probiotika entscheiden, sollten Sie diese deshalb unbedingt täglich einnehmen, da sie höchstwahrscheinlich nicht dauerhaft in Ihrem Körper bleiben.

Besonders gut erwiesen ist der Nutzen von Probiotika bei der Behandlung von Durchfallerkrankungen und Verdauungsstörungen – zum Beispiel nach der Einnahme von Antibiotika.[45] Aber Probiotika können nicht nur die Gesundheit des Verdauungstrakts, sondern auch eine gute Immunität fördern. Wir wissen noch nicht, ob jeder Mensch davon profitiert oder welche einzelnen Stämme zu empfehlen sind, aber in klinischen Studien mit vielen Stämmen hat sich gezeigt, dass sie wiederholte Infektionen reduzieren, Entzündungen abschwächen und sogar Allergien und Ekzemen bei Risikokindern vorbeugen können.[46] Zudem spricht einiges dafür, dass Probiotika Altersbeschwerden lindern können, indem sie Entzündungserscheinungen reduzieren, die typischerweise mit zunehmendem Alter auftreten.[47, 48] Darüber hinaus werden probiotische Nahrungsergänzungsmittel mit einer geringeren Erkältungsanfälligkeit in Verbindung gebracht, und wenn doch eine Erkältung auftritt, nimmt sie meist einen kürzeren und weniger schweren Verlauf.[49] Eine unmittelbare vorbeugende Wirkung oder sofortige Heilung von

Symptomen lässt sich natürlich mit keinem dieser Mittel erreichen. Wer bei einer Erkrankung einen probiotischen Joghurt löffelt, wird sich nicht auf der Stelle besser fühlen. Die meisten Forschungsergebnisse auf diesem Gebiet sind nicht besonders hochwertig und manchmal auch widersprüchlich, was wahrscheinlich daran liegt, dass sich das Mikrobiom von Mensch zu Mensch so stark unterscheidet – ein weiterer Grund, bei der Behandlung Ihrer guten Darmbakterien in erster Linie auf die richtige Ernährung mit ausreichend Ballaststoffen zu setzen.

Wenn Sie doch ein Probiotikum einnehmen möchten, sollten Sie sich informieren, welche Stämme bei Ihren speziellen Beschwerden nachweislich eine positive Wirkung haben. Und selbst dann gibt es keine Garantie dafür, dass sie anschlagen.

Verbesserung der Darmgesundheit über die Ernährung ohne probiotische Zusätze

- **Bio-Erzeugnisse bevorzugen.** In Bioprodukten ist die Bakterienpopulation wesentlich vielfältiger als in herkömmlich erzeugten Lebensmitteln (vor allem, wenn sie roh verzehrt werden, da das Kochen die förderlichen Bakterien zerstören würde).[50]
- **Fermentiertes zu sich nehmen.** Genau wie Ihr Mikrobiom selbst enthalten fermentierte Lebensmittel und Getränke wie Kimchi, Kombucha, Kefir und Sauerkraut eine natürliche Kombination aus vielen verschiedenen Hefen und Bakterien, da all diese Mikroben kontrolliert leben und gedeihen (es sei denn, sie werden bei der Verarbeitung pasteurisiert, sodass die guten Keime absterben). Fermentierte

Erzeugnisse gelten streng wissenschaftlich nicht als echte Probiotika, obwohl sie probiotische Bakterien enthalten können. Mir wurde schon häufig von den unzähligen Vorteilen fermentierter Lebensmittel berichtet, doch Sie sollten beachten, dass sich dies kaum durch klinische Beweise untermauern lässt. Nur bei fermentierten Milchprodukten wurde die positive Wirkung auf die allgemeine Gesundheit bestätigt, auch wenn die Beweislage sehr, sehr dünn ist.[51]

- **30 plus anstreben.** Wir wissen zwar, dass Menschen, die mehr unterschiedliche pflanzliche Lebensmittel essen, ein vielfältigeres und gesünderes Mikrobiom haben, doch welche Bakterien welche Lebensmittel bevorzugen, ist weniger gut bekannt. Besonders Kinder sollten unbedingt mit Ballaststoffen versorgt werden, sobald sie die erste feste Nahrung zu sich nehmen, damit sie von Anfang an ein vielfältiges Darmökosystem kultivieren.
- **Etiketten richtig deuten.** Bestimmte Ernährungsgewohnheiten mit hohem Salz-, Zucker- und Fettgehalt können negative Folgen für das Mikrobiom haben. Mehr über die schädlichen Auswirkungen dieser Lebensmittel erfahren Sie in Kapitel 7.

4

Schlaf, Jahreszeiten und zirkadiane Rhythmen

»Je kürzer man schläft, desto kürzer lebt man.«

MATTHEW WALKER, Professor für Neurowissenschaften und Psychologie, Universität von Kalifornien, Berkeley, und Autor von *Das große Buch vom Schlaf*

Im Allgemeinen bin ich bei recht guter Gesundheit (wie es in meinem Beruf sein sollte) und habe nur hin und wieder eine kleine Erkältung, leichtere Schmerzen oder andere Beschwerden. Im vergangenen Jahr hat es mich jedoch ziemlich schlimm erwischt. Den Anfang machte eine Wintererkältung mit Husten und Schnupfen, dazu kratzte es mir genau wie meinem Mann und meinem Sohn im Rachen. Wenige Tage später hatten sich die beiden schon wieder einigermaßen erholt, und ich ging davon aus, dass es auch mir bald besser gehen würde. Leider lag ich damit falsch. Aber da ich Kollegen, Familie und Freunde nicht im Stich lassen wollte, riss ich mich zusammen und funktionierte weiter. Damals hatte ich gerade sehr viel zu tun und mir (wie so oft) viel zu viel aufgebürdet. Nachts lag ich wach, während mir der Kopf schwirrte, und morgens stand ich dann sehr unter Druck und versuchte verzweifelt, irgendwie meine To-do-Liste abzuarbeiten. Trotzdem war ich fest davon überzeugt, dass der Infekt bald überstanden sein würde, und gönnte mir deshalb keine Pause.

Bis ich dann zwei Monate später eines Morgens gar nicht mehr aus dem Bett kam. Ich konnte meinen Kindern kein Frühstück machen und sie auch nicht in den Kindergarten bringen. Schluss mit Business as usual. Drei Wochen lang lag ich mit einer Lungenentzündung flach, litt an rasselndem Husten mit dickem grünem Auswurf und musste mir von meinem Mann helfen lassen, wenn ich mich im Bett umdrehen wollte, weil mir die Rippen so wehtaten. Weitere Einzelheiten erspare ich Ihnen lieber. Aber wieso erzähle ich das überhaupt? Weil es nicht an fehlender immunstärkender Supernahrung oder schlechter Ernährung lag, dass sich die kleine Wintererkältung zu einer Lungenentzündung entwickelte, sondern daran, dass ich den wichtigsten Grundstein der Gesundheit vernachlässigt hatte – die Basis, auf der alles andere ruht: den Schlaf. Der Stress hatte meinen Schlaf untergraben. Mein Arzt nannte das »Burn-out der modernen Mutter«: das Bemühen, Arbeit und Familie unter einen Hut zu bringen.

Ich schämte mich dafür, nicht robuster zu sein, aber vielleicht war das das Beste, was mir je passiert ist – ich war gezwungen, etwas zu ändern. Mittlerweile hat sich meine Sicht auf Schlaf, Stress und ihr Zusammenspiel komplett gewandelt. Schlechter Schlaf zieht ausnahmslos jeden Aspekt unserer physischen oder psychischen Gesundheit in Mitleidenschaft. Schlaf ist eng mit der Immunität verknüpft, findet in der Wellness-Branche jedoch kaum Beachtung, da man lieber auf Nahrungsergänzungsmittel und funktionelle Lebensmittel setzt. Dass Pillen nicht helfen, ist dabei wirklich eine bittere Pille.

Der Spruch, man könne schließlich schlafen, wenn man tot sei, ist der schlechteste Ratschlag überhaupt. Ganz im Gegenteil gilt: Wer nicht genug schläft, ist früher tot. Allerdings ist es heutzutage oft gar nicht so leicht, gut zu schlafen. In unserer mit Technik überfrachteten Umwelt werden wir stets durch irgendetwas davon abgehalten, rechtzeitig ins Bett zu gehen. Schlaf erfordert Disziplin und Gewohnheit. Doch der Aufwand lohnt sich, wie Sie in diesem Kapitel erfahren werden.

Wie viel Schlaf brauchen wir?

Dass jeder Mensch ein grundlegendes Schlafbedürfnis hat und eine gewisse Menge Schlaf benötigt, um sich körperlich (und seelisch) gesund zu fühlen, ist unbestritten. Uns ist klar, dass man nicht komplett auf Schlaf verzichten kann – Sie wissen nur zu gut, wie es Ihnen geht, wenn Sie mehr als eine Nacht am Stück »durchmachen« (ob absichtlich oder unabsichtlich). Aber wie viel Schlaf brauchen wir genau?

Gute Anzeichen für eine ausreichende Schlafdauer wären zum Beispiel, dass man ohne Wecker aufwacht, den Alltag auch ohne Koffein bewältigen kann und tagsüber munter ist. Nach einer durchwachten Nacht sind wir gereizt, erschöpft, unzufrieden und gestresst. Wer wie ich kleine Kinder und einen Vollzeitjob hat, weiß genau, wie kostbar selbst wenige Stunden Schlaf sein können, damit man nervlich ausgeruht ist. Die meisten von uns brauchen im Durchschnitt etwa sieben bis neun Stunden Schlaf pro Nacht, und wenn dieser Wert nur geringfügig unterschritten wird, droht ein vorzeitiger Tod.[1] Wer ein anstrengendes Leben führt, besonders unter Druck steht, viel zu tun hat oder sehr intensiv trainiert (ob im Fitnessstudio oder im Leistungssport), sollte sich eher am oberen Ende dieser Spanne orientieren, denn Schlaf ist unsere Erholungszeit. Zudem kommt es nicht nur auf die Quantität an, sondern auch auf die Qualität. Und diese ist oft deutlich schwieriger zu beurteilen.

Gute Schlafqualität bedeutet, dass man mindestens 85 Prozent der Zeit, die man im Bett verbringt, tatsächlich schläft und nicht mehr als einmal pro Nacht für höchstens 20 Minuten aufwacht. Wenn Sie zehn Stunden lang im Bett liegen, sollten Sie demnach achteinhalb Stunden schlafen. Da nur die wenigsten Menschen sofort nach dem Hinlegen einschlafen, ist es also oft gar nicht so leicht, eine gesunde Anzahl an Schlafstunden zu erreichen. In Großbritannien wird die Schlafdauer immer kürzer und ist bei 77 Prozent der Bevölkerung nicht ausreichend. Und wer nicht genug Schlaf bekommt, leidet noch dazu häufiger an chronischen Krankheiten wie Bluthochdruck, Diabetes, Depressionen und Fettleibigkeit. Mittlerweile wurde sogar eine neue Schlafstörung klassifiziert – das Schlafmangelsyndrom, bei dem die Betroffenen bewusst auf die Nachtruhe verzichten, weil ihnen anderes wichtiger ist. (Netflix ist nicht gerade schlaffördernd.) Diese Angewohnheiten haben Folgen für die Gesundheit – wir erleben gerade ein ungeheures biologisches Experiment, und die ersten Ergebnisse sehen bedenklich aus.

Schlafarchitektur

Der Schlaf besteht aus verschiedenen Phasen, die man zusammen als Schlafarchitektur bezeichnet. In diesen Phasen gibt es zwei Arten von Schlaf: den REM-Schlaf (mit schnellen Augenbewegungen, englisch Rapid Eye Movement) und den Non-REM-Schlaf, der nach und nach immer tiefer wird.

Die einzelnen Schlafphasen werden der Reihe nach durchlaufen:

- **Non-REM-Phase 1:** leichter Schlaf – Ihre Augen sind geschlossen, aber man kann Sie leicht wecken.
- **Non-REM-Phase 2:** Während sich Ihr Körper auf den Tiefschlaf vorbereitet, wird die Herzfrequenz langsamer und die Körpertemperatur sinkt. 50 Prozent des Nachtschlafs entfällt auf diese Phase. Sie bildet quasi den Bodensatz der Schlafsuppe, denn sie dient nicht nur als Ausgangspunkt für die übrigen Phasen, sondern ist auch für sich genommen ziemlich nahrhaft.
- **Non-REM-Phase 3:** Der sogenannte Slow-Wave- oder langsamwellige Schlaf, in dem Sie tief schlafen. In dieser Phase kann man Sie nicht so leicht wecken, und wenn Sie doch wach werden, sind Sie in den ersten Minuten etwas orientierungslos. Der Tiefschlaf tritt zumeist zu Beginn der ersten Nachthälfte auf, sodass es ratsam sein kann, früh zu Bett zu gehen.
- **REM-Schlaf:** In dieser Phase träumen Sie, in der Regel 90 Minuten nach dem Einschlafen. Die erste Phase des REM-Schlafs ist normalerweise zehn Minuten lang. Jede spätere

REM-Phase wird ein wenig länger, die letzte kann bis zu einer Stunde dauern. Herzfrequenz und Atmung beschleunigen sich. Während des REM-Schlafs sind intensive Träume möglich, da das Gehirn aktiver ist. Säuglinge verbringen bis zu 50 Prozent ihres Schlafs in der REM-Phase, während es bei Erwachsenen nur etwa 20 Prozent sind.

Alle Schlafphasen sind wichtig, doch jede bewirkt im Körper etwas anderes. Während der tiefen Phasen des Non-REM-Schlafs regeneriert sich der Körper und erneuert sich. Dabei wird das Immunsystem für die Herausforderungen des neuen Tages gewappnet.

In der Ruhe liegt die Kraft

Schlaf und Immunität haben eine wechselseitige Beziehung. Das Immunsystem verändert den Schlaf und umgekehrt. Mehr Schlaf macht Sie zwar nicht unbedingt unbesiegbar, doch Schlafmangel wirft Ihr Immunsystem fast sofort aus der Bahn, da dann manche seiner Teile unterdrückt und andere verstärkt werden.

Das mag widersprüchlich klingen, aber die Immunität ist sehr komplex und schwer zu fassen. Bei Schlafmangel verwandelt sich das eigentlich so sorgfältig austarierte System in wild umherschießende Flipperkugeln mit mächtigen Entzündungsmolekülen, die gegen die Stoßleisten in Ihrem Körper prallen und manchmal sogar hindurchgehen. Studien belegen immer wieder, dass Schlafmangel sowohl die Immunität als auch die Regeneration zutiefst beeinträchtigt.

Welche Bedeutung der Schlaf für unser Abwehrsystem hat, zeigte sich erstmals Ende des 19. Jahrhunderts, als in Studien festgestellt wurde, dass völliger Schlafentzug bei Hunden nach einigen Tagen zum Tod führte, und zwar ausschließlich deshalb, weil die Immunabwehr versagte.[2] Tatsächlich wissen wir heute, dass die natürlichen Killerzellen – unser wichtigster Schutz vor Viren und potenziell krebserregenden Zellen – nach nur einer Nacht mit schlechtem Schlaf drastisch zurückgehen. Dieser Rückgang von bis zu 70 Prozent ist nicht zu unterschätzen, da unser Körper damit weniger aufmerksam überwacht wird und sich auch in anderen Immunzellen ähnlich negative Veränderungen einstellen.[3] Wenn Sie das ganze Jahr über mit hartnäckigen Erkältungen zu kämpfen haben, sollten Sie sich fragen, ob Sie lange und gut genug schlafen.[4] Wer nicht mehr als sechs Stunden Schlaf pro Nacht bekommt, fängt sich bei Kontakt mit einem Virus mit viermal höherer Wahrscheinlichkeit eine Erkältung ein als jemand, der mehr als sieben Stunden schläft. Das allein kann bewirken, dass Sie nach den Weihnachtsfeierlichkeiten mit einer schweren Grippe flachliegen. Darüber hinaus zeigt die Forschung auch, dass Impfstoffe bei schlechtem Schlaf weniger gut wirken – bei ernsteren Krankheiten und anfälligen Bevölkerungsgruppen wie älteren Menschen kann das problematisch sein.

Schlaf beeinflusst jedoch nicht nur, ob wir eine Erkältung oder Grippe bekommen oder nicht, sondern auch, wie wir die Krankheit bekämpfen, wenn es uns erwischt hat. Bei einem Angriff auf unser Immunsystem, etwa durch eine Infektion, wird eine Entzündung hervorgerufen, die je nach Schwere und Dauer unterschiedliche Folgen für unseren Schlaf hat: Wir werden müde und haben ein größeres Schlafbedürfnis, während gleichzeitig die Schlafqualität leidet. Obwohl wir mehr schlafen, ist unser Schlaf weniger tief und erholsam.

Sie kennen das sicher: Wenn wir nicht richtig fit sind, drängt uns eine innere Stimme oft dazu, dass wir uns Ruhe gönnen, damit der Körper die Infektion bekämpfen kann. In diesem Fall nutzt das Immunsystem entzündliche Zytokine, um direkt mit dem Gehirn zu kommunizieren und unser Verhalten zu beeinflussen. Die immuninduzierte Müdigkeit und Schläfrigkeit will uns dazu bringen, unsere Aktivität einzuschränken, denn im Schlaf kann die körpereigene Abwehr besser auf die infektiösen Keime reagieren, sodass sich die Genesung beschleunigt (möglicherweise ist das sogar die einzige Möglichkeit, unsere Immunität wirklich zu verbessern). Deshalb steigt das Fieber nachts meist an. Wenn wir jedoch nicht schlafen, wird die Fieberreaktion nicht verschärft, sodass die Infektion unter Umständen nicht optimal bekämpft werden kann.

Selbst wenn wir gesund sind, ist gute Nachtruhe wirklich die beste Medizin. Jeder Nachtschlaf bewirkt wichtige Veränderungen, die das gesamte Immunsystem stärken. Schlaf hält die Knochenmarkstammzellen jung – jene »unbeschriebenen«, noch nicht festgelegten Zellen, die Ihr gesamtes Immunsystem langsam regenerieren, indem sie sich tagtäglich zu neuen, frischen Immunzellen entwickeln. Umgekehrt führt Schlafentzug zu »schläfrigen« Stammzellen im Knochenmark, die aufgrund genetischer Veränderungen in ihrer Funktion beeinträchtigt sind und nicht mehr in den Blutkreislauf gelangen können, um die dort zirkulierende Masse zu ergänzen. Zum Glück kann ein guter Nachtschlaf diese genetischen Veränderungen abstellen.

Der Tiefschlaf ist besonders wichtig, damit aus vergänglichen, neuen Eindrücken stabile, dauerhafte Erinnerungen werden. Mittlerweile wissen wir auch, dass Tiefschlaf zudem die immunlogische Erinnerung an bereits bekannte Keime und Gefahren stärkt.[5]

Es geht um Leben und Tod

Wirklich besorgniserregend ist die Tatsache, dass unser Schlaf (beziehungsweise Schlafmangel) eine Schlüsselrolle bei der Abwehr schwerer und chronischer Gesundheitsbeeinträchtigungen spielt. Zu wenig Schlaf führt zum Anstieg renitenter »entzündungsfördernder« Signale,[6] und das kann nicht nur etwaige Grunderkrankungen wie Allergien und Autoimmunität verschlimmern, sondern möglicherweise sogar unser Risiko für derartige Leiden erhöhen.[7, 8] Noch dazu geht unsere Fähigkeit zur Schmerzbewältigung drastisch zurück, wenn wir nicht genug Tiefschlaf bekommen, sodass wir weitaus eher Schmerzen, Kopfweh oder eine Verschlimmerung von Grundkrankheiten erleben.[9]

Da Schlaflosigkeit unser empfindliches Immungleichgewicht stört, ist sie ein bekannter Prädiktor für Herzkrankheiten und Stoffwechselkomplikationen. Zu kurze Schlafdauer, Einschlaf- und Durchschlafstörungen erhöhen das Risiko für Typ-2-Diabetes um 28, 57 beziehungsweise 84 Prozent. Das könnte daran liegen, dass unser Stoffwechsel bei gestörtem Schlaf die Nahrung nicht optimal verarbeitet. Eine Reduzierung des langsamwelligen Schlafs bei gesunden Menschen hat nach nur drei

Nächten erstaunliche Folgen: Die eigentlich guten Blutzuckerwerte verändern sich so, wie es bei plötzlich auftretendem Prädiabetes der Fall ist, und das Risiko für Fettleibigkeit bei Kindern steigt um 45 Prozent. Qualitativ schlechter Schlaf kann die Alterung der Genprotektoren beschleunigen und damit das Krebsrisiko erhöhen. Wer weniger schläft, hat unabhängig von der Todesursache insgesamt ein höheres Sterberisiko als seine gut ausgeruhten Mitmenschen. Damit ist Schlaf offenbar alles andere als entbehrlich.

Schlaf und die Selbstreinigung des Gehirns

Der Schlaf, so hat man festgestellt, spielt möglicherweise eine entscheidende Rolle bei der physischen und physiologischen Wartung unseres Gehirns. Während der Körper schläft, wird das Gehirn als Reinigungskraft für den Kopf aktiv und beseitigt all den Müll, der sich während unserer täglichen Denkprozesse angesammelt hat.

Das Lymphsystem ist vaskulär – ähnlich wie der Blutkreislauf, obwohl es entscheidende Unterschiede gibt, die Sie in Kapitel 6 genauer kennenlernen werden. Es dient den Immunzellen als Superhighway, über den sie durch den Körper sausen. Außerdem fungiert es als Hausmeister des Körpers und befreit ihn von allen anfallenden Abfallstoffen. Das glymphatische System – spezielle Lymphbahnen im Gehirn, die erst kürzlich entdeckt wurden – wird im Schlaf aktiviert und arbeitet fleißig, um alle Stoffwechselabfälle des Gehirns zu beseitigen, die im Laufe des Tages entstanden sind. Das geschieht jedoch nicht in einer beliebigen Schlafphase, sondern dieses spezielle System benötigt für seine Arbeit vor allem tiefen, langsamwelligen Non-REM-Schlaf. In dieser Schlafphase entfernt das glymphatische System bis zu 40 Prozent des gesamten angefallenen Beta-Amyloid (ein Protein, das sich im Gehirn von Alzheimer-Kranken ablagert). Schon nach 36 Stunden Schlafmangel erhöht sich dieses Amyloid um 25 bis 30 Prozent. Wenn wir also in unserer Jugend nicht genug schlafen, richten wir möglicherweise irreparable Schäden im Gehirn an, sodass es vorzeitig altert oder später insgesamt anfälliger ist. Der modernen Gesellschaft fällt es immer schwerer, dem Gehirn die nötige Zeit für die Reinigungsarbeiten einzuräumen.

Eine Beeinträchtigung der lebenswichtigen glymphatischen Funktion wirkt sich nicht nur auf das Gehirn aus, sondern hat auch besorgniserregende Folgen für Bluthochdruck, Herz-Kreislauf-Erkrankungen und sogar Diabetes. Dass Schlafmangel – nach einer durchzechten Nacht oder einer besonders stressigen Woche, in der wir nachts nur wenige Stunden Ruhe hatten – unsere Konzentration und die Fähigkeit zur kreativen Analyse von Informationen beeinträchtigt, zählt noch zu den eher harmlosen Konsequenzen. Im schlimmsten Fall kann chronischer Mangel an qualitativ hochwertigem Schlaf, zum Beispiel bei Schichtarbeit, Insomnie und dergleichen, sogar neurodegenerative Erkrankungen beschleunigen.

Die Folgewirkungen der Schlaflosigkeit

Zu wenig oder dauerhaft gestörter Schlaf verändert nicht nur unsere Immunität und macht uns anfällig für Krankheiten, sondern verändert auch unser Verhalten und unsere emotionale Verfassung. Wir bekommen schlechte Laune und neigen eher dazu, uns zurückzuziehen und zu vereinsamen.[10] Schlafmangel erhöht die Wahrscheinlichkeit, schlechte Angewohnheiten zu entwickeln – zum Beispiel eine Vorliebe für bestimmte Lebensmittel.

Menschen, die nicht genug schlafen, zeigen auf Gehirnaufnahmen eine erhöhte Aktivität der Belohnungspfade, die energiereiche Nahrung verlockend erscheinen lassen. Adipositas und Schlaf sind Teil eines Teufelskreises: Bleibt man länger wach, steigt die Kalorienaufnahme, aber meist dann, wenn wir nur herumliegen und nicht viel Energie verbrauchen. Bei Kurzschläfern ist das Risiko einer Adipositas um 45 Prozent erhöht, und Fettleibigkeit wiederum stört bekanntermaßen den Schlaf.

Solarbetrieben

Der Schlaf wird vornehmlich durch zwei Prozesse gesteuert. Der erste ist die sogenannte Schlaf-wach-Homöostase – ein vom Gehirn gesteuerter Rückkopplungseffekt, der darüber bestimmt, wie viel Schlaf Sie brauchen. Dieser Prozess arbeitet recht intuitiv und lässt sich mit einem internen Timer vergleichen, der in Abhängigkeit von der Zeit, die seit dem Aufwachen vergangen ist, einen Schlafdruck erzeugt. Grundsätzlich gilt: Je länger wir wach sind, desto höher die Wahrscheinlichkeit, dass wir gerne schlafen würden. Der bekannteste aller schlafregulierenden Stoffe (wenn auch vermutlich nicht der einzige) ist das sogenannte Adenosin, das sich im Gehirn ansammelt. (Koffein hält uns wach, indem es die Wirkung des Adenosins blockiert.) Diese Rückkopplung hat zur Folge, dass wir nach längerem Schlafentzug meist ausgiebiger und tiefer schlafen.

Jeder Mensch braucht Schlaf, und vielleicht wissen Sie auch, dass wir meist auch einen typischen Schlafrhythmus haben, der in der Regel nicht damit zusammenhängt, wie lange wir schon wach sind. Dieser zweite Prozess, der den Schlaf reguliert, wird als zirkadianer Rhythmus bezeichnet. Unser zirkadianer Rhythmus ist eine (annähernd) 24-stündige innere Uhr, die in unserem Körper tickt und Verhalten sowie Körperfunktionen in einen synchronen 24-Stunden-Rhythmus zwingt. Sie bestimmt auch darüber, ob wir schlafen oder wach sein wollen. Der zirkadiane Rhythmus umfasst bei jedem von uns etwa 24 Stunden, aber nicht jede innere Uhr läuft gleich. Der zirkadiane Rhythmus richtet sich deshalb nicht danach, wie lange wir zuvor geschlafen haben.

Wenn Sie bei einer Party lange wach bleiben, stellen Sie vielleicht fest, dass Sie zu Ihrer üblichen Schlafenszeit müde werden – dafür ist Ihr zirkadianer Rhythmus verantwortlich. Aber wenn Sie diesen »toten Punkt« überwinden und viel länger als sonst aufbleiben, fühlen Sie sich unter Umständen wieder ganz wach und munter. Diese Schwankungen der Wachheit (wenn man die zirkadian bedingte Schläfrigkeit überwindet) sind unabhängig vom Schlafdruck, der immer stärker wird, je länger wir wach sind.

Im Gehirn sitzt eine zirkadiane Hauptuhr, die den übrigen Körpersystemen die Tageszeit vorgibt. Dort, wo sich die Nervenfasern unserer Augen kreuzen und in unser Gehirn eindringen, liegt eine kleine Ansammlung von nur 20 000 Neuronen, der sogenannte suprachiasmatische Nukleus (SCN). Wichtig ist dabei, dass die zirkadiane Hauptuhr im Gehirn über eine spezielle Verbindung zum Auge verfügt. So wird der innere Zeitgeber vom Auge direkt informiert, ob draußen die Sonne scheint oder ob es dunkel ist. Der Mensch reagiert sensibel auf kurzwelliges Licht, insbesondere blaues Licht mit einer ganz bestimmten Wellenlänge, das die Sonne ausstrahlt. Sobald die Hauptuhr mit dem äußeren Tag-Nacht-Zyklus synchronisiert ist, kann sie diese Informationen an den Rest des Körpers weitergeben: So entsteht eine Rückkopplungsschleife, die nach einem bestimmten Rhythmus abläuft. Die Produktion des Hormons Melatonin (das uns müde werden lässt) zeigt dies besonders deutlich. Wenn die Dämmerung einsetzt und das blaue Licht mit der Sonne verschwindet, leiten unsere Augen diese Information an das Gehirn weiter und signalisieren ihm, dass Melatonin ausgeschüttet werden soll. In den nächsten Stunden, wenn es immer dunkler wird, steigt der Melatoninspiegel und zeigt dem Gehirn, dass es in den Schlafmodus wechseln soll. Geht dann die Sonne auf, wird die Melatoninfreisetzung unterdrückt, und die Schaltkreise für den Wachzustand des Gehirns nehmen ihre Aktivität wieder auf. Wenn wir abends blauem Licht ausgesetzt sind, wird weniger schlafförderndes Melatonin produziert, sodass wir uns wach fühlen – das wiederum beeinflusst, wie schnell wir einschlafen, und beeinträchtigt auch die Schlafqualität.

Melatonin ist ein mächtiges Werkzeug in unserem Gesundheitsarsenal. Es aktiviert DNA-Reparatur und Antioxidantien, schützt vor Alterungserscheinungen und hat entscheidenden Anteil an der Immunregulation. Weitere Vorteile der nächtlichen Melatoninproduktion sind regelmäßige Menstruationszyklen, bessere Stimmung, Förderung der Gehirngesundheit und die Fähigkeit zur Krebsbekämpfung. Auch der Zusammenhang zwischen Melatonin und Serotonin macht dieses Hormon für unsere Gesundheit so wichtig. Serotonin ist als Stimmungsaufheller bekannt und zudem ein Vorbote des Melatonins – das bedeutet, dass daraus Melatonin gebildet wird. Wenn im Gehirn eine ausreichende Menge beider Stoffe vorhanden ist, schlafen wir besser und sind zufriedener. Viele Menschen leiden an Schlafproblemen und damit verbundenen psychischen Störungen, wenn ihr Gehirn nicht die richtige Menge Melatonin produziert oder weil sich der zirkadiane Rhythmus verschoben hat und das Hormon zur falschen Zeit gebildet wird.

Unsere zirkadiane Uhr ist kein starrer Zeitmesser, sondern muss täglich synchronisiert werden, damit sie der Erdumdrehung entspricht. Diese Anpassung nennt man Entrainment. Ohne Entrainment-Signale, sogenannte Zeitgeber, würden unsere Uhren dem 24-Stunden-Rhythmus leicht hinterherhinken und irgendwann nicht mehr dem natürlichen Wechsel von Tag und Nacht entsprechen. Licht steuert indirekt auch den Zeitpunkt der Nahrungsaufnahme, ein weiterer Faktor, der sich stark auf den Rhythmus auswirkt. Das bedeutet, dass allein der *Zeitpunkt* des Essens unabhängig von der Art der Nahrung dazu beitragen kann, wie gut wir schlafen. Es scheint sich herauszukristallisieren, dass eine Nahrungsaufnahme in einem

Zeitfenster von zwölf Stunden – wie bei unseren Urgroßeltern üblich – ein sinnvolles Mittel gegen gesundheitliche Beeinträchtigungen sein könnte. Auch uneingeschränkter Zugang zu kalorienreicher Ernährung schwächt die zirkadianen Rhythmen ab. Unsere periphere Körperuhr registriert Essenszeiten und andere lichtunabhängige Zeitgeber, zum Beispiel Bewegung, soziale Kontakte, Veränderungen von Temperatur und der Geräuschkulisse, und kombiniert diese Informationen mit den von den Augen übermittelten Informationen zu Licht und Dunkel, damit der zirkadiane Rhythmus im Takt bleibt.

Zirkadiane Immunität

Ob Bakterien oder Säugetiere, bei fast allen Organismen folgen Physiologie und Verhalten einem täglichen Rhythmus. Dieser wird bei den meisten Arten vor allem von Licht und Dunkelheit, Tag und Nacht diktiert. Wir Menschen haben uns so angepasst, dass wir bei Dunkelheit schlafen und bei Tageslicht am aktivsten sind. Dieses Muster beeinflusst so gut wie alle Aspekte unserer physiologischen Architektur, von der Expression unserer Gene bis hin zu unserem Verhalten, und war damit überlebenswichtig, als uns noch nicht rund um die Uhr Licht zur Verfügung stand.

Der tägliche zirkadiane Rhythmus unseres Körpers wirkt sich in vielerlei Hinsicht auf unser Wohlbefinden aus. Biologisch gesehen ist die Nacht zum Schlafen da. Nicht nur unsere Wachsamkeit verändert sich, sondern auch verschiedene Hormone, die Verdauungsprozesse, die körperliche Leistungsfähigkeit, die Steuerung des Blutzuckerspiegels und unsere Immunität. Die Mehrzahl unserer Immunzellen ist mit rhythmusabhängigen, zirkadianen Genschaltern versehen. Deshalb ist es nicht weiter erstaunlich, dass sich verschiedene Merkmale der Immunreaktion maßgeblich nach der Tageszeit richten. Das bedeutet nicht, dass das Immunsystem zu bestimmten Spitzenzeiten besonders stark ist – vielmehr befindet es sich je nach Tageszeit in einer anderen Phase. Dieses oszillierende Auf und Ab ist aus der Evolution hervorgegangen und angesichts des täglichen Lebensrhythmus nicht überraschend. Wichtig ist dabei, dass der Rhythmus regelmäßig bleibt, denn das ermöglicht unserem eleganten Abwehrsystem über 24 Stunden hinweg eine präzise, integrierte und kohärente Reaktion, bei der es Energie sparen kann: Das Immunsystem muss vor allem dann »angriffsbereit« sein, wenn unser aktiver Tagesabschnitt beginnt, während es sich in der Ruhephase erholen und regenerieren kann. Diese Schwankungen könnten auf eine evolutionsbedingte Anpassung an den Umgang mit Keimen zurückgehen, die uns zu unterschiedlichen Zeiten angreifen, oder vielleicht geht es auch nicht anders: Möglicherweise hat dieses Auf und Ab keinen spezifischen Nutzen, sondern ist nur ein Nebeneffekt des täglichen 24-Stunden-Zyklus. Zirkadiane Hochs und Tiefs der Immunität können sicherlich die Infektionsanfälligkeit oder die Wahrscheinlichkeit eines Entzündungsschubs beeinflussen. Wichtig ist jedoch, dass der regelmäßige Rhythmus beibehalten wird.

Je nach Tageszeit können Operationen, Infektionen und sogar Impfungen zu unterschiedlichen Ergebnissen führen. Man weiß, dass Herzinfarkte besonders häufig am Morgen auftreten, und

Untersuchungen deuten darauf hin, dass morgendliche Herzinfarkte tendenziell schwerer verlaufen. Sogar unsere Mikrobiota unterliegt zirkadianen Schwankungen, die sowohl unsere Reaktion auf Infektionen als auch unsere Schlafqualität beeinflussen.[11] Asthmaattacken und Verschlimmerungen von Autoimmunleiden treten häufiger nachts oder in den frühen Morgenstunden auf, wenn die Entzündungswerte in unserem Blut auf natürliche Weise einen Höchststand erreichen und die bereits vorhandene Entzündung verstärken. Bei Patienten mit rheumatoider Arthritis verschiebt sich der Höhepunkt der Entzündungsphase bis zum morgendlichen Aufwachen und kann dann zehnmal höher sein als bei gesunden Menschen. Die Wundheilung, die oft mehrere Tage in Anspruch nimmt, optimiert mittels einer zirkadianen Uhr verschiedene Aspekte des Heilungsprozesses zu unterschiedlichen Tages- oder Nachtzeiten.[12] Eine einfache Regel gibt es jedoch nicht. Jede Erkrankung folgt ihrem eigenen Rhythmus.

Unabhängig davon hat es unbestreitbar negative Folgen für die Gesundheit, wenn der Biorhythmus aus dem Takt gerät. Veränderungen unseres Schlaf-wach-Zyklus beeinflussen die Anzahl der im Körper zirkulierenden kontrollierenden T-Zellen, der Antikörper und sogar der virusbekämpfenden, krebsaufspürenden NK-Zellen und bringen die Entzündungswerte durcheinander. Wird das Immunsystem während einer Störung des zirkadianen Rhythmus angegriffen, ist die Abwehrfunktion so beeinträchtigt, dass die Entzündung außer Kontrolle gerät. Ein Jetlag ist nicht nur unangenehm – er macht auch anfälliger für Krankheiten. Schon eine einzige Verschiebung des zirkadianen Rhythmus ohne Schlafentzug kann unsere gesundheitliche Verfassung verschlechtern.

In aller Welt arbeiten viele Menschen im Schichtdienst; in Europa gilt das für etwa 20 Prozent der Berufstätigen. Diese Personen leiden häufiger an Müdigkeit, Schlafmangel und Schlafstörungen wie Insomnie oder Schlafapnoe sowie anderen gesundheitlichen Beschwerden, insbesondere dem metabolischen Syndrom[13] und Herzkrankheiten. Zudem gibt es einen engen Zusammenhang zwischen Störungen des zirkadianen Rhythmus und dem Krebsrisiko,[14] wenngleich auch andere Faktoren wie schlechte Ernährung und Bewegungsmangel eine Rolle spielen können. Im Jahr 2007 stufte die Weltgesundheitsorganisation Nachtarbeit als wahrscheinlich karzinogen ein, da sie den zirkadianen Rhythmus stört. Das ist die traurige Wahrheit für alle Berufstätigen, bei denen Schichtarbeit unumgänglich ist, und wir müssen ermitteln, wie man diese Menschen am besten schützen kann.

Die Cortisol-Aufwachreaktion

Cortisol werden Sie im nächsten Kapitel richtig kennenlernen, vorläufig müssen Sie nur wissen, dass es das wichtigste Stresshormon des Körpers ist und mit verschiedenen Teilen des Gehirns zusammenarbeitet, um Stimmung, Angst und Motivation zu steuern. In erster Linie wird es mit dem »Kampf oder Flucht«-Instinkt in Verbindung gebracht, spielt aber auch bei verschiedenen Prozessen im Körper eine maßgebliche Rolle. Anders als beim Melatonin setzt die Ausschüttung von Cortisol morgens ein, wenn Sie aufwachen müssen, steigt im Laufe des Tages an, um Sie mit Energie zu versorgen, und sinkt abends wieder, wenn die Freisetzung von Melatonin beginnt.

Obwohl es keinen guten Ruf genießt, hilft uns Cortisol, morgens in die Gänge zu kommen und für die Anforderungen des Tages gewappnet zu sein. Den Anstieg der Cortisolkonzentration im Blut in der ersten Stunde nach dem Aufwachen bezeichnet man als Cortisol-Aufwachreaktion (CAR). So verpasst sich der Körper auf natürliche Weise einen »Koffeinkick«. Die morgendliche CAR bewirkt nicht nur, dass wir wach werden und voller Tatendrang sind, sondern hat auch enormen Einfluss auf unsere allgemeine Gesundheit. Die CAR ist ein Mini-Stresstest, ein weiterer Aspekt unseres zirkadianen Rhythmus, der unser Wohlbefinden beeinflusst. Kurz vor dem Aufwachen sinkt der Melatoninspiegel nach und nach auf die kaum nachweisbaren Tageswerte. Sobald wir die Augen öffnen und Licht wahrnehmen, setzt die morgendliche CAR ein und erreicht etwa 30 Minuten später ihren Höhepunkt, nachdem sie wieder nachlässt. Wenn die CAR versagt, fühlen Sie sich in der Regel schlapp oder irgendwie nicht richtig in Form, den Anforderungen des Tages nicht gut gewachsen.

Dass die CAR auch für die Autoimmunität wichtig ist, wurde erst kürzlich entdeckt. Wenn der Körper Immunzellen bildet, überprüft er diese zunächst, um sicherzustellen, dass keine Autoimmunität gegen den eigenen Körper vorliegt (siehe Seite 63). Das geschieht in der Thymusdrüse, die eine riesige Menge an T-Zellen mit jeweils einzigartigen Rezeptoren produziert, damit Sie möglichst umfassend vor Infektionen geschützt sind. Allerdings erfolgt dies ziemlich willkürlich, sodass stets die geringe Wahrscheinlichkeit besteht, dass sich Autoimmunzellen bilden.

Der Thymus prüft die Qualität jeder Zelle, und wenn er eine autoimmunreaktive T-Zelle entdeckt, wird sie aussortiert und zur Zerstörung vorgemerkt. Für diese Zerstörung, die sogenannte Glukokortikoid-induzierte Apoptose der Thymusdrüse, ist das Cortisol zuständig. Wenn die CAR also fehlschlägt, kann es sein, dass diese Zellen nicht zerstört werden und stattdessen in den Blutkreislauf gelangen, wo sie eine Autoimmunität auslösen oder verschlimmern können! Wer bereits von Autoimmunitätsleiden betroffen ist, erlebt dann möglicherweise schwerere Symptome.[15]

Guter Schlaf in modernen Zeiten

Das moderne Leben tut dem Schlaf nicht gut, und um guten (und richtigen) Schlaf muss man sich heutzutage gezielt bemühen. Wir können uns einen guten Schlaf zum Beispiel dadurch bewahren, indem wir auf unseren natürlichen zirkadianen Rhythmus achten, doch gleichzeitig brauchen wir auch die optimale Umgebung und die richtige innere Verfassung, damit wir leicht einschlummern. Gesunde Schlafgewohnheiten, die oft als gute Schlafhygiene bezeichnet werden, können sich entscheidend auf die Lebensqualität auswirken. Im Folgenden werde ich Ihnen zeigen, wie Sie ab dem ersten Augenaufschlag am Morgen dafür sorgen können, dass Sie trotz aller modernen Belastungen gut schlafen. Und Sie werden erfahren, wie einfache Tricks und Rituale am Tagesanfang und zum Tagesabschluss das Immunsystem in ungeahnter Weise fördern können.

Blau blockieren

Blaues Licht kommt nicht nur in Sonnenstrahlen vor. Wir sind ständig von künstlichen Quellen umgeben, von Leuchtstoff- und LED-Beleuchtung über Flachbildfernseher bis hin zu den Bildschirmen von Computern, Notebooks, Smartphones und anderen digitalen Geräten.

75 Prozent der Weltbevölkerung sind heutzutage nachts Licht ausgesetzt.[16] Der abendliche Einfluss des muntermachenden blauen Lichts bringt unseren natürlichen Rhythmus völlig durcheinander – wir geraten aus dem Takt, unsere innere Uhr verliert die Orientierung, und wir sind zu den falschen Zeiten müde oder wach. Wer viel vor dem Bildschirm sitzt, schläft nach eigenen Angaben viel häufiger später ein,[17] bekommt weniger Schlaf und wacht nachts öfter auf.[18] Besonders bei jungen Menschen ist das ein großes Problem, da mehr als 90 Prozent der Jugendlichen vor dem Schlafengehen einen Bildschirm vor der Nase haben, was nicht nur die schulischen Leistungen beeinträchtigt, sondern auch ein erhöhtes Risiko für spätere gesundheitliche Beschwerden wie Diabetes und Herzkrankheiten mit sich bringt.[19] Erwähnenswert ist zudem, dass jüngere Kinder (vor dem zehnten Geburtstag)[20,21] abends viel empfindlicher auf die melatoninunterdrückende Wirkung von blauem Licht reagieren. Die schädlichen Auswirkungen der nächtlichen Lichtexposition kann durch epigenetische Veränderungen der DNA sogar an ungeborenen Nachwuchs weitergegeben werden, sodass sich die Beweise mehren, dass unsere immer stärker vom Licht geprägten Nächte gesundheitliche Folgen nach sich ziehen.[22]

Zum Glück lässt sich das normale Schlafmuster wiederherstellen, indem man nur eine Woche lang die Bildschirmzeit einschränkt.[23] Das klingt ziemlich einfach, doch da immer mehr Menschen in den Abendstunden Smartphones, Tablets und Computer nutzen müssen oder wollen, mag sie nicht für alle in Frage kommen. Während ich an diesem Buch arbeite, sitze ich bis in die frühen Morgenstunden vor dem Bildschirm, weil ich weder meinen Vollzeitjob noch meine beiden kleinen Kinder vernachlässigen will.

Blaufilter-Brillen

Hochwertige Blaufilter-Brillen sind fast genauso effektiv wie der komplette Verzicht auf Bildschirme.[24, 25] Solche Brillen sind relativ preiswert und immer häufiger online erhältlich. Es gibt auch Apps für Handy und Laptop, die den Blauanteil des ausgestrahlten Lichts im Tagesverlauf immer weiter reduzieren. Trotzdem würde ich dringend dazu raten, etwa eine Stunde vor dem Schlafengehen nichts allzu Anregendes mehr zu tun. Die Beschäftigung mit sozialen Medien kann anstrengend sein und Ängste auslösen. Gewöhnen Sie sich lieber an, das Handy kurz vor dem Schlafengehen wegzulegen, nicht nur, um das blaue Licht zu vermeiden, sondern auch, damit Sie entspannen und sich ein schläfriges Gefühl einstellt. Sorgen Sie zudem am Abend für gedämpftes Licht, indem Sie rote Glühlampen verwenden.

Beim Aufwachen Licht an

Viele Menschen sehen nicht nur abends zu viel blaues Licht, sondern auch tagsüber nicht genug natürlichen Sonnenschein. Wie lange wir insgesamt Tageslicht ausgesetzt sind, könnte für die Steuerung des Schlafs vielleicht sogar noch wichtiger sein. Wer bis zur Mittagszeit natürliches Licht erlebt, zum Beispiel auf dem Fußweg zur Arbeit, schläft besser. Natürliches Licht beim Aufwachen kann sogar die melatonindämpfende Wirkung elektronischer Geräte vor dem Schlafengehen neutralisieren.[26] Viel Sonnenschein am Tag ist zudem wichtig, um einen gesunden Vitamin-D-Spiegel zu gewährleisten. Die Forschung sieht einen Zusammenhang zwischen Vitamin-D-Spiegel und Schlafqualität, denn mehrere Studien kamen zu dem Schluss, dass ein niedriger Vitamin-D-Gehalt im Blut mit einem höheren Risiko für Schlafstörungen, schlechterer Schlafqualität und einer verkürzten Schlafdauer einhergeht.[27, 28]

Schlaf bunkern

Zwar ist es wichtig, jede Nacht möglichst sieben bis neun Stunden zu schlafen, doch wenn Sie sehr viel zu tun haben und den Alltag schlecht planen können, ist es oft sinnvoller, die Schlafstunden pro Woche und nicht pro Einzelnacht zu betrachten.

Es mag Tage geben, an denen Sie eigentlich ausreichend schlafen wollten, dann aber etwas dazwischenkam. Wenn Sie diesen verlorenen Schlaf im Laufe der Woche wieder wettmachen, indem Sie zwischendurch ein Nickerchen einlegen (siehe Seite 215 f.), können Sie einen Teil des Schlafdefizits abbauen.

Acht Stunden pro Nacht entsprechen zum Beispiel 56 Stunden in der Woche. Wenn Sie aber in einer Nacht nur sechs Stunden schaffen, können Sie diese Fehlmenge in einer anderen Nacht ausgleichen, damit Sie über die ganze Woche hinweg auf die angemessene Menge kommen. Und das gilt auch umgekehrt: Wenn Sie wissen, dass es an einem Abend spät werden wird oder Sie nicht zu Hause sind und damit vermutlich nicht so gut schlafen werden, können Sie im Voraus etwas Schlaf ansparen.

Obwohl wir wissen, dass die lebenswichtige Wartung des Immunsystems während des tiefen, langsamwelligen Non-REM-Schlafs erfolgt, lässt sich das Verhältnis der verschiedenen Schlafphasen nicht so leicht steuern. Einige Forschungsergebnisse deuten darauf hin, dass frühes Zubettgehen, erhöhte Ballaststoffzufuhr und regelmäßige Bewegung den langsamwelligen Schlaf fördern. Aber im Großen und Ganzen ist der Einfluss sehr, sehr gering.

Cool bleiben

Vielleicht war Ihnen bislang nicht klar, dass es den optimalen Schlaf fördert, wenn es im Schlafzimmer das ganze Jahr über kühl bleibt. Abends, kurz vor dem Schlafengehen, sinkt Ihre Körpertemperatur und zeigt damit, dass es Zeit wird, einen Gang zurückzuschalten und sich etwas auszuruhen. Das fördert auch die Freisetzung des schlaffördernden Melatonins. Morgens um halb fünf ist der Körper am kältesten, dann steigt die Temperatur bis zum Aufwachen von selbst an. Ein kühles Schlafzimmer (16 bis 18 °C) unterstützt den natürlichen Schlafinstinkt Ihres Körpers.

Auch wenn es unlogisch klingt: Ein heißes Bad vor dem Schlafengehen kann Ihren Körper abkühlen. Sobald Sie aus der Wanne oder Dusche steigen, sinkt die Körpertemperatur rasch ab, um sich an die Zimmertemperatur anzupassen. Dieser schnelle Wechsel kann physiologisch einen Rückgang der Kerntemperatur fördern, der Schläfrigkeit verursacht.

Und es mag kontraintuitiv erscheinen, aber auch ein heißer Kräutertee kann sich positiv auswirken. Heiße Getränke erhöhen die Wärmebelastung des Körpers, der darauf mit Schwitzen reagiert. Die Schweißproduktion ist größer als der innere Wärmegewinn, und hier wird es dann wieder logisch – wenn der Schweiß von der Haut verdunstet, kühlt er den Körper.

Mahlzeiten planen

Ich hatte bereits erwähnt, dass die Essenszeiten ebenfalls wichtige Zeitgeber sind. Insulin, ein beim Essen freigesetztes Hormon, stellt den zirkadianen Rhythmus in vielen verschiedenen Zellen und Geweben individuell ein, indem es die Produktion eines Proteins namens PERIOD anregt – dies ist ein entscheidendes Rädchen in der inneren Uhr jeder Zelle. Allerdings halten viele Menschen keine festen Essenszeiten ein, sondern nehmen über 18 Stunden hinweg immer wieder kleine Snacks zu sich. Damit Sie gut schlafen, essen Sie am besten in regelmäßigen Abständen innerhalb eines Zeitfensters von zehn bis zwölf Stunden.

Bewegung am Tag

Studien legen nahe, dass konstante, regelmäßige körperliche Betätigung besonders große Vorteile für den Schlaf mit sich bringt, vor allem, wenn man unter Schlafstörungen leidet. Insbesondere aerobes Training – jede Aktivität, die den Kreislauf in Schwung bringt und große Muskelgruppen beansprucht – kann Qualität und Dauer des Schlafs entscheidend verbessern, und damit auch die Wachheit und Vitalität im Tagesverlauf. Dazu muss man nicht unbedingt ins Fitnessstudio – schon ganz kurze, regelmäßige, über den Tag verteilte Aktivitätsphasen reichen aus. Aerobe Betätigung wäre zum Beispiel zügiges Gehen oder Schwimmen. Morgengymnastik fördert den Tiefschlaf ganz besonders. Allerdings sollten Sie beachten, dass man nach intensivem Training zu kurz vor dem Schlafengehen unter Umständen schlechter schläft, weil die Kerntemperatur des Körpers dann höher ist. Beenden Sie Ihre Aktivität am besten mindestens zwei Stunden vor dem Zubettgehen.

Rhythmus und Routine

Auch wenn wir uns gerne weismachen, wir könnten uns über unsere Biologie hinwegsetzen – unser Körper ist einfach nicht dafür gemacht, nachts wach und aktiv zu sein. Wer aufgrund von Nachtarbeit, Wechselschicht und unterschiedlichen Arbeitszeiten unregelmäßig schläft, verspürt meist deutliche Auswirkungen auf die Gesundheit. Oft erhöht sich die Anfälligkeit für schlafstörungsbedingte Krankheiten, sodass geeignete Schutzmaßnahmen erforderlich sind. Das ist gar nicht so einfach; den größten Erfolg versprechen Maßnahmen, die auf Lichtexposition und Essenszeiten abzielen. Wichtig ist auch, während der Schicht möglichst keine große Mahlzeiten oder nicht ständig Snacks zu sich zu nehmen, da dies den Stoffwechsel beeinträchtigen würde. Und nach Schichtende sollte man für eine Schlafumgebung sorgen, die so gut wie möglich nächtliche Verhältnisse nachbildet, zum Beispiel durch Fensterverdunkelung und Augenmasken sowie möglichst geringe Lärmbelästigung. Wenn dann irgendwann ein Wechsel zur Tagschicht erforderlich wird, ist es wichtig, bis zur Mittagszeit ausreichend Morgenlicht abzubekommen.

Auf Technik setzen

Sie sollten zwar versuchen, die abendliche Bildschirmnutzung einzuschränken, müssen jedoch nicht sämtliche technischen Hilfsmittel meiden. Inzwischen gibt es eine ganze Reihe von Schlafgeräten, die Ihnen beim Einschlafen helfen können – von intelligenten Matratzen bis hin zu Apparaten, die für weißes Rauschen sorgen, oder Apps, die Ihren Schlaf kontrollieren und Ihnen wertvolles Feedback geben. Beachten Sie nur, dass Kontrollgeräte unter Umständen nicht so gut geeignet sind, wenn Sie unter ausgeprägten Schlafstörungen oder Stress leiden. »Orthoinsomnie« – der übermäßige Einsatz von Schlaftracking und Schlafangst – ist eine anerkannte Störung, bei der das perfektionistische Streben nach idealen Daten durch zwanghafte, übertriebene Nutzung von Schlaftracking-Geräten zu Schlaflosigkeit führt.

Powernaps

Mehr als 85 Prozent der Säugetierarten schlafen polyphasisch, das heißt den ganzen Tag über immer mal wieder für kürzere Zeit. Der Mensch gehört zu der Minderheit der monophasischen Schläfer, was bedeutet, dass unser Tag zwei klar abgegrenzte Phasen umfasst: Schlaf und Wachzustand. Allerdings ist noch nicht abschließend geklärt, ob dies dem natürlichen Schlafmuster des Menschen entspricht.

Die Tradition des Mittagsschlafs, der bei den alten Römern *hora sexta* hieß, wurde in Europa ab dem 13. Jahrhundert immer seltener. Vermutlich geht das auf die Erfindung der Uhr zurück, obwohl kleine Kinder und ältere Menschen nach wie vor Mittagsschlaf halten und dieser in vielen Kulturen einen hohen Stellenwert genießt.

In unserem geschäftigen modernen Leben trägt der Mittagsschlaf das Stigma der Faulheit oder Trägheit, dabei ist er in Wirklichkeit ein Supertool. Die optimale Dauer liegt bei etwa 90 Minuten, damit alle Schlafzyklen durchlaufen werden. Erwiesenermaßen können aber auch zwei Nickerchen von nicht mehr als 30 Minuten – einmal vormittags und einmal am Nachmittag – dazu beitragen, Stress abzubauen und die negativen Auswirkungen des Schlafmangels auf das Immunsystem auszugleichen. Schon ein Powernap von 15 bis 20 Minuten erhöht nachweislich die Aufmerksamkeit und hebt die Laune, selbst bei Menschen, die nachts eigentlich gut schlafen. Wer seinen Arbeitstag nicht für ein halbstündiges Nickerchen unterbrechen kann, sollte es mit einer 20-minütigen Siesta in der Mittagspause versuchen. Wenn man wie ich kleine Kinder hat und nachts alle paar Stunden aufwacht, können diese kurzen Mikroschläfchen sehr förderlich sein.

Auch der Zeitpunkt des Mittagsschlafs ist wichtig, denn man sollte nicht zu kurz vor dem Schlafengehen ein Nickerchen einlegen. Wenn Sie im Morgengrauen aufstehen, wäre die Zeitspanne zwischen 12 und 15 Uhr vernünftig und entspricht der Tradition in den Kulturen, in denen Siesta gehalten wird. Und alle, die nachts vielleicht nicht genug Schlaf bekommen, sowie Sportler oder besonders beanspruchte Menschen können einen Teil des fehlenden Nachtschlafs ausgleichen, indem sie ihren Mittagsschlaf auf bis zu zwei Stunden ausdehnen.

Kann ein Nickerchen auch schaden? Schlafexperten unterstreichen gerne, dass der Nachtschlaf Priorität haben sollte. Verzichten Sie auf die Siesta, wenn Sie den Eindruck haben, dass diese Ihren nächtlichen Schlaf beeinträchtigt.

Durch Schlafhygiene zum stressfreien Schlaf

Es ist gar nicht so leicht, eine feste Routine zu befolgen. Aber wenn Sie täglich einige grundlegende Faktoren des guten Schlafs beachten, unterstützen Sie die natürlichen biologischen Rhythmen und können den vergangenen Tag Revue passieren lassen: Überlegen Sie, was gut gelaufen ist und was nicht, freuen Sie sich über das Erreichte und machen Sie Pläne für einen guten neuen Tag.

Kurz gesagt: Kombinieren Sie die folgenden Ratschläge mit den Entspannungsritualen im nächsten Kapitel, dann bekommen Sie Ihren Alltag besser in den Griff.

- Entrümpeln Sie Ihr Schlafzimmer, damit es Ruhe ausstrahlt, und planen Sie eine konsequente Schlafenszeit in einer kühlen und dunklen Umgebung.
- Versuchen Sie, jede Nacht sieben bis neun Stunden zu schlafen, beziehungsweise noch länger, wenn Sie sehr viel zu tun haben, stark unter Stress stehen oder an chronischem Schlafmangel leiden. Beachten Sie dabei, dass Qualität genauso wichtig ist wie Quantität und dass die Zeit, die Sie tatsächlich im Bett verbringen, deshalb möglicherweise noch länger sein muss.
- Der Nachtschlaf sollte Priorität haben, aber Nickerchen im Laufe des Tages können bei Bedarf eine sinnvolle Ergänzung sein.
- Sorgen Sie in der letzten Phase des Abends für einen bildschirmfreien Tagesabschluss (oder filtern Sie zumindest das blaue Licht heraus).
- Bemühen Sie sich um eine gleichbleibende Aufwachzeit mit reichlich Morgensonne. Vielleicht warten Sie eine Weile, bevor Sie sich in die sozialen Medien stürzen.
- Benutzen Sie die Schlummertaste am Wecker nicht, denn diese beeinträchtigt die Schlafqualität. Stellen Sie einfach die Weckzeit ein, zu der Sie tatsächlich aufstehen müssen.
- Verzichten Sie ab der Mittagspause auf Kaffee und machen Sie sich klar, dass Alkohol zwar wie eine ideale Einschlafhilfe wirken mag, in Wirklichkeit aber ein bekannter Schlafstörer ist.

WENN DIE SCHLAFHYGIENE NICHT WEITERHILFT …

Was tun, wenn Sie echte Schwierigkeiten mit dem Ein- oder Durchschlafen haben? Mit Schlafhygiene allein wird es dann vermutlich nicht gelingen, den Schalter umzulegen und die Wahrscheinlichkeit eines guten Nachtschlafs zu erhöhen. Wenn Sie tatsächlich unter Schlaflosigkeit leiden, kann die Schlafhygiene eine zusätzliche Belastung darstellen und von den wirklich entscheidenden Faktoren ablenken – Schlafdruck und Erregungszustand Ihres Gehirns.

Kognitive Verhaltenstherapie bei Insomnie (CBT-I) ist eine evidenzbasierte Behandlungsmethode mit Techniken, die psychische Faktoren der Schlaflosigkeit wie »rasende Gedanken« angehen und aufzeigen, wie sich die Sorgen und anderen negativen Emotionen überwinden lassen, die sich einstellen, wenn man wach liegt. Darüber hinaus hilft die CBT-I den Betroffenen bei der Entwicklung eines gesunden Schlafmusters. Dieser Ansatz ist nachweislich erfolgversprechender als Schlaftabletten und fördert die Entwicklung einer »schlafförderlichen« Routine, sodass eine starke Assoziation zwischen Bett und erfolgreichem Schlaf entsteht und das Ein- und Durchschlafen im Bett automatischer und natürlicher gelingt. Wenn Sie mit Schlafproblemen zu kämpfen haben, empfiehlt es sich, Fachleute aus diesem Bereich zu Rate zu ziehen.

»Schlafördernde« Speisen und Nahrungsergänzungsmittel

Auch wenn es naheliegend ist, bei Schlafproblemen zu Nahrungsergänzungsmitteln zu greifen, die schnelle Abhilfe versprechen, würde ich dazu raten, erst einmal verschiedene »schlaffördernde« Nahrungsmittel zu probieren.

Melatoninpulver

Melatonin ist in manchen Ländern als Nahrungsergänzungsmittel und auf Rezept erhältlich, aber wir können den Melatoningehalt auch ohne Pillen verbessern.

Manche Lebensmittel enthalten Tryptophan, die Vorstufe von entspannendem Serotonin und schlafförderndem Melatonin. Der Verzehr von Lebensmitteln mit hohem Trpytophangehalt wie Milchprodukten, Geflügel und Fleisch sowie Nüssen, Bananen, Brokkoli und Spinat kann sich auf die Melatoninproduktion und den Melatoningehalt im Körper auswirken. Tryptophan findet sich auch in den meisten proteinhaltigen Lebensmitteln oder Nahrungseiweißen, darunter Schokolade, Hafer und Kichererbsen. Es sollte unbedingt mit Vitamin-B_6-reichen Produkten (Avocados, Bohnen, Körnern, Fisch, Fleisch) und Magnesium aus Blattgrün kombiniert werden, um die Bildung von GABA (Gamma-Aminobuttersäure, ein entspannender Neurotransmitter) zu fördern.

Sauerkirschsaft enthält bereits Melatonin und regt dessen Produktion an, sodass sich eine leichte positive Wirkung auf das Schlafverhalten einstellt. Pistazien sind nicht nur die melatoninreichste Nussart, sondern das Nahrungsmittel mit dem höchsten Melatoningehalt schlechthin. Schon zwei Pistazien enthalten eine physiologisch wirksame Dosis!

Phosphatidylserin (PS)

PS ist eine chemische Substanz, die im Körper verschiedene Funktionen übernimmt. Sie kann die Melatoninproduktion unterstützen, indem sie eine hyperaktive Cortisolproduktion verhindert, sodass ungesund erhöhte Cortisolspiegel sinken und folglich erholsamerer Schlaf möglich ist. Wir nehmen PS über die Nahrung zu uns, hauptsächlich aus tierischen Produkten, doch es ist auch in Form von Nahrungsergänzungsmitteln erhältlich, die nachweislich einen besseren Schlaf fördern. In Untersuchungen, bei denen die Testpersonen zwölf Wochen lang dreimal täglich 100 Milligramm Phosphatidylserin zusammen mit Omega-3-Fettsäure einnahmen, regulierte sich der zirkadiane Rhythmus, sodass sich die Schlafqualität verbesserte.

L-Theanin

Diese immunstärkende Verbindung, die in schwarzem und grünem Tee vorkommt, trägt zur Entspannung bei und kann den Schlaf fördern. Diese Tees enthalten zwar Koffein, doch L-Theanin kann die stimulierende Wirkung verhindern, indem es bewirkt, dass der Körper das Koffein anders verarbeitet. Wer wie ich Kaffee liebt, davon aber schrecklich unruhig wird, kann während des Kaffeekicks etwas L-Theanin zu sich nehmen oder auf Tee umsteigen, der eine sanftere Koffeinzufuhr verspricht. L-Theanin eignet sich auch als abendliches Schlafmittel. In einer Studie aus dem Jahr 2018 stellte man fest, dass die Testpersonen nach achtwöchiger täglicher Einnahme von 450 bis 900 Milligramm L-Theanin mit ihrer Schlafqualität zufriedener waren. Lassen Sie sich jedoch vorab ärztlich beraten.

Glycin

Glycin ist eine Aminosäure (ein Baustein eines Proteins) mit bekanntermaßen beruhigender Wirkung, die den Körper bei der Bildung von Serotonin unterstützt.[29] Die Einnahme von 3 Gramm Glycin vor dem Schlafengehen fördert sowohl Einschlafgeschwindigkeit als auch Schlafqualität, indem sie die Körperkerntemperatur senkt und die Freisetzung von Gamma-Aminobuttersäure (GABA) anregt, wie wissenschaftliche Studien gezeigt haben.[30, 31] Es handelt sich dabei um genau den Neurotransmitter, den bestimmte verschreibungspflichtige Schlafmittel wie Ambien (Zolpidem) nachbilden und den der Körper auch zur Herstellung von Glutathion verwendet – einem starken Antioxidans, das unsere Zellen schützt und repariert.[32]

Magnesium

Magnesium hat verschiedene beruhigende Wirkungen auf Körper und Geist, den es gemeinsam mit Serotonin und Melatonin auf den Schlaf vorbereitet. Magnesium kann man über Trinkwasser sowie Lebensmittel wie grünes Gemüse, Nüsse, Getreide, Fleisch, Fisch und Obst aufnehmen. Selbst eine Ernährung mit diesen nährstoffreichen, vollwertigen Produkten liefert jedoch oft nicht genügend Magnesium. Und es ist bekannt, dass ein Mangel zu Stress führt und den Schlaf beeinträchtigt. Aktuelle Schätzungen weisen darauf hin, dass sowohl Erwachsene als auch Kinder im Vereinigten Königreich die empfohlenen Richtwerte nicht erreichen.

Inwieweit Magnesiumpräparate bei Schlaflosigkeit helfen, wurde bislang nur in sehr wenigen Studien direkt untersucht, sodass keine genaue Empfehlung zur erforderlichen Menge abgegeben werden kann. Ein warmes Bad mit Magnesiumsalz sorgt jedoch für Entspannung vor einem geruhsamen Schlaf und bietet zudem noch den Vorteil, dass es die Durchblutung der Extremitäten anregt und die Körperkerntemperatur so herabsetzt, dass der Schlaf gefördert wird. Alternativ kann Magnesium in Form von Magnesiumglycinat eingenommen werden (entweder als Nahrungsergänzungsmittel oder als Spray für die Haut), das zudem auch beruhigendes Glycin enthält.

Müde, aber aufgedreht – ist Koffein Freund oder Feind des Immunsystems?

Dass Kaffee so beliebt ist, liegt an seiner speziellen Wirkung, zum Beispiel, dass er wach hält und sogar einen angenehmen »Dopamin«-Effekt auslöst. Kaffeekonsum wird auch mit geringeren Mengen zirkulierender Entzündungsmarker in Verbindung gebracht. Man geht davon aus, dass Antioxidantien im Kaffee Herzkrankheiten, Diabetes, Osteoporose und neurologischen Erkrankungen vorbeugen können und unter Umständen auch das Krebsrisiko senken. Diese sensationellen Schlagzeilen sind jedoch mit Vorsicht zu genießen – die Forschung hat bislang nicht bewiesen, dass Kaffee das Sterberisiko senkt. Vielleicht leben Kaffeeliebhaber auch einfach insgesamt gesünder.

Koffein erhöht nachweislich das Stresshormon Cortisol, das nicht nur den Schlaf beeinträchtigen und zu Schlaflosigkeit führen kann, sondern in hohen Dosen oft auch Angstzustände, Reizbarkeit und Herzklopfen auslöst. Ein hoher Cortisolspiegel hindert das Immunsystem an der effektiven Bekämpfung von Infektionen. Ethylamin – ein Stoffwechselnebenprodukt des L-Theanin (siehe oben) – optimiert die Reaktion spezifischer T-Zellen, die die körpereigene Infektionsabwehr unterstützen, sodass diese bis zu fünfmal schneller aktiv werden. Diese immunstärkende Wirkung tritt auf, wenn Koffein aus Tee und nicht aus Kaffee aufgenommen und nur in Maßen konsumiert wird – das richtige Gleichgewicht ist also entscheidend.

Koffein wirkt sich unmittelbar auf unseren Schlaf aus. Und Koffeinismus gibt es wirklich. Man wird vom Wecker aus dem Schlaf gerissen, fühlt sich schlapp und brüht sich eine Tasse Kaffee oder Tee auf, um in Schwung zu kommen. Der morgendliche Koffeinkonsum ist in unserer Kultur tief verwurzelt, aber kann es sein, dass dieses Ritual in Wirklichkeit schlapp macht und den Körper Energie kostet, statt zu beleben? Manche Menschen machen einen großen Bogen um diese Falle – sie gönnen sich morgens eine Tasse Kaffee oder Tee und haben damit für den ganzen Tag genug. Da wir heutzutage jedoch oft auf Knopfdruck funktionieren müssen, kann Koffein die Rolle dieses »Einschaltknopfs« übernehmen, wenn uns die Müdigkeit zu überkommen droht. Deshalb beschränken sich die wenigsten auf eine einzige Tasse, sondern wollen die anregende Wirkung des Koffeins maximal ausreizen und übertreiben es damit oft: Vom Vortag noch ausgelaugt und unausgeschlafen, kommen sie ohne Koffeinkick nicht in die Gänge.

Die typischen Symptome des Koffeinismus (Unruhe, Nervosität, Schlafstörungen, vermehrtes Wasserlassen und Verdauungsstörungen) treten in der Regel auf, wenn man mehr als 1,5 Gramm Koffein pro Tag zu sich nimmt. Generell gelten bis zu 400 Milligramm Koffein (etwa 3-4 Tassen/250 ml gebrühter Kaffee) als maßvoller, für gesunde Erwachsene unbedenklicher Konsum. (Jugendliche sollten sich auf höchstens 100 Milligramm beschränken.) Bedenken Sie jedoch, dass sich die Halbwertszeit von Koffein (also die Zeit, die der Körper benötigt, um die Hälfte des Koffeins abzubauen) von Mensch zu Mensch stark unterscheidet und von Faktoren wie Alter, Körpergewicht, Schwangerschaft, bestimmten Medikamenten und den Genen abhängt. Bei gesunden Erwachsenen liegt die Halbwertszeit bei etwa fünf bis sechs Stunden. Als Faustregel gilt also, nach dem Mittagessen möglichst auf Koffein zu verzichten. Und wer wie mein Mann meint, man könne nach dem Abendessen einen doppelten Espresso trinken, ohne schädliche Folgen für den Schlaf zu spüren, der liegt falsch – selbst wenn man das Gefühl hat, ausreichend zu schlafen, ist die Schlafqualität mit Sicherheit beeinträchtigt.

Koffeinkonsum am Morgen, auf dem Höhepunkt der CAR (Cortisol-Aufwachreaktion, siehe Seite 206), kann unser natürliches morgendliches Cortisol reduzieren und das Gleichgewicht der Stressachse stören. Zudem entwickelt Ihr Körper bei frühzeitigem Koffeinkonsum eher eine Toleranz für das Koffein, sodass die belebende Wirkung deutlich nachlässt. Das hat zur Folge, dass man immer mehr benötigt. Das Cortisol erreicht nicht nur morgens seinen Spitzenwert, sondern schwankt auch um die Mittagszeit und am frühen Abend. Die klassische »Kaffeepause« im Laufe des Vormittags (etwa zwischen neun und elf Uhr) hat also durchaus ihre Berechtigung, denn sie fällt zeitlich mit dem natürlichen Rückgang des Cortisolspiegels zusammen.

Hallo, Sonne

Dass die Augen viel Morgenlicht abbekommen, ist nicht nur wichtig, damit die zirkadiane Uhr richtig tickt, sondern fördert durch die komplexe Wirkung des Sonnenlichts auf das Immunsystem auch die Gesundheit. Vitamin D – das Sonnenvitamin – spielt seit jeher eine wichtige Rolle bei der Stärkung unserer Knochen. Seit Anfang der 2000er-Jahre kommt die Wissenschaft jedoch allmählich dahinter, dass es nicht nur für unser Skelett gut ist. Auch bei der Stärkung des Immunsystems nimmt Vitamin D eine zentrale Stellung ein, denn es steuert die Expression von über 1 000 Genen. Dennoch grassiert heutzutage ein Vitamin-D-Mangel,[33] denn rund 50 Prozent der Weltbevölkerung decken ihren Tagesbedarf nicht.[34]

Etwa 10 Prozent des Sonnenlichts enthält ultraviolette (UV) Strahlen, die notwendig sind, damit durch einen photosynthetischen Prozess in der Haut Vitamin D gebildet werden kann. Man weiß nicht genau, warum sich Vitamin D entwickelt hat, doch nach einer wissenschaftlichen Theorie diente es als Art primitiver Sonnenschutz, der unserem Körper praktischerweise auch die Verwertung von Kalzium ermöglicht. Die WHO geht davon aus, dass fünf bis fünfzehn Minuten beiläufige Sonnenexposition ohne Sonnenschutz an Händen, Gesicht und unbedeckten Armen mehrmals pro Woche mehr als genug sind, um für ausreichend Vitamin D zu sorgen. Auch fetter Fisch und angereicherte Milch sind gute Quellen, sofern Ihnen so etwas schmeckt. Lebt man jedoch zur falschen Jahreszeit in der falschen Region der Welt, kann es schwierig werden, genügend Sonne zu bekommen. Zu berücksichtigen ist auch das eigene

Alter (ein 70-Jähriger produziert viermal weniger Vitamin D als ein 20-Jähriger), die Menge an Körperfett (Vitamin D ist fettlöslich, mehr Körperfett bedeutet also, dass dem Körper weniger zur Verfügung steht), die Hautfarbe (blasse Menschen bilden Vitamin D am schnellsten) und ob man den ganzen Tag drin verbringt. Somit ist es oft gar nicht so leicht, das richtige Maß an Sonnenlicht zu bekommen, und das ist insbesondere für die Immunität ein großes Problem.

Sonnenlicht stärkt auch das Immunsystem

Vitamin D unterstützt das Immunsystem nachweislich bei der Abwehr von Bakterien und Viren (ein weiterer Grund, warum wir im Winter öfter krank werden). Daraus lässt sich folgern, dass viel Vitamin D vor einer langen Liste von Krankheiten schützt, darunter multiple Sklerose, Asthma, Depressionen, Herzerkrankungen und Krebs. Forschungen in Australien legen nahe, dass Vitamin-D-Mangel mit einer elffach erhöhten Wahrscheinlichkeit einer Erdnussallergie (und einer Verdreifachung der Prävalenz einer Ei-Allergie) einhergeht. Wer sehr wenig von diesem Vitamin im Körper hat, könnte ein mehr als doppelt so hohes Risiko für einen durch Herzkrankheiten bedingten Tod aufweisen als Menschen mit besonders hohen Konzentrationen.[35] Erwiesen ist außerdem, dass Vitamin D wichtig für die sportliche Leistung und Regeneration ist.

In Bezug auf das Immunsystem erfüllt Vitamin D nämlich verschiedenste Aufgaben, die der Steuerung der vielen Zweige dieses ausgeklügelten Systems dienen. So bewegen sich die T-Zellen, unsere wichtigsten Regulatoren, nicht richtig durch den Körper, wenn sie nicht genügend Vitamin D erkennen. Außerdem hilft uns das Vitamin bei der Produktion von antimikrobiellen Substanzen in Haut, Lunge und Darm, die den Körper vor neuen Infektionen schützen. Darüber hinaus unterdrückt Vitamin D Immunreaktionen der entzündlichen Th1- und Th17-Zellen, die mit vielen Autoimmunkrankheiten in Verbindung gebracht werden, und sorgt auch dafür, dass unsere NK-Zellen gut funktionieren. Das ist außerordentlich wichtig, damit unser Körper Krebs und Viren richtig erkennt.

Laut einer Studie lag bei 77 Prozent der Patienten, die einen akuten Schlaganfall erlitten, ein Mangel an Vitamin D vor. Sie sehen also, warum Gesundheitsbehörden dringend zu Vitamin-D-Zusätzen raten.

Folglich sollten Sie Ihren Vitamin-D-Gehalt ankurbeln, sei es durch Nahrungsergänzungsmittel oder durch reichlich Sonnenkontakt im Freien. Da das Vitamin bis zu zwei Monate lang in Ihren Fettreserven gespeichert wird, ist es theoretisch möglich, dass die Sonne, die Sie im Spätsommer und Frühherbst einlagern, Sie gesund durch die Grippesaison bringt. Zu viel Sonneneinstrahlung kann jedoch Sonnenbrand und sogar Hautkrebs auslösen, sodass Sie in direkter Sonne jederzeit auf Sonnencreme achten sollten. Könnte dieser Sonnenschutz aber bewirken, dass unsere Haut nicht ausreichend Vitamin D bildet? Einigen älteren Studien zufolge hatten Personen, die normale Sonnencreme verwendeten, zwar nur halb so viel Vitamin D im Blut wie diejenigen ohne Sonnenschutz, doch neuere Experimente deuten darauf hin, dass Sonnencreme den Vitamin-D-Spiegel nur geringfügig verändert. Wenn überhaupt, dann scheint der Vitamin-D-Gehalt bei regelmäßiger Verwendung von Sonnencreme sogar noch höher zu sein – vielleicht, weil man mit angemessenem Schutz insgesamt mehr Zeit im Freien verbringt. Dies ist ein klassisches Beispiel für einen Störfaktor in wissenschaftlichen Studien: Im Sonnenschein macht man positive Dinge – man bewegt sich, fährt Fahrrad, geht mit Freunden spazieren. Wer sich im Freien aufhält und dadurch seinen Vitamin-D-Spiegel fördert, pflegt gleichzeitig gesündere und erfüllendere Freizeitgewohnheiten.

Daneben spielt das Sonnenlicht für das Immunsystem noch eine vollkommen andere Rolle, die nichts mit Vitamin D zu tun hat. Das blaue Licht in Sonnenstrahlen bewirkt nämlich eine Beschleunigung der krankheitsbekämpfenden T-Zellen in der Haut – die ersten menschlichen Zellen, von denen man weiß, dass sie auf Sonnenlicht mit schnellerer Bewegung reagieren.[36, 37] Um ihre vorgesehene Aufgabe zu erfüllen, müssen T-Zellen beweglich sein und sich von ihrem heimischen Lymphknoten an die Infektionsstelle begeben. Sonnenlicht fördert im Gegensatz zu Vitamin D auch die Entwicklung von Tregs, den überaus wichtigen Regulatoren einer unbändigen Immunität. Damit lässt sich erklären, warum Sonnenlicht bei Hauterkrankungen wie Ekzemen als förderlich gilt.[38] Auch diese Beispiele zeigen, wie das Immunsystem auf die Umwelt reagiert, und sie sprechen dafür, dass wir eigentlich viel mehr Zeit im Freien verbringen sollten!

Somit wird immer deutlicher, dass der Mensch nicht nur Nahrung, Wasser und ein Dach über dem Kopf braucht, sondern auch Sonnenlicht. Für unsere Knochen, unsere Immunität und, wie Sie in Kapitel 3 erfahren haben, für unser Mikrobiom.

Immunität ist in den Jahreszeiten verwurzelt

Ist Ihnen schon einmal aufgefallen, dass Sie je nach Jahreszeit Appetit auf unterschiedliche Lebensmittel verspüren und zudem manche Krankheiten eine bestimmte Saison haben? Das Immunsystem passt seine Aktivität an Sommer oder Winter an. Im Winter bekommen wir nicht nur häufiger Schnupfen, auch Arthritis wird in den kalten Monaten schlimmer. Der Wechsel der Jahreszeiten wirkt sich auf eine ganze Reihe von gesundheitlichen Aspekten aus, zum Beispiel auf Autoimmunkrankheiten, Allergien, Herzinfarkte, Schlaganfälle und sogar Depressionen, Hüftfrakturen, psychische Störungen, Migräne und die Folgen von Notoperationen.

Die höhere winterliche Aktivität der Immunabwehr, die Infektionen wie Grippe abwehren soll, erhöht leider auch das Risiko für schädliche Entzündungen im Körper, sodass die Schwelle für Herzinfarkte, Schlaganfälle, Diabetes und sogar manche psychische Erkrankungen effektiv sinkt. Andere Beschwerden sind in den warmen Monaten schlimmer. Bei multipler Sklerose verlangsamt die Wärme häufig die Weiterleitung von Botschaften an Nerven, die bereits durch die Krankheit geschädigt wurden, und verstärkt damit die Symptome.

Manche Infektionskrankheiten sind bekannt dafür, dass sie saisonal auftreten, zum Beispiel Erkältungen (die durch das Rhinovirus ausgelöst werden) und die Grippe.[39] Auch Infektionen mit *Staphylococcus aureus,* die häufig in Krankenhäusern auftreten und mit Lebensmittelvergiftungen, Hautkrankheiten, Lungenentzündung, Meningitis und Sinusitis einhergehen können, verändern sich mit der Jahreszeit und treten vermehrt im Sommer und Herbst auf. Das gilt auch für den Krankenhauskeim MRSA.[40]

Nicht nur unser täglicher zirkadianer Rhythmus, sondern auch unser saisonaler Immunzyklus ist ein wichtiger Teil unserer Gesundheit. Die Evolution hat für saisonabhängige Schwankungen unserer Immunität gesorgt, sodass sich die Genexpression nach der Jahreszeit richtet, um unterschiedlichen Anforderungen gerecht zu werden. Bei ganzen 23 Prozent des menschlichen Genoms folgt die Expression einem mehr oder weniger stark ausgeprägten saisonalen Muster,[41] sodass die Gene in Abhängigkeit von der Jahreszeit, von Regen- oder Trockenzeiten und den jeweils vorherrschenden Infektionsarten an- und abgeschaltet werden.[42] Die saisonalen Abweichungen der Genexpression, die dem Temperaturverlauf und Wetteränderungen entsprechen, beeinflussen nicht nur die Abwehr von Infektionen, sondern auch die wichtigen Steuerfunktionen, die Entzündungen unter Kontrolle halten. Unsere bequeme moderne Welt, in der wir das ganze Jahr über heizen und bis spät in die Nacht helles Licht nutzen können, bringt unser Immunsystem durcheinander und könnte deshalb ein Risikofaktor für die Entzündungskrankheiten sein, die dem modernen Menschen so zu schaffen machen. Deshalb könnte es außerordentlich wichtig sein, dass wir oft in der Natur unterwegs sind, damit wir wieder im Einklang mit den Jahreszeiten leben. Dabei müssen Sie nicht in die Ferne schweifen, denn selbst in dicht besiedelten Städten existiert die Natur überall um uns herum.

Ein abschließendes Wort zum Schlaf

Mittlerweile ist hoffentlich klar geworden, dass Schlaf, Jahreszeiten und zirkadianer Rhythmus die Grundlagen unserer Gesundheit bilden und über unsere Immunität eine Verbindung zwischen Umwelt und Wohlergehen herstellen. Ganz gleich, in welcher Verfassung Sie sich gerade befinden, würde ich dazu raten, dass Sie sich zuallererst darum kümmern, dass Sie wirklich gut schlafen. Wenn Sie sich klarmachen, wie die unterschiedlichen Tages- und Jahreszeiten Sie beeinflussen und welche Gründe das haben könnte, können Sie einfach, aber wirkungsvoll dafür sorgen, dass Ihnen die allgegenwärtigen Belastungen unseres hektischen Alltags etwas weniger zu schaffen machen.

5

Die Bedeutung der psychischen Gesundheit

»Was wir im Mikrokosmos sehen, spiegelt sich im größeren Organismus wider: So wie unsere Zellen in Verbindung bleiben müssen, damit sie überleben, so brauchen auch wir regelmäßigen Kontakt zu Freunden, Familie und Gemeinschaft. Persönliche Beziehungen nähren unsere Zellen.«

DR SONDRA BARRETT, Wissenschaftlerin und Autorin, ehemalige Lehrbeauftragte an der University of California School of Medicine, San Francisco

Gedanken und Gefühle sind ein wesentlicher Teil unserer Interaktion mit unserer Umwelt. Gehirn und Sinne übermitteln uns ständig Informationen über das, was um uns herum vorgeht und was wir empfinden.

Hatten Sie schon einmal Schmetterlinge im Bauch? Herzrasen vor einer wichtigen Präsentation? Das sind physiologische Auswirkungen Ihrer Gefühle. Gefühle bestimmen nicht nur Ihr Verhalten, sondern anders als lange vermutet sind Psychologie und Immunologie eng miteinander verflochten. Ich habe bereits erwähnt, dass die Immunität Ihr sechster Sinn ist (siehe Seite 57). Ein neues, aber schnell wachsendes Fachgebiet, die Psychoneuroimmunologie – die erforscht, wie das Gehirn die Funktion des Immunsystems beeinflusst –, liefert allmählich Beweise für eine interessante, althergebrachte Vorstellung, die jedoch von der Mainstream-Wissenschaft noch immer vernachlässigt wird, da sie äußerst rätselhaft ist und sich vor allem auf persönliche Erlebnisse stützt: dass die Psyche den Körper bei Gesundheit und Krankheit beeinflussen kann.

Die Immunreaktion zählt zu den vielen »Werkzeugen«, mit denen der Körper auf die Höhen und Tiefen des Lebens reagiert. Immunzellen sind dabei aber keine passiven Abwehrmechanismen, sondern nehmen Signale von außerhalb wahr – vor allem diejenigen, die aus dem Gehirn kommen – und handeln entsprechend. Deshalb dürfte es nicht überraschen, dass das Nervensystem und das Immunsystem über hin und her sausende Moleküle eine gemeinsame biochemische Sprache sprechen – über Botenstoffe wie Hormone, Neurotransmitter und Zytokine, die einen ständigen Austausch zwischen unserem Immunsystem und unserer Psychologie ermöglichen. Dabei verfügt jedes System nicht nur über Rezeptoren für seine eigenen Kommunikationsmoleküle, sondern auch für die des jeweils anderen. Kein System im Körper arbeitet komplett für sich allein. Die Zellen in Ihrem Körper reagieren auf alles, was Ihr Verstand sagt – eine negative Einstellung beeinträchtigt also auch das Immunsystem. Jede Zelle in Ihrem Körper hört ständig auf Ihre Gedanken.

Die Theorie, dass unsere Gesundheit durch Gefühle gesteuert wird, konnte lange Zeit nicht wissenschaftlich belegt werden und wurde in der medizinischen Fachwelt unfassbar skeptisch gesehen. Dank dieser »Immun-Gehirn-Achse« können wir unterscheiden, was uns gefällt und was nicht, eine Vielzahl von Herausforderungen meistern und uns an unsere Umwelt anpassen. Das Immunsystem muss die Bedrohung beurteilen – was ist gerade am wichtigsten? Die Infektion zu bekämpfen, Gewebe zu reparieren oder um sein Leben zu laufen? Auf diese miteinander verflochtenen Systeme gründet sich die Psyche-Körper-Verbindung der Gesundheit. Wenn es Ihnen nicht gelingt, Ihre Gedanken und Gefühle in die richtige Richtung zu lenken, leidet darunter nicht nur die Stimmung, sondern auch die Immunität.

Ich möchte jedoch davor warnen, die Macht der Psyche als Ursache von Krankheiten zu überschätzen. Es handelt sich dabei nur um einen einzigen unter einer ganzen Reihe von Faktoren. So gibt es zum Beispiel keine Hinweise darauf, dass Krebs durch negative Stimmungen oder Einstellungen verursacht wird, und auf viele Krankheiten haben die gefühlsbedingten neuronalen Veränderungen keinen Einfluss.

Krankheitsverhalten und Immun-Gehirn-Achse

Das Immunsystem und das neuronale System sind die beiden einzigen Körpersysteme, bei denen die Anpassungsfähigkeit im Vordergrund steht. Wer zum Beispiel schon einmal eine Infektion durchgemacht hat, weiß genau, welche psychologischen

Symptome und Verhaltensweisen damit einhergehen. Vielleicht wissen Sie noch, wie Sie sich bei Ihrer letzten Grippe gefühlt haben – während das Immunsystem gegen das Virus angeht, erleben Sie depressive Symptome wie Rückzug von anderen Menschen, Appetitveränderungen, Trägheit, Unwohlsein, Schläfrigkeit, Konzentrationsschwäche und Müdigkeit. Klinisch gesehen handelt es sich dabei um das sogenannte »Krankheitsverhalten« – eine Reihe von zentral organisierten Verhaltensweisen, die sich aus gutem Grund entwickelt haben.[1]

Wie der Name verrät, soll uns das Krankheitsverhalten über die Krankheit hinweghelfen und daran hindern, weiteren Schaden anzurichten oder eine Infektion weiterzuverbreiten. Diese anpassungsfähigen Veränderungen werden ausgelöst, wenn das Immunsystem gegen die Infektion kämpft. Dann werden immunologische Botenstoffe ins Blut abgegeben, die ins Gehirn gelangen und uns die Anweisung erteilen, Ruhe und Erholung höchste Priorität einzuräumen, damit ausreichend Ressourcen für das energieaufwändige Fieber und die effiziente Bekämpfung der Infektion zur Verfügung stehen.

Weitere Beweise für den Einfluss des Immunsystems auf die psychische Gesundheit stammen aus der aktuellen Erkenntnis, dass Patienten, die eine Blutvergiftung – eine gewaltige, lebensbedrohliche entzündliche Immunreaktion auf eine Infektion – überlebt haben, aufgrund dieser starken Immunreaktion später mit langfristigen kognitiven Beeinträchtigungen, Depressionen und Angstzuständen zu kämpfen haben.[2] Diese neuroimmune Wechselbeziehung kann auch in die andere Richtung wirken. Das zentrale Nervensystem (ZNS) kann aktiv mit dem Immunsystem kommunizieren, um Immunreaktionen zu steuern, und umgekehrt. Mit anderen Worten: Wie wir uns fühlen, kann sich darauf auswirken, wie gut unser Immunsystem auf Gefahren wie Infektionen reagiert. Und genauso bekommt das Gehirn die Anweisung, unser Verhalten anzupassen, wenn gerade eine heftige Immunreaktion wütet.

All das unterstreicht, dass die Bedeutung des Immunsystems tatsächlich über die Infektionsbekämpfung hinausgeht, und widerlegt die Vorstellung, dass psychische Erkrankungen nur im Kopf entstehen. Natürlich ist das psychische Wohlbefinden nicht von der Psychologie zu trennen, aber Biologie und körperliche Gesundheit haben daran ebenso Anteil.

Entzündung und psychische Gesundheit

Da die Wissenschaft erkannt hat, dass Menschen mit Depressionen klassisches Krankheitsverhalten zeigen und Kranke sich sehr ähnlich fühlen wie Depressive, forscht man nun nach einer gemeinsamen Ursache, die für beide Phänomene verantwortlich sein könnte. Das Immunsystem, oder genauer gesagt seine Entzündungsfähigkeit, erweist sich als *conditio sine qua non* psychischer Erkrankungen und einer Vielzahl psychiatrischer Leiden. Man hat festgestellt, dass entzündliche Zytokine und andere Entzündungsmerkmale bei depressiven Schüben sprunghaft ansteigen und bei Menschen mit bipolarer Störung in Remissionsphasen nachlassen. Gesunde können vorübergehend in einen depressiven, ängstlichen Zustand versetzt werden, wenn man ihnen einen Impfstoff verabreicht, der die Entzündung aufflammen lässt.[3]

Es gibt noch weitere Hinweise: Wer an chronischen Entzündungskrankheiten wie rheumatoider Arthritis leidet, weiß, dass es sich um eine langfristige Erkrankung handelt, die sich bis zu einem sehr traurigen Ende unaufhaltsam verschlimmern wird. Die damit einhergehenden depressiven Symptome sind, anders als bislang angenommen, jedoch eine psychologische Folge des Krankheitsverhaltens, das auf den krankheitsbedingten Anstieg der Entzündungsmarker zurückzuführen ist.

Die Verbindung zwischen Immunität und Psyche läuft in beide Richtungen. Wir wissen zum Beispiel, dass Menschen, die aufgrund einer Arterienentzündung einen Herzinfarkt erlitten haben, um 50 Prozent häufiger Depressionen entwickeln.[4] Und Depressionen sind ein Risikofaktor für Herzkrankheiten sowie schlechte Genesung nach einem Herzinfarkt.[5] Grundsätzlich ist die Entzündungsreaktion für den Körper wichtig; sie ist unsere Hauptabwehr gegen Infektionen und muss nicht komplett unterdrückt werden. Aber da Entzündungen aus gutem Grund immer nur als kurzfristiger Angriff gedacht sind, tun sie uns langfristig nicht gut. Zudem gibt es durchaus einen individuellen »Sweet Spot«, das optimale Maß an Entzündungsaktivität gemessen an der psychischen Verfassung.

Depressionen treten familiär gehäuft auf.[6] Wenn Ihre Eltern davon betroffen waren, ist die Wahrscheinlichkeit, dass Sie selbst jetzt oder später ebenfalls an Depressionen leiden, deutlich erhöht. Ob diese Neigung jedoch angeboren oder erworben ist, steht noch nicht eindeutig fest. Eine 2018 veröffentlichte Studie ermittelte erstmals eine Auswahl an Genen, die mit einem erhöhten Depressionsrisiko in Verbindung gebracht werden – ein wichtiger Meilenstein, der aber genauso viele Fragen aufwirft, wie er Antworten liefert.[7] Insgesamt handelte es sich um 44 Gene, also eine ziemliche Menge, aber jedes einzelne für sich bedeutete nur ein geringes Risiko – es gibt also keinen eindeutigen binären Genschalter. Weitere Forschungen werden vermutlich zu dem Ergebnis kommen, dass sich noch weitere Gene auf die psychische Gesundheit auswirken.

Zum einen stellt sich die Frage, was das überhaupt für Gene sind. Viele haben erwartungsgemäß entscheidenden Anteil an der Funktion des Nervensystems; erstaunlicher ist dagegen, dass etliche dieser Gene auch eine Schlüsselrolle bei den Vorgängen im Immunsystem spielen, insbesondere bei dessen Entzündungsreaktion. Zum anderen ist interessant, warum sich diese genetischen Varianten, die Depressionen fördern, im Laufe der Evolution durchsetzen konnten. Nun, bis vor relativ kurzer Zeit (vor nicht einmal 100 Jahren) waren Infektionen die hauptsächliche Todesursache. Man vermutet, dass die Evolution genetische Varianten, die Depressionen begünstigen, zugelassen hat, weil sie unseren Ahnen im Kampf gegen Infektionen geholfen haben.[8] Damit ist davon auszugehen, dass wir alle einige dieser Gene geerbt haben, sodass stets ein gewisses Risiko gegeben ist. Ob wir tatsächlich Depressionen entwickeln, hängt also unter anderem davon ab, wie stark wir betroffen sind und welche kumulative Wirkung sich einstellt. Diese Wirkung auf die Immunität wird längst nicht nur durch unsere angeborenen Gene bestimmt, aber diese Erklärung ist durchaus naheliegend. Bei keinem anderen Körpersystem hat die Anpassungsfähigkeit einen so hohen Stellenwert – vielleicht mit Ausnahme des Gehirns. Wenn das Immunsystem nicht auf emotionale Widrigkeiten reagieren könnte, wären wir angesichts der unablässigen Veränderungen in unserer Umwelt verloren.

Während sich somit die Beweise mehren, drängt sich die Frage auf, was die Entzündung überhaupt auslöst, wenn keine offenkundigen chronischen Ursachen wie rheumatoide Arthritis oder Herzerkrankungen vorliegen und man nicht zu den Unglücklichen gehört, die aufgrund einer spezifischen genetischen Konstellation besonders anfällig für psychische Krankheiten sind. Was veranlasst das Immunsystem dazu, aus dem Ruder zu laufen, sodass eine unangemessene, depressionsauslösende Entzündung entsteht?

Wie Sie bereits erfahren haben, können Entzündungen nicht nur durch Infektionen ausgelöst werden. Die Immunabwehr ist nicht nur darauf ausgerichtet, Keime aufzuspüren, sondern sie nimmt auch Gefahren wahr. Zum Zeitpunkt der Geburt ist das Immunsystem noch nicht voll ausgereift, es benötigt bestimmte Impulse aus unserer Umwelt. Die erforderlichen Zellen sind bereits vorhanden, aber wie sie sich entwickeln und wie gut sie reguliert werden, wird von unseren vielfältigen Gefühlen und unserer Umgebung geprägt und hängt stark davon ab, womit wir in Berührung kommen und was wir erleben. Die Ernährung spielt unbestritten eine wichtige Rolle, genauso jedoch die Mikrobiota und die Tatsache, ob wir ausreichend Schlaf und tägliche Bewegung bekommen – was wiederum durch Erziehung, Umwelt und psychosozialen Status sowie die unsichtbare individuelle Lebenslast jedes Einzelnen beeinflusst wird. Mittlerweile deutet vieles darauf hin, dass es sich bei psychischen Erkrankungen um eine Art Autoimmunantwort auf das moderne Leben handelt, eine normale Reaktion auf eine anormale Umgebung. Damit ließe sich die rasante Ausbreitung auf der ganzen Welt zumindest im Ansatz erklären.

Seit den 1990er-Jahren konnten keine großen Fortschritte bei der Behandlung von Depressionen verzeichnet werden, obwohl diese weltweit die wichtigste Einzelursache für Berufsunfähigkeit aus medizinischen Gründen sind.[9, 10] Die jüngsten Entwicklungen zeigen uns, dass ein Umdenken erforderlich ist, um therapeutische Durchbrüche bei diesen Erkrankungen zu erzielen, die so schwere Beeinträchtigungen und Einschränkungen der Lebensqualität mit sich bringen. Wir müssen feststellen, dass es nicht zum Erfolg führt, wenn psychische Probleme nur über den Kopf behandelt werden, zum Beispiel mit Gesprächstherapie oder Antidepressiva (Medikamente gegen Depressionen, die auf die Manipulation von Neurotransmittern wie Serotonin setzen, sogenannte selektive Serotonin-Wiederaufnahmehemmer oder SSRIs). Der neue Ansatz, der die Rolle des Immunsystems für die psychische Gesundheit berücksichtigt, beschäftigt sich nun auch mit Entzündungshemmern als neuer Form von Antidepressiva.[11]

Gut möglich, dass Entzündungshemmer nicht zur breiten Anwendung geeignet sind, sondern nur für eine Untergruppe der Depressionskranken, bei denen klinische Anzeichen einer Entzündung vorliegen. Man weiß, dass etwa ein Drittel aller Depressiven durchgehend hohe Entzündungswerte aufweist, und Patienten mit einer überaktiven Immunreaktion sprechen zudem seltener auf Antidepressiva an.[12, 13] Deshalb besteht die Hoffnung, diese Patienten mit erhöhten Entzündungswerten, denen mit konventionellen Therapien nicht zu helfen ist, künftig mit Medikamenten behandeln zu können, die auf das Immunsystem abzielen. In klinischen Studien zeichnet sich bereits ab, dass dieser Ansatz erfolgversprechend sein könnte. Viele Hundert Millionen sind von Depressionen betroffen, und selbst wenn Entzündungshemmer nur einem kleinen Teil dieser Patienten helfen, wäre das immer noch eine enorme Zahl. Vor allem jedoch könnte dies die öffentliche Wahrnehmung dieser Krankheit entscheidend ändern und mit der Auffassung aufräumen, die Betroffenen sollten sich einfach »zusammenreißen«.

Wenn ein Umdenken einsetzt, wird eine antidepressive Behandlung künftig weitaus mehr sein als bloß eine Pille, sondern alles umfassen, was die psychische Belastung lindert. Meine Hoffnung wäre, dass weitere Forschung auf diesem Gebiet dazu führt, dass die Ärzteschaft den Beschwerden genauer auf den Grund geht und den Betroffenen behutsam den medizinischen Wert nichtpharmakologischer Maßnahmen zur Umgestaltung entscheidender Einflussfaktoren vermittelt. So könnte man beispielsweise die Entzündungen durch bestimmte Ernährungs- und Lebensweisen in Schach halten oder auch den verloren gegangenen Kontakt zu Mitmenschen, Umwelt und Emotionen neu aufleben lassen.

Aber werfen Sie die Antidepressiva bitte nicht voreilig weg – mittlerweile gibt es Hinweise darauf, dass gängige SSRIs, die sich auf die Gehirnchemie auswirken, auch das Immunsystem positiv beeinflussen können. Das liegt daran, dass auch Immunzellen Serotonin brauchen. Und indem sie die Wiederaufnahme von Serotonin hemmen, bewirken diese Medikamente, dass Schlüsselzellen im Immunsystem Serotonin verwenden, um es zum Kampf gegen die Infektion zu veranlassen.[14, 15]

Wie oben, so unten – die emotionalen Wurzeln einer Krankheit

Da Sie nun wissen, dass es einen Zusammenhang zwischen Immunität und Depression gibt, dürfte es Sie nicht überraschen, dass sich die psychische Verfassung wiederum auf das Immunsystem auswirken kann. Zahlreiche wissenschaftliche Studien bestätigen die alte Weisheit, dass Glück gesund macht. Zwar ist die medizinische Fachwelt in weiten Teilen nach wie vor skeptisch, doch mittlerweile häufen sich die Beweise dafür, dass praktisch jede Krankheit – von Erkältungen über Krebs bis hin zu Herzleiden – durch die emotionale und psychische Verfassung der Betroffenen positiv oder negativ beeinflusst wird, sodass wir diesen Zusammenhang nicht länger außer Acht lassen dürfen.

Von Hippokrates, dem Urvater der westlichen Medizin, stammt der bekannte Ausspruch: »Es ist weitaus wichtiger zu wissen, welche Person die Krankheit hat, als welche Krankheit die Person hat«. Jeder Arzt wird bestätigen, dass zwei Patienten, die augenscheinlich an der gleichen Erkrankung leiden, sehr unterschiedlich darauf reagieren. Fast ein Jahrhundert nachdem Sir William Osler (der weithin als Begründer der modernen Medizin gilt) feststellte, »die Behandlung der Tuberkulose hängt mehr von dem ab, was der Patient im Kopf hat, als von dem, was in seiner Brust steckt«, entschlüsselt die Wissenschaft allmählich genauer, wie die emotionale Verfassung sich auf Ausbruch und Verlauf einer Krankheit auswirkt. Zahlreiche Studien belegen deren Bedeutung, und vieles spricht dafür, dass das Immunsystem nicht nur als Kanal, sondern auch als Kontrollvorrichtung für den emotionalen Zustand dient und sowohl von unserer psychosozialen als auch von unserer physischen Umwelt beeinflusst wird.

Wie alles andere im Leben sind auch unsere Emotionen vielfältig und unklar, wechselhaft und manchmal widersprüchlich. Wir erleben Wut, Glück, Erstaunen und andere Gefühle als klare, deutlich wahrnehmbare Seinszustände: Wut lässt den Blutdruck steigen, Verzweiflung löst Bauchschmerzen aus. Die Aktivierung von Hirnregionen, die mit negativen und positiven Empfindungen verbunden sind, scheint die Immunreaktion zu schwächen beziehungsweise zu stärken.[16]

Wut, die oft als negative Emotion gilt, ist ein grundlegender Bestandteil unserer Gefühlswelt und nicht zwangsläufig immer schlecht. Sie wird reflexartig als Reaktion auf eine wahrgenommene Bedrohung oder Provokation (physischer oder emotionaler Art) ausgelöst und kann das Verhalten sinnvoll steuern. Wenn Sie im Stau stehen, kann Wut über Ihre Lage dazu führen, dass Sie sich eine Ausweichroute suchen, die wiederum Ihren Stress abbaut. Weniger nützlich ist dieses Gefühl jedoch, wenn Sie auf der Autobahn feststecken und keine alternative Strecke in Frage kommt. Ein hohes Maß an Wut wird mit einer schlechten gesundheitlichen Verfassung in Verbindung gebracht,[17] da sie sich auf die Funktionsweise des Immunsystems auswirkt, indem sie die Entzündungsreaktion verschlimmert. Aus evolutionärer Sicht war Wut ein Vorbote von Gewalt, sodass es kurzfristig von Vorteil war, das Immunsystem zur Aktivität (Entzündung) zu rüsten. Wird die Wut jedoch zum Dauerzustand, ist das problematisch. Und überdurchschnittlich intensive Wut kann sogar dazu führen, dass die Betroffenen von Krankheiten deutlich langsamer genesen als andere, bei denen dieses Gefühl weniger ausgeprägt ist.

Starke positive Gefühlszustände sind für die Immunabwehr eindeutig förderlich. Forschungsergebnisse weisen darauf hin, dass sich Patienten schneller von einer Infektion erholen, wenn sie ein Hobby haben, das für Zufriedenheit und Wohlbefinden sorgt (Tai-Chi, Kunst, Atemübungen). Berichten zufolge hat die Lachtherapie (zum Beispiel einfach ein lustiger Film) eine überraschend starke modulierende Wirkung auf das Immunsystem, indem sie die NK-Zellen zur Virusbekämpfung und Krebsüberwachung hochfährt. Allerdings hat das Streben nach Glück leider eine Erwartungshaltung geschaffen, die sich im Alltagsleben wahrlich nicht immer erfüllt. Deshalb sollten wir uns vor Augen führen, dass wir nicht dazu bestimmt sind, ständig glücklich zu sein – und vielleicht kann uns sogar das glücklich machen. Wenn wir uns selbst etwas vormachen, fördern wir lediglich Angstgefühle.

Einsamkeit – wie eine Biene ohne Schwarm

Wir sind von Natur aus darauf programmiert, Teil eines Schwarms zu sein, und haben das angeborene Bedürfnis nach sozialem Kontakt. Schon seit längerem ist ein seltsamer Zusammenhang zwischen sozialer Isolation und der gesundheitlichen Verfassung zu beobachten. Verschiedene Krankheiten, von Herzleiden über Krebs bis hin zu bestimmten neurodegenerativen Störungen, bringt man mittlerweile mit Einsamkeit in Verbindung. Aber da dieser Zusammenhang nicht in Studien überprüft werden kann, lässt er sich nicht eindeutig erklären. Einer Theorie zufolge regen positive Beziehungen eher zu gesundheitsförderlichen Verhaltensweisen wie regelmäßiger Bewegung und guter Ernährung an – das ist die Theorie des Gruppendrucks im sozialen Kontakt. Neuere Arbeiten auf diesem Gebiet zeigen jedoch, dass für die schlechtere gesundheitliche Verfassung einsamer Menschen nicht allein schlechte Gewohnheiten verantwortlich sind.

Im Jahr 2007 stellte sich heraus, dass die Immunität das fehlende Glied zwischen Einsamkeit und Krankheit bildet. Bei einsamen Menschen verhält sich das Immunsystem offenbar auffällig anders als bei Nicht-Einsamen.[18] Die Isolation macht dem Körper weis, er befände sich in Lebensgefahr, sodass die erhöhte Aktivität des sympathischen Nervensystems – das für die Kampf-oder-Flucht-Reaktion zuständig ist – eine Entzündung auslöst, ohne die körpereigenen Bremsvorrichtungen einzuschalten, die diese normalerweise in Schach halten. Gleichzeitig schrillen bei den Immunzellen die Alarmglocken, wenn das Gehirn Einsamkeit meldet, sodass sie bestimmte antivirale Schutzmechanismen deaktivieren, während das Immunsystem seine Ressourcen dazu verwendet, blindlings Entzündungen loszuschicken. Anders als bei tatsächlichen Gefahren lassen diese vermeintlichen Bedrohungen die Immunität im Laufe der Zeit auf Abwege geraten, da die schwelenden chronischen Entzündungen das Risiko für zahllose Krankheiten erhöhen.

Das zeigt erneut, dass unser soziales Umfeld mit unserer körpereigenen immunologischen Umgebung interagiert. Unsere Immunzellen haben spezielle Verbindungen zu unserer Psyche, über die sich die psychische Verfassung in der Körperchemie niederschlägt. Heutzutage bedeutet Einsamkeit jedoch selten Lebensgefahr. Wer einsam ist, fühlt sich aus verschiedensten, nicht lebensbedrohlichen Gründen ausgegrenzt. Diesen Kontext kann das Immunsystem bei der Nachricht »Gefahr« jedoch nicht erfassen. Selbst bei sehr trivialen Gefahren meint es, darauf reagieren zu müssen. Und das ist wichtig: Über das Internet und die sozialen Medien sind wir in einem bisher ungekannten Maß miteinander verbunden – unsere Gesundheit wird somit nicht durch objektive soziale Isolation beeinträchtigt, sondern nur durch eine subjektiv wahrgenommene. Schätzungen zufolge sind zwischen 20 und 30 Prozent der Menschen in Großbritannien chronisch einsam, in London liegt diese Zahl eher bei 50 Prozent. Soziale Isolation entwickelt sich langsam zu einem weit verbreiteten, ernstzunehmenden Risikofaktor für Krankheiten. Nichts ist damit zu vergleichen. Bisher legen Forschungsergebnisse nahe, dass gefährliches Entzündungsgeschehen besonders häufig unter Lebensumständen auftritt, die mit sozialer Ablehnung, Krankheit und Verlust zusammenhängen: Betroffen sind Menschen, die ein Trauma erlebt haben oder an Krebs erkrankt sind, die trauern oder sich um todkranke Angehörige kümmern, oder Menschen, die mit Beziehungsproblemen zu kämpfen haben.

Stress und Immunität – ein Gefühl der Gefahr

Ein bestimmter Aspekt des modernen Lebens, über den tagtäglich unreflektiert geklagt wird, versetzt das Immunsystem ganz besonders in Aufruhr: Stress. Der Begriff »Stress« in der heutigen Verwendung wurde 1936 von Hans Selye, einem ungarischen Pionier der Endokrinologie, geprägt, der Stress als »unspezifische Reaktion des Körpers auf jede an ihn gestellte Anforderung« definierte. Es gibt nur eine biologische Stressreaktion, aber eine schier unendliche Anzahl an Ursachen (Stressoren). Stress kann durch Ihre Umwelt, Ihren Körper und Ihre Gedanken ausgelöst werden. Wenn wir darunter alles verstehen, was unsere Homöostase zum Guten oder zum Schlechten verändert, dann ist Stress in seinen vielen Facetten normal und für ein gesundes Leben unerlässlich.

Folglich ist Stress, der so einen schlechten Ruf genießt, also nicht ausschließlich negativ, sondern im besten Fall doppeldeutig. Manche sehen darin eine spannende Herausforderung (»guter Stress«), für viele andere bedeutet er jedoch einen unerwünschten Zustand chronischer Erschöpfung, Sorge, Verärgerung und Überforderung (»schlechter Stress«). Für die zweite Variante bevorzuge ich den Begriff »gestresst«, der deutlich macht, dass es sich um einen chronischen und negativen Zustand handelt. Kurz gesagt: Stress kann normal und angemessen sein, wenn es sich um ein kurzzeitiges »akutes« Ereignis handelt – ein Geschenk von Mutter Natur, das uns nicht schaden, sondern helfen soll. Stress kann positiv sein und dafür sorgen, dass wir aufmerksam, motiviert und auf der Hut sind. Sicher, man wird kaum jemals hören: »Ich habe richtig viel Stress – ist das nicht toll?« Aber ohne etwas Stress im Leben würden wir uns niemals weiterentwickeln, keine Widerstandskraft aufbauen und nicht an unsere Grenzen gehen.

Den sogenannten »guten Stress«, den man in der Wissenschaft »Eustress« nennt, erleben wir, wenn wir aufgeregt sind. Er wird auch als Kampf-oder-Flucht-Reaktion bezeichnet und ist ein spezieller Zweig des autonomen Nervensystems unseres Körpers – das unbewusste Kontrollzentrum, das mit dem sympathischen Nervensystem über eine eigene Abteilung für die Stressreaktion verfügt, die physiologische Veränderungen hervorruft, damit der Körper Stresssituationen bewältigen kann. Aktuelle Verhaltensuntersuchungen deuten darauf hin, dass akuter Stress sogar dazu führen kann, dass wir sozialer und einfühlsamer sind – das ist zum Beispiel dann sinnvoll, wenn wir Verletzten bei einem Notfall helfen.[19] Allein durch die Kraft unserer Gedanken können wir ungeheuer starke Emotionen und entsprechende körperliche Aufregung auslösen. Wer kennt es nicht, dass man Schmetterlinge im Bauch hat, das Blut rasen hört, oder dass sich der Kopf dreht, obwohl man keine Bedrohung oder Angst empfindet? Dann fühlen wir uns lebendig und sind freudig erregt – zum Beispiel bei einer Achterbahnfahrt, wenn wir befördert werden oder ein Rendezvous haben. Ist der Stressor dann vergangen, sorgt unser parasympathisches Nervensystem (auch als »Ruhe- und Regenerationssystem« bezeichnet) zusammen mit dem sympathischen Zweig dafür, dass wir allmählich wieder unsere Ausgangsbasis erreichen, den gesunden, glücklichen Wert vor dem Stressereignis.

Die wissenschaftliche Seite

Zum zentralen Mechanismus unserer Stressreaktion gehören die Hypothalamus-Hypophysen-Nebennierenrinden-Achse (HPA-Achse) und das sympathische Nervensystem (SNS). Es handelt sich dabei im Grunde um eine intelligente, dynamische Verflechtung von Gehirn und Körper, die Hormone, Neurotransmitter und Immunitätsmoleküle einsetzt. Gesteuert wird sie durch den winzigen mandelförmigen Hypothalamus im Gehirn, der nicht zwischen geringem Stress und völliger Überforderung unterscheiden kann. Er weiß nur, dass von der Amygdala – dem Alarmsystem des Gehirns – eine eindeutige neurale Botschaft ausgeht, die Bedrohungen und starke Emotionen anzeigt. Wenn eine Gefahr erkannt wird, schüttet dieses unfreiwillige (autonome) Netzwerk Epinephrin aus (gemeinhin als Adrenalin bekannt – wie bei einem Adrenalinstoß), das ein rauschartiges Gefühl mit Schwindel und Herzrasen auslöst und alle Müdigkeit wegfegt. Innerhalb weniger Sekunden macht sich der Körper für Kampf oder Flucht bereit.

Das versetzt auch das Immunsystem in höchste Alarmbereitschaft, da sich eine Flut von entzündlichen Stoffen ins Blut ergießt. Nun sind Entzündungen zwar ziemlich wichtig für die Abwehr, dabei aber auch schädlich und müssen streng kontrolliert werden, sodass fast zeitgleich Cortisol freigesetzt wird, ein Steroidhormon, das als Glukokortikoid bekannt ist. Dies ist die nächste entscheidende Phase der Stressreaktion, dank derer wir Momente der Panik überleben, denn das Cortisol hilft dem Körper, lebenswichtige Funktionen wie die Durchblutung aufrechtzuerhalten, damit wir in Stresssituationen nicht das Bewusstsein verlieren. Insgesamt hemmt dieser Stressrausch auch die Arbeit des rational denkenden Gehirns und zwingt uns dazu, uns auf die Bedrohung zu fixieren.

Cortisol schränkt darüber hinaus Funktionen ein, die im Augenblick der Panik nicht essentiell sind. So hat es drastische Folgen für die Immunität, die es in wellenartigen Schüben hemmt, während sich Entzündungen und die Zahl der zirkulierenden Immunzellen reduzieren. Auch die Bildung neuer Immunzellen wird eingestellt. Es mag seltsam erscheinen, dass Stress unsere lebenswichtige Immunabwehr unterdrückt, aber Immunreaktionen sind sehr energieaufwändig. Die unmittelbare Gefahr verlangt, dass wir unsere Energie und sämtliche Reserven darauf konzentrieren, die Bedrohung zu überstehen. Infektionen sind zwar gefährlich, rücken bei akuter Lebensgefahr aber in den Hintergrund. Erste Priorität: dem sicheren Tod entgehen. Zweite Priorität: die Erkältung bekämpfen. Diese Cortisolphase der Stressreaktion hat also zur Folge, dass die Immunabwehr gehemmt wird, während Auflösung, Heilung und Instandsetzung Vorrang genießen.

Wenn die natürliche Stressreaktion schädlich wird

Als komplexes natürliches Alarmsystem ist die Stressreaktion normal, gesund und vor allen Dingen selbstbegrenzend. Aufgrund ihrer weitreichenden Folgen für die Physiologie unseres gesamten Körpers ist sie als akute und kurzfristige Phase konzipiert. Stress entsteht bei einem bestimmten Ereignis oder in einer bestimmten Situation – zum Beispiel dem Sekundenbruchteil, in dem Sie um Haaresbreite einem Autounfall entgehen – und soll uns helfen, dieses Ereignis zu bewältigen. Sobald die wahrgenommene Bedrohung verschwunden ist, normalisiert sich der Cortisolspiegel wieder, und die Wirkung auf unseren Körper lässt nach, ohne dass die Immunität nachhaltig Schaden nimmt.

Diese biologische Dynamik passt jedoch nicht in unsere moderne Gesellschaft. Das heutige Leben bedeutet Stress – nicht so, wie unsere Vorfahren ihn kannten, sondern zum Teil deshalb, weil die moderne Welt nicht mit der Welt übereinstimmt, für die wir gemacht sind. Die Kampf-oder-Flucht-Reaktion wird nicht nur durch äußere Gefahren, sondern auch von innen heraus ausgelöst, wenn wir uns unzulänglich fühlen oder Ängste verspüren. Tödliche Gefahren sind heutzutage relativ selten, doch unser Körper reagiert genauso extrem auf moderne Bedrohungen: Verspätung auf dem Weg ins Büro, Beziehungsstress, lange Arbeitszeiten, soziale Ungerechtigkeit und so weiter. All das gefährdet zwar durchaus unser Wohlergehen, aber nicht so unmittelbar wie die Bedrohung durch einen hungrigen Löwen. Und dieser moderne Stress, für den es keine Lösung gibt, kann weiteren Stress auslösen. Ein belastender Job oder ein unglückliches Privatleben fordern oft einen hohen Tribut in Form von chronischem Stress – dem Stress, der gemeinhin als problematisch gilt und unsere Gesundheit beeinträchtigen kann. Wenn Ihre Physiologie Sie in einen ständigen Kampf-oder-Flucht-Modus zwingt, empfindet Ihr Gewebe dies als Belastung. Solange Sie mit der Abwehr von Gefahren beschäftigt sind, kommen Heilung und Schutz zu kurz.

In evolutionärer Hinsicht ist dauerhafter »chronischer« Stress etwas ziemlich Neues, für das unser Körper nicht gerüstet ist. Folglich hat es oft negative Folgen für die Gesundheit, sowohl die körperliche als auch die psychische, wenn dieser Stress über einen längeren Zeitraum andauert. Weniger eindeutig, aber für das moderne Leben von hoher Relevanz ist die Frage, inwieweit eine akute Stressreaktion durch kleinere sporadische und weniger offensichtliche Auslöser hervorgerufen werden kann, die sich zu »akutem intermittierendem Stress« summieren. So können Bildschirme und technische Geräte unser sympathisches Nervensystem aktivieren, das Teil der biologischen Stressreaktion ist. Bei Kindern, die sich abends mit Smartphones beschäftigen, lassen sich Anzeichen einer aktivierten Kampf-oder-Flucht-Reaktion beobachten, während das parasympathische Nervensystem – die Stressabschaltung – eingeschränkt ist. Wenn wir eine E-Mail verschicken und auf Antwort warten, wird das sympathische Nervensystem aktiviert. Und sind nicht viele von uns den ganzen Tag damit beschäftigt?

Wenn Stressoren ständig präsent sind und wir uns unablässig attackiert fühlen, wird nicht nur die psychische Gesundheit in Mitleidenschaft gezogen, sondern auch die Immunität. Viele Menschen leiden unbewusst an Stress, den der Körper nicht vergessen hat (auch wenn sie selbst vielleicht gar nicht mehr daran denken). Bei gesundheitlichen Beeinträchtigungen von Erkältungen bis hin zu chronisch entzündlichen Erkrankungen wie Herzleiden, Autoimmunkrankheiten und sogar vorzeitigem Tod ist Stress ein wichtiger Faktor, der nur zu oft übersehen und unterschätzt wird.

Die neue Normalität

Stress wird negativ, wenn wir ständig mit Herausforderungen konfrontiert sind, von denen wir uns nicht angemessen erholen. Im Sport braucht der Körper zwischen zwei Einheiten eine Ruhepause, um sich zu regenerieren. Genauso überanstrengen wir uns, wenn wir nie abschalten können, und erleben dann stressbedingte chronische Anspannung sowie Verschleißerscheinungen – sowohl körperliche als auch emotionale. Die Verknüpfung von sozialer Bedrohung und Immunreaktion sensibilisiert das Nervensystem noch stärker für Gefahrensignale. Wenn der Körper dazu neigt, das Signal »Stopp« zu überhören, und dafür übertrieben stark auf »Los« reagiert, gerät die gesamte Stressreaktion aus den Fugen. Jedes Entzündungsereignis setzt Moleküle frei, die genau die Neuroimmun-Pipeline stimulieren, aus der sie stammen. So nimmt ein weiterer Teufelskreis seinen Anfang, der die Entzündung durch die sogenannte »biologische Einbettung« ständig verstärkt. Damit begünstigt Stress die Entzündung, während die Entzündung mit der Zeit die Stressantwort intensiviert.

Subjektiver Stress – wie belastet sind Sie?

Da Stress immer subjektiv ist, lässt er sich nur schwer definieren und messen. Studien an gesunden Studierenden ergaben, dass diejenigen, die nach belastenden Lebensereignissen von ausgeprägten psychischen Symptomen berichteten, zwei Drittel weniger NK-Zellen im Körper hatten als Studierende mit der gleichen Anzahl an Lebensereignissen, aber geringerer psychischer Reaktion. In Studien, die an Lungenkrebs Erkrankte mit bislang krebsfreien Rauchern verglichen, war das subjektive Stressempfinden das maßgebliche Unterscheidungsmerkmal. Hier liegt allerdings der Einwand nahe, dass sich unmöglich ermitteln lässt, ob die Emotion die Krankheit oder die Krankheit die emotionale Reaktion verursacht hat. Weitaus eindrucksvoller sind deshalb Studien an noch nicht erkrankten Menschen. Bei Krebspatienten, die starken Stress empfinden, war bereits vor der Entstehung der Krebserkrankung eine deutliche Einschränkung der Immunreaktion festzustellen.

Auch wenn sich nicht so leicht festmachen lässt, was als Stress gilt und was nicht, können wir uns vermutlich darauf einigen, dass das Gefühl, das eigene Leben kaum oder gar nicht im Griff zu haben, immer eine Belastung darstellt – und genau darum geht es bei Stress. Wenn unsere Reaktion auf Stress mehr Schaden anrichtet als der Stress selbst, dann wird er zum Problem. Und je häufiger das der Fall ist, desto normaler kann uns dieser Zustand erscheinen. Wir empfinden ihn nicht einmal als besonders stressig, sondern als »Business as usual«. Erst kürzlich wurde eine erstaunliche neue Theorie zur Definition von Stress vorgestellt: die Generalised Unsafety Theory of Stress (GUTS), bei der nicht die tatsächliche Bedrohung, sondern viel mehr das Sicherheitsgefühl im Mittelpunkt steht. Allgemeine Verunsicherung spielt bei vielen Aspekten unserer modernen Lebensweise eine Rolle und betrifft zum Beispiel auch den Faktor Einsamkeit. Um »Stress« eindeutiger zu definieren, wurde der Begriff »allostatische Belastung« geprägt. Ich stelle mir die allostatische

Belastung gerne als Tasse vor – wenn Ihre Stresstasse über lange Zeit hinweg überläuft, hat die Belastung immunschädigende Folgen für die Gesundheit. Man sollte unbedingt im Kopf behalten, dass jeder einzelne Mensch seine ganz persönlichen Probleme hat, die in die Stresstasse fließen.

Was Sie nicht umbringt, macht Sie kränker

Wer schon einmal Steroide genommen hat, dürfte wissen, wie stark diese das Immunsystem einschränken, und in den meisten Fällen wird man bei der Verordnung auf die möglichen langfristigen Nebenwirkungen dieser »Deaktivierung« hingewiesen. Ganz ähnlich gilt: Je länger oder häufiger wir gestresst sind, desto häufiger hören unsere Immunzellen dieses entzündungshemmende Signal. Wenn akut zu chronisch wird, ist Cortisol nicht mehr hilfreich. Es bewirkt, dass unsere Immunzellen aus dem Kreislauf gezogen und im Immungewebe gespeichert werden, statt ihre wichtige Überwachungsfunktion zu erfüllen. Fehlen die Zytokine zur Immunkommunikation, dann reagieren die Immunzellen mit der Zeit nicht mehr so gut auf Infektionsbotschaften. Neu gebildete Immunzellen sind weniger leistungsfähig, während die verbleibenden Zellen oft nicht mehr richtig funktionieren, sodass die Immunität insgesamt ähnlich schnell nachlässt wie infolge des Alterungsprozesses (in Kapitel 2 erörtert). Dazu kommt, dass die unentbehrliche Cortisol-Aufwachreaktion (siehe Seite 205) ihre lebenswichtige Funktion nicht erfüllen kann. Das ist eine ganz erhebliche Beeinträchtigung, die nicht nur den

Schutz vor Infektionen und die Entdeckung möglicher Krebserkrankungen betrifft, sondern auch die Wahrscheinlichkeit unangemessener Reaktionen erhöht. Hier kommen Autoimmunität und Allergie ins Spiel.

Zu viel Stress macht anfällig für Infektionen

Bei intensivem oder häufigem Stress ist die Immunität unbestritten insgesamt gestört. Antibakterielle Reaktionen erhält sie dabei jedoch eher aufrecht als antivirale. Bei akuter Lebensgefahr, zum Beispiel einem drohenden Verkehrsunfall, wäre es nämlich sinnvoller, Bakterien in einer potenziellen Verletzung zu bekämpfen, als sich für antivirale Reaktionen gegen eine Erkältung oder Grippe zu rüsten. Auch angesichts moderner Stressbelastungen zeigt das primitive System dieses Verhalten. Als Hans Selye vor mehr als 80 Jahren erstmals die dramatische Wirkung von Cortisol auf das Immunsystem beobachtete, setzte er Laborratten unangenehmem Stress aus, der zu signifikanter und tiefgreifender Immunsuppression führte: Bei den Tieren schrumpften die Thymusdrüsen (in denen T-Zellen entstehen), und sie litten häufiger an Tumoren, Magengeschwüren sowie verschiedensten anderen Symptomen, die direkt mit dem erlebten Stress zusammenhingen. Seitdem konnten Arbeiten, die sich mit den antiviralen Reaktionen von Studierenden im Prüfungsstress befassten, nachweisen, dass die Einschränkung der antiviralen Immunität in dieser Phase eine größere Anfälligkeit für Erkältungen, Husten und Grippe zur Folge hatte. Somit müssen wir für das stressige Pauken in letzter Minute unter Umständen mit einer Erkrankung bezahlen – weil die sympathische Stressreaktion aktiviert und das Immunsystem außer Gefecht gesetzt wird.

Das gilt jedoch nicht nur für die Abwehr von Erkältungen und Grippe. Auch Erreger aus der Familie der Herpesviren können dann zuschlagen, darunter Herpes simplex (das Lippenherpes und Genitalwarzen verursacht), Varizella-Zoster (der Windpockenerreger) und andere wie das Cytomegalovirus und das Epstein-Barr-Virus. Die meisten Menschen tragen eines oder mehrere dieser Viren in sich. So geht man zum Beispiel davon aus, dass 95 Prozent der Bevölkerung mit Epstein-Barr-Viren infiziert sind. Es ist Teil unseres Gesamtmikrobioms und kann oft jahrzehntelang in uns leben, ohne Probleme zu verursachen. Diese Phase bezeichnet man als Latenzzeit. Irgendwann können diese Viren dann in ein sogenanntes »lytisches« Stadium wechseln, in dem sie aufflackern. Das geschieht jedoch nicht willkürlich, sondern die opportunistischen Viren nutzen die Gelegenheit, wenn das Immunsystem anderweitig beschäftigt ist (zum Beispiel aufgrund von Stress). Der erhöhte Cortisolspiegel im Körper signalisiert ihnen, dass die aktive lytische Phase beginnen kann. Somit nutzen diese Erreger unseren Stress zu ihrem Vorteil, sind ihrerseits jedoch ebenfalls ein heimlicher Stressfaktor im Körper, der die HPA-Achse stimuliert, sodass der Cortisolspiegel noch mehr ansteigt und sie weiterhin in uns leben und unsere Immunabwehr überwinden können. Antivirus-Medikation allein ist dabei auf lange Sicht keine Lösung, sofern der Stress nicht abgestellt wird.

Stress und Allergien

Obwohl man nicht davon ausgeht, dass Stress unmittelbar Allergien auslöst, hat er offenbar durchaus Anteil daran und kann Allergiesymptome in den meisten Fällen verschlimmern. Seit den 1970er- und 1980er-Jahren haben zahlreiche Berichte gezeigt, dass ein hohes Maß an Stress und Sorgen mit Allergieschüben einhergeht. In einer Studie war bei 39 Prozent der Testpersonen mehr als einmal ein Aufflackern der Allergiesymptome festzustellen, das mit Phasen höherer Belastung korrelierte.[20] Dieses Aufflackern tritt unter Umständen nicht direkt während eines Stressereignisses auf, sondern manchmal erst Tage nach einem Anstieg der täglichen Stressbelastung, sodass der Zusammenhang oft nicht eindeutig erkennbar ist. Stresssituationen können bei Asthmapatienten sogar die Wahrscheinlichkeit einer stationären Behandlung erhöhen.[21] Kinder können infolge familiärer Konflikte Asthma entwickeln,[22, 23] während psychischer Stress bei Schwangeren zunehmend als begünstigender Faktor von Allergien gesehen wird.[24]

Vielleicht wissen Sie aus Kapitel 1 noch, dass die hochspezifische adaptive Immunreaktion mehrere Unterbereiche umfasst. Cortisol verlagert den Schwerpunkt geschickt in Richtung »Th2« und erleichtert damit allergische Reaktionen.[25] Aus diesem Grund spricht ein Teil der Asthmapatienten nicht auf Glukokortikoid-Medikamente an. Während Stress Allergiesymptome verschlimmern kann, lässt sich durch Stressabbau das Immunsystem stärken und oft erreichen, dass man mit Allergien besser zurechtkommt. Deshalb empfiehlt es sich, dass die Betroffenen nicht nur Allergieauslöser und problematische Jahreszeiten, sondern auch ihre ganz persönlichen Stressfaktoren ermitteln.

Stress und Autoimmunität

Im Mosaik der Autoimmunität wird der Faktor Stress oft übersehen, doch beides ist kompliziert miteinander verwoben. Stress wird sowohl mit dem ersten Auftreten der Krankheit als auch mit Verschlimmerungen des aktuellen Zustands in Verbindung gebracht. Das zeigt sich am Beispiel der multiplen Sklerose (MS), einer verheerenden Autoimmunkrankheit des Nervensystems. In den letzten 60 Jahren ist die Zahl der Erkrankten deutlich gestiegen, und Frauen sind überproportional betroffen, sodass es mittlerweile dreimal mehr weibliche als männliche MS-Patienten gibt.[26] Dies führt man zum Teil darauf zurück, dass Frauen heutzutage erhöhtem Stress ausgesetzt sind. Bei Ratten und Hühnern, die spontan eine Autoimmunität entwickeln, wurden grundlegende Probleme mit dem Cortisolsystem festgestellt. Kein anderer Immunzelltyp scheint so resistent gegen Cortisol zu sein wie die T-Helfer-17-Zellen, und diese spielen noch dazu eine wichtige Rolle bei der Entwicklung entzündeter autoimmuner Gewebe.[27]

Menschen, bei denen eine stressbedingte psychische Störung diagnostiziert wurde, haben ein erhöhtes Risiko für Autoimmunerkrankungen. Und offenbar gilt: je schlimmer der Stress, desto höher die Wahrscheinlichkeit. Trotzdem muss niemand befürchten, dass eine fordernde Phase im Beruf eine Autoimmunerkrankung auslösen könnte. Beruflicher Stress unterscheidet sich deutlich von einer anerkannten psychischen Störung. Ein höheres Risiko für Autoimmunerkrankungen wurde unter anderem bei posttraumatischen Belastungsstörungen (PTBS) sowie schweren traumatischen Erlebnissen festgestellt.[28, 29, 30, 31] Bei Personen mit einer PTBS ist häufig die Cortisolregulierung gestört, sodass sich das Immunsystem verändert und in der Folge gesundheitliche Beeinträchtigungen auftreten. Unabhängig von einer PTBS können Psychotherapie und kognitive Verhaltenstherapie zur Reduzierung des Stressempfindens in vielen Fällen nachweislich eine Besserung von Autoimmunkrankheiten bewirken.

Belastende Kindheitserlebnisse

Mittlerweile ist durch Studien belegt, dass Stress in der Kindheit das Immunsystem schädigen und langfristige Auswirkungen auf die Gesundheit haben kann. In den letzten Jahren wurde ausführlicher untersucht, welche Rolle körperlicher und emotionaler Missbrauch in der Kindheit (ACE = Adverse Childhood Events) bei chronischen Krankheiten spielen. Wissenschaftliche Erkenntnisse zeigen, dass der Stress das Immunsystem der Kinder auch nach Ende der schwierigen Erlebnisse noch bis ins Erwachsenenalter beeinträchtigt, und zwar auch dann, wenn sie nie an Depressionen litten. Kinder reagieren auf Stress etwas anders als Erwachsene. Wenn ein Kind plötzlichen oder chronischen Widrigkeiten ausgesetzt ist, lösen Stresshormone starke Veränderungen im Körper aus, manipulieren die chemischen Abläufe und legen fest, wie die DNA ausgelesen wird. Da die Stressfaktoren als gegeben hingenommen werden, kommt es zu einer unbewussten Übersensibilisierung für Stress, selbst wenn dieses Kind später ein eigentlich angenehmes Leben führt. Gehirn und Körper verarbeiten Informationen aus ihrer Umgebung immer noch so, als wären sie in Gefahr, und die Stressreaktion bleibt dauerhaft unverhältnismäßig stark. In der Entwicklungsphase reagieren Immunsystem und Gehirn auf die Informationen aus der Umwelt, indem sie die Stressreaktion des Kindes dauerhaft auf »hoch« stellen, und dieses chemische Sperrfeuer kann wiederum verheerende Auswirkungen auf die psychische und körperliche Gesundheit im späteren Leben haben. Noch Jahrzehnte später ist ein Anstieg chronischer Entzündungen zu beobachten, die das Risiko für Autoimmunerkrankungen steigen lassen. Bei Kindern mit vier oder mehreren solcher belastender Erlebnisse ist das Asthmarisiko doppelt so hoch wie bei Kindern ohne. Autoimmunpatienten, die traumatische Ereignisse erlebt hatten, mussten mit höherer Wahrscheinlichkeit stationär behandelt werden als Personen mit der gleichen Autoimmunkrankheit ohne diese, und die Anzahl der Krankenhausaufenthalte stieg mit jedem belastenden Erlebnis.

Folgeerscheinungen

Viele Menschen sehen sich nicht in der Lage, den Stress zu stoppen. Chronischer leichter Stress wirkt auf unsere Stressreaktion wie ein Turbolader und hat zur Folge, dass die Alarmglocke etwas schneller schrillt. Stress von heute macht uns morgen etwas anfälliger für weiteren Stress. Nach einer Weile hat dies Folgen für den Körper und trägt zu den gesundheitlichen Beschwerden bei, die mit chronischem Stress einhergehen. Zudem sind auch negative Folgeerscheinungen möglich, die von der Ernährung bis hin zu Beziehungen alles in Mitleidenschaft ziehen.

Wenn wir sehr gestresst sind, sinkt nicht nur die Wahrscheinlichkeit, dass wir gesunde Gewohnheiten pflegen, sondern wir neigen auch eher zu schlechten Entscheidungen und können uns nicht gut konzentrieren. All dies kann sich auf unsere Gesundheit auswirken. Bei mir selbst führt Stress dazu, dass ich nicht gut schlafe. Wissenschaftliche Erkenntnisse verraten uns, dass damit das wichtige »Abschalten« vom Stress verhindert wird. Im Schlaf verlangsamen sich HPA-Achse und sympathisches Nervensystem, sodass weniger Cortisol, Adrenalin und Noradrenalin zirkulieren, während das parasympathische Nervensystem das Kommando übernimmt und für Ruhe und Regeneration sorgt. Wenn man schlecht schläft, läuft die Stressreaktion unter Umständen in der Nacht genauso weiter wie am Tag, und dass schlechter Schlaf das Immunsystem schädigt (siehe Seite 192), ist somit zum Teil auf diese kontinuierliche Stressaktivierung zurückzuführen. Deshalb schlafen wir in Stressphasen schlecht und sind nach dem Aufwachen ganz zerschlagen, gestresster als zuvor. Die Immunität wird kontinuierlich immer weiter beeinträchtigt, während sich der Teufelskreis aus mehr Stress und weniger Schlaf fortsetzt.

BAUCHGEFÜHLE

Nicht nur Ihr Gehirn arbeitet daran, Ihre Gefühle zu entwirren, sondern Ihr Darm ist über den Vagusnerv ebenfalls eng mit dem System verbunden. Der Vagusnerv (siehe Seite 273) dient dem Darm als Walkie-Talkie und übermittelt dem Gehirn über elektrische Impulse, die sogenannten »Aktionspotenziale«, wie es Ihnen geht. Das berühmte Bauchgefühl gibt es also wirklich. Störungen der HPA-Stressachse wirken sich nicht nur auf die Immunität aus, sondern haben auch verheerende Folgen für die Mikrobiota, die Sie aus Kapitel 3 kennen. Wenn man sich gesund, entspannt und sicher fühlt, arbeitet die Gemeinschaft der Darmmikroben in der Regel harmonisch und wie vorgesehen symbiotisch zusammen, sodass alle Metaboliten produziert werden, die das Gleichgewicht im Körper fördern. Bei Stress geraten die Darmmikroben durcheinander und zeigen unvorhersehbares, von Mensch zu Mensch unterschiedliches Verhalten.[32] Wenn keine psychischen oder physischen Belastungen vorliegen, ist es deutlich wahrscheinlicher, dass sich die Mikroben symbiotisch und harmonischer verhalten.

Leiden Sie an der Freizeitkrankheit ...

Für das angebliche Phänomen, dass manche Menschen, insbesondere stressgeplagte Berufstätige, krank werden, sobald sie sich eine Pause gönnen, prägte eine niederländische Forschungsgruppe im Jahr 2001 den Begriff »Freizeitkrankheit«. Zu dieser sogenannten »Freizeitkrankheit« gibt es verschiedene Erklärungsansätze, durch die sich ein gemeinsamer roter Faden zieht: Stress!

Die Zeit vor einem Urlaub mit vermehrter Arbeitsbelastung und den nötigen Vorbereitungen verursacht besonders bei denjenigen, die beruflich oder privat sehr unter Druck stehen, zusätzlichen psychischen Stress. In den stressigen Wochen vor dem Urlaub sind wir möglicherweise infektanfälliger, aber wenn das Cortisol dem Immunsystem dabei ständig signalisiert, dass die Entzündung unterdrückt werden muss, bemerken wir oft keine Symptome. Erst wenn diese stressbedingte Immununterdrückung nachlässt – nämlich dann, wenn der Urlaub beginnt –, stellen sich die üblichen Krankheitssymptome ein: Das entzündungshemmende Signal verschwindet, und das Immunsystem reagiert auf die im Körper befindlichen Erreger. Somit ist es möglich, dass Sie bereits vor dem Urlaub krank werden, das aber erst bemerken, wenn Sie sich allmählich entspannen. Allerdings ist auch nicht ausgeschlossen, dass die Änderung von Tagesablauf, Schlafrhythmus und Ernährung sowie Jetlag und vielleicht ein etwas höherer Alkoholkonsum ebenfalls eine Rolle spielen. Schon wenn Sie im Flugzeug ein paar Plätze neben einem erkälteten Passagier sitzen, stecken Sie sich mit 80-prozentiger Wahrscheinlichkeit an.

... oder eher am Burn-out?

Der Begriff »Burn-out« wurde in den 1970er-Jahren vom amerikanischen Psychologen Herbert Freudenberger geprägt und beschreibt die Folgen von schwerem Stress bei Ärzten, medizinischem Personal und Pflegekräften, die sich aufopferungsvoll um andere kümmern, bis sie »ausgebrannt« sind – erschöpft, antriebslos und überfordert. Heutzutage ist das Thema Burn-out in den Medien allgegenwärtig. Im Jahr 2019 wurde der Burn-out sogar als berufsbedingtes Phänomen in die Internationale Klassifikation der Krankheiten der WHO aufgenommen.[33] Betroffen sind mittlerweile nicht mehr nur soziale Berufe und diejenigen, die in ihrer Freizeit selbstlos die Betreuung Angehöriger übernehmen – der Burn-out kann jeden treffen, von gestressten Karrieremenschen und Prominenten bis hin zu überarbeiteten Angestellten und Hausfrauen. Der Begriff bezeichnet eher eine Reihe von Symptomen als eine klar definierte Krankheit. Seit meinen eigenen Burn-out-Erfahrungen stellt sich mir die Frage: Wenn wir die intelligenteste Spezies auf diesem Planeten sind, warum trifft uns dann der Burn-out?

BURN-OUT-SYMPTOME

Strenggenommen gibt es die Diagnose »Burn-out« gar nicht, und was genau darunter zu verstehen ist, hat die Medizin noch nicht einheitlich definiert. Man geht jedoch von einer breiten Palette an Symptomen aus:

- Ausgelaugtsein und Erschöpfung: Die Betroffenen fühlen sich leer und emotional erschöpft, überfordert, müde und niedergeschlagen und haben keine Energie. Zu den körperlichen Symptomen zählen Schmerzen sowie Magen- oder Darmbeschwerden.
- Entfremdung von (berufsbezogenen) Tätigkeiten: Die Arbeit erscheint immer stressiger und frustrierender. Die Betroffenen können eine zynische Einstellung zu ihren Arbeitsbedingungen und Kollegen entwickeln. Gleichzeitig kann es sein, dass sie sich zunehmend emotional distanzieren und in Bezug auf ihre Arbeit abstumpfen.
- Verringerung der Leistungsfähigkeit und beruflichen Effizienz: Dies betrifft vor allem alltägliche Pflichten bei der Arbeit, zu Hause oder bei der Pflege von Angehörigen. Wer an Burn-out leidet, hat eine äußerst negative Einstellung zu seinen Aufgaben, kann sich nur schwer konzentrieren, ist lustlos und wenig kreativ.

Da die Symptome eines Burn-outs denen einer Depression ähneln, wird manchmal fälschlicherweise ein Burn-out diagnostiziert. Hüten Sie sich also davor, (bei sich selbst) vorschnell von einem Burn-out auszugehen, denn das könnte eine ungeeignete Behandlung nach sich ziehen. Wer beispielsweise »nur« aus beruflichen Gründen erschöpft ist, dem ist oft schon mit dem Rat zu helfen, sich einen längeren Urlaub oder eine Auszeit zu gönnen. Bei Depressionen könnte sich der Zustand dadurch jedoch verschlimmern, da dann ganz andere Hilfe nötig ist. Kurzum: Wenn Sie sich Sorgen machen, sprechen Sie mit Ihrem Arzt oder Ihrer Ärztin.

Mind-Body-Medizin

Unsere psychische Gesundheit wirkt sich darauf aus, wie wir denken, fühlen und handeln. Sie beeinflusst aber auch unsere körperliche Gesundheit, wie unser Körper mit Infektionen umgeht, wie wir uns erholen und regenerieren und wie anfällig wir für Krankheiten sind und diese bewältigen können.

Der Umgang mit dem psychischen Wohlbefinden und die Behandlung psychischer Störungen stehen an einem wichtigen Scheideweg. Mit dem derzeitigen Modell, bei dem die Verordnung von Pillen im Mittelpunkt steht, erzielt man bei Beeinträchtigungen der psychischen Gesundheit weltweit nur sehr mäßige Erfolge. Ein neuartiger wissenschaftlicher Ansatz, der Gehirn und Immunsystem miteinander verbindet, schlägt eine Brücke zwischen Seele und Körper. Obwohl die Faktoren, die über die körperliche und die psychische Gesundheit bestimmen, sehr komplex sind, halte ich die Mind-Body-Medizin für äußerst vielversprechend. Dass das Immunsystem eine entscheidende Rolle spielt, erscheint sehr schlüssig, sodass wir körperliche und psychische Krankheiten künftig aus einem anderen Blickwinkel betrachten sollten. Diese Zusammenhänge lassen sich nur erforschen, wenn wir unser »ganzes« Selbst berücksichtigen, vom Immuntyp bis hin zur Persönlichkeit. Stressauslösende Ereignisse gehören zum Leben dazu. Ich will keineswegs dazu raten, ein möglichst stressfreies Leben zu führen oder den Körper mit Nahrungsergänzungsmitteln zu unterstützen. Doch mit bestimmten Methoden können Sie erreichen, dass diese Ereignisse weniger schwerwiegende Folgen haben. Viele kleine Änderungen von nur 1 Prozent bewirken in Summe erstaunlich viel.

Mit guten Tipps für den Alltag – die ich Ihnen gleich liefern werde – können Sie den ununterbrochenen Fluss von Stressstoffen unterbrechen und Entzündungen reduzieren. Wenn Sie Ihre Lebenslast erkennen und lernen, Stress in den Griff zu bekommen, werden Sie mit innerer Ruhe und vielleicht auch einem längeren, gesünderen Leben belohnt.

Glückstipps

Im Leben wird es immer Herausforderungen geben, und jeder von uns hat seine Schwächen. Stress ist in der heutigen schnelllebigen Welt allgegenwärtig und kann unsere Gesundheit gefährden, wenn wir ihn nicht unter Kontrolle halten. Und verschwinden wird er so bald nicht. Mut, Dankbarkeit und Mitgefühl sind starke Ressourcen, die Psyche und Körper dienen. Und auch wenn es uns nicht so scheinen mag, können wir diese Ressourcen besser steuern als alle anderen. Darüber hinaus gibt es viele weitere Strategien, um mit Stress besser zurechtzukommen und psychische Störungen zu vermeiden oder zu lindern. Praktischerweise lassen sich damit oft gleichzeitig auch unkontrollierte Entzündungsreaktionen des Immunsystems verhindern – zum Beispiel mit einem vernünftigen Lebenswandel und den wohlbekannten Gesundheitstipps (nicht zu viel Alkohol, keine Zigaretten und keine Drogen). Guter Schlaf ist ebenfalls wichtig, genauso wie körperliche Fitness. (Körperliche Betätigung muss übrigens nicht besonders anstrengend sein, um die Stimmung zu fördern, und muss auch nicht im Fitnessstudio stattfinden. Schon zehn Minuten mäßig intensive Bewegung heben die Laune,[34] und mehr als 30 Minuten scheinen für die Psyche keine entscheidenden weiteren Vorteile zu bringen – somit reicht es tatsächlich, einmal täglich eine Runde um den Block zu gehen!) Wir müssen aber auch unsere Lebenslast berücksichtigen und überlegen, ob uns wichtige emotionale, soziale oder Umweltfaktoren fehlen könnten, die für unsere Gesundheit von entscheidender Bedeutung sind.

Zum Glück spielt sich der Stress-Immunsystem-Reflex innerhalb eines bestimmten Spektrums im Rahmen einer positiven Rückkopplungsschleife ab. An dem einen Ende dieses Spektrums liegt der GUTE STRESS oder EUSTRESS, also kurzfristige Stresszustände, welche das Immunsystem stärken können, während am entgegengesetzten Ende SCHLECHTER STRESS oder DISTRESS angesiedelt ist, das heißt chronischer oder langfristiger Stress, der eine Störung der Immunfunktion nach sich ziehen kann. Die Rolle von Stress und seine Mechanismen werden erst seit relativ kurzer Zeit erforscht, sodass wir noch immer nicht wissen, wie sich diese steuern lassen. Allerdings können wir unsere Stressreaktion so regulieren, dass wir uns ihr nicht hilflos ausgeliefert fühlen. Ich hoffe, dass Sie die Methoden, die ich auf den nächsten Seiten vorstelle, in Ihren Alltag integrieren können, um dieses Gleichgewicht zwischen Arbeit und Freizeit zu erreichen. Die einzelnen Vorschläge zur Stressbewältigung ergänzen sich, und in Summe bewirken sie schon relativ viel. Um den größtmöglichen Nutzen zu erzielen, müssen sie allesamt regelmäßig angewandt werden.

Letzten Endes bedeutet unsere Welt der erhöhten Belastung, dass wir ständig gefordert sind, langfristige Lösungen zur Stressbewältigung zu finden. Der Schlüssel liegt darin, dass wir alles, was wir nehmen, auch wieder zurückgeben müssen. Wie immer sind diese Ideen für mich keine Wunderwaffe, die sämtliche Probleme beseitigt und dafür sorgt, dass Sie 100 Jahre länger leben. Natürlich sollten Sie weiterhin auf Ihre Ärzte hören und darauf achten, dass diese Methoden keine unerwünschten Folgen haben oder mit etwaigen Vorerkrankungen oder Medikamenten in Konflikt geraten. Ich möchte Ihnen damit einen weiteren Pfeil für Ihren Köcher liefern und bin mir ganz sicher: Wenn man sich gründlich informiert und mit Hilfe der modernen Wissenschaft die möglichen Vorteile überprüft, kann man sich eine Matrix mit einfachen, schnellen und kostengünstigen Maßnahmen aufbauen, die zusammengenommen wahre Wunder für die Gesundheit bewirken.

Fakten über Freunde

Die Pflege eines starken sozialen Netzwerks mit Angehörigen und Freunden tut Ihrer Gesundheit sehr gut. Das klingt selbstverständlich, doch kaum etwas wird in der modernen Gesellschaft so beklagt wie Einsamkeit. Studien zeigen immer wieder, dass jeder Zehnte einsam ist, und ein Bericht der Mental Health Foundation weist darauf hin, dass die Einsamkeit auch unter jungen Menschen zunimmt. Wie können wir das ändern?

Der gesellschaftliche Wandel hat daran großen Anteil. Arbeitsumfeld, Lebenswelt und Gemeinschaft verändern sich, und es gibt immer weniger Anlässe, bei denen wir mit der Familie zusammenkommen oder Freundschaften knüpfen können. »Virtuell« sind wir enger verbunden als je zuvor, da das Internet die Kneipe oder das Café als Ort des sozialen Kontakts ersetzt hat.

Nun müssen wir offener und kreativer überlegen, wie wir mit einem kulturellen Wandel umgehen können, der unserer Gesundheit schaden könnte.

Einsamkeit lässt sich nicht so leicht bekämpfen. Ein guter Anfang besteht jedoch darin, sie zur Kenntnis zu nehmen und aktiv dagegen anzugehen. Der Gesundheit tut es nachweislich gut, wenn man sich ab und an Zeit nimmt, um den Blick vom Bildschirm zu lösen, wenn man sich nicht zu viele Pflichten aufbürden lässt und sich einem »nichtvirtuellen« Netzwerk anschließt. Vielleicht haben Sie die Möglichkeit, sich an einem Gemeinschaftsprojekt zu beteiligen? Könnten Sie versuchen, am Arbeitsplatz mit jemandem ins Gespräch zu kommen, mit dem Sie bislang nichts zu tun hatten? Seien Sie hilfsbereit, wenn Sie merken, dass jemand Unterstützung braucht. Könnten Sie mit einem alten Bekannten in Kontakt treten, indem Sie einfach anrufen, statt eine Nachricht zu schicken? Erkundigen Sie sich bei Ihren Mitmenschen, was ihnen persönlich wichtig ist, und hören Sie aufmerksam zu, wenn andere etwas erzählen. Jammern Sie nicht zu viel – Ihr Tonfall kann beeinflussen, wie man mit Ihnen interagiert. Das heißt nicht, dass Sie nicht über echte und schwierige Probleme sprechen sollen, doch das Gehirn neigt von Natur aus zur Negativität (für unangenehme Nachrichten ist es einfach sensibler). In gesunden Beziehungen herrscht offenbar eine ideale Balance, sodass sich Positives und Negatives wie von selbst ausgleichen.

Stärken Sie Ihren Vagabunden

Der Nervus vagus (der längste Nerv im Körper, der seinem Namen der Tatsache verdankt, dass er wie ein Vagabund herumwandert) ist der längste Nerv unseres autonomen (unbewussten) parasympathischen Nervensystems. Er ist im Prinzip der König dieses Systems – also des Ruhe-und-Regenerations- bzw. Entspannungs-Teils. Je mehr wir ihn durch unser Verhalten »stimulieren« oder aktivieren, zum Beispiel durch tiefes Ein- und Ausatmen, desto stärker verdrängt er die Wirkung des sympathischen Nervensystems – also des Kampf-oder-Flucht-Teils, der uns »Mach was!« zuruft und als Stressreaktion Adrenalin bzw. Cortisol ausschüttet.

Dieser Nerv steuert die Herzfrequenz über elektrische Impulse an das Herz, die unseren Puls verlangsamen. Mit jedem Einatmen beschleunigt das Herz den Fluss von sauerstoffhaltigem Blut durch den Körper, während die Herzfrequenz beim Ausatmen langsamer wird. Auch wenn wir alle einen Vagusnerv haben, ist er nicht bei allen gleich: Bei einigen Menschen ist die vagale Aktivität stärker, sodass sich ihr Körper nach Belastung schneller wieder entspannt. Diese Varianz der Herzfrequenz, die als HRV (oder Herzfrequenzvariabilität) bezeichnet wird, zeigt den Vagotonus an, der als Marker für die physiologische Belastbarkeit und Flexibilität widerspiegelt, wie gut wir uns an Stress und die Anforderungen unserer Umwelt anpassen können. Bis zu einem gewissen Grad ist der Vagotonus genetisch vorbestimmt – manche Menschen haben von Geburt an mehr Glück als andere. Aber ein schlechter Vagotonus kann auch durch viele Faktoren beeinflusst werden, die auf den Lebensstil zurückzuführen sind, zum Beispiel traumatische Erfahrungen.

Unter anderem ist der Vagusnerv dafür zuständig, das Immunsystem zu justieren und Entzündungen nach einem stressauslösenden Ereignis auszuschalten. Diese Nerven-Immunsystem-Verbindung wird als Entzündungsreflex bezeichnet – eine direkte Kommunikation zwischen den spezialisierten Immunzellen in unseren Organen und der Blutbahn sowie den elektrischen Verbindungen des Gehirns. Ist der Vagotonus schwach, bedeutet das nicht nur weniger effektive Stressregulierung, sondern auch, dass die Entzündung ausufern kann. Ein schwacher Vagotonus tritt bei einer Reihe von chronischen Entzündungskrankheiten auf, und neuen Forschungsergebnissen zufolge könnte er auch das fehlende Glied bei der Behandlung einer chronischen Deregulierung des Immunsystems sein.[35] Eine Stimulation des Vagusnervs kann Entzündungen erheblich eindämmen und bei der Behandlung bestimmter Formen von Epilepsie und Depression zum Einsatz kommen, die auf andere Behandlungen nicht ansprechen. Autoimmunkrankheiten und viele Entzündungsstörungen lassen sich durch eine Vagusnervstimulation behandeln. Auf den nächsten Seiten werden Sie erfahren, wie Sie dies zu Hause durchführen können.

Die Überprüfung der Herzfrequenzvariabilität ist eine neuartige Methode zur Kontrolle des Wohlbefindens. Sie ist nicht invasiv, und obwohl es kostspielige Messgeräte gibt, sind diese nicht erforderlich, wenn Sie ein Smartphone oder einen Brustgurt mit Herzmonitor haben (so wie man sie in Fitnessstudios oder beim Laufen benutzt). Am besten überprüfen Sie Ihre HRV jeden Morgen, halten Veränderungen fest und versuchen, stressabhängige Muster zu erkennen, denen Sie mit gesundheitsfördernden Maßnahmen entgegenwirken können. Es ist bekannt, dass Menschen mit einem hohen Vagotonus Entzündungen eher regulieren und dass dies eine therapeutische Strategie zur Eindämmung von Entzündungskrankheiten sein könnte. Eine Studie, in der den Testpersonen eine Meditationstechnik vermittelt wurde, damit sie eine positive Einstellung zu sich selbst und anderen entwickelten, zeigte eine signifikante Veränderung des Vagotonus. Somit ist es wichtig, dass wir Dinge tun, die uns Freude machen, und mit Menschen zusammen sind, mit denen wir uns wohl fühlen. Ganz einfach (und sensorisch) lässt sich der Vagotonus mit Atemübungen und Mind-Body-Therapien stimulieren, die ich nun erläutern werde.

Mind-Body-Therapie

Mind-Body-Therapien (MBT) – wie Tai-Chi, Qigong, Meditation, Yoga und Achtsamkeitsübungen – halten allmählich Einzug in den Mainstream, und die wissenschaftliche Forschung kann endlich beweisen, dass sie tatsächlich förderlich sind. Angesichts der Belastungen des modernen Lebens können MBT einen wertvollen Beitrag zur Gesundheit leisten. Mittlerweile kommen sie auch in der Schulmedizin zum Einsatz, um bei Langzeitbehandlungen das allgemeine Befinden zu fördern. Meinem Vater zum Beispiel wurde während seiner Chemotherapie Reflexzonenmassage verordnet. Zwar gibt es keine Beweise dafür, dass diese Massage oder irgendeine andere ergänzende Therapie bestimmte Krankheiten, einschließlich Krebs, heilen oder verhindern kann. Aber einiges spricht dafür, dass solche Therapien die Entspannung fördern, zur Stressbewältigung beitragen, Schmerzen lindern und die psychische Verfassung verbessern können und damit dafür sorgen, dass sich die Betroffenen trotz aller Beschwerden ein wenig wohler fühlen. Dass diese Maßnahmen die Herzfrequenz und den Blutdruck senken, ist vor allem auf die Aktivierung des Nervus vagus zurückzuführen. Patienten, denen es sehr schlecht geht, tut es vielleicht auch einfach nur gut, dass sie bei der Therapie Fürsorge und Aufmerksamkeit erfahren. Berührung ist eine unersetzliche Sinneswahrnehmung, nach der sich unser Körper sehnt. Es ist wissenschaftlich erwiesen, dass nichtsexuelle Berührungen Stress, Herzfrequenz und Blutdruck reduzieren und durch die Freisetzung von Oxytocin ein Gefühl der Verbundenheit hervorrufen.[36] Man hat sogar nachgewiesen, dass Berührungen den Cortisolspiegel im Körper senken (insbesondere bei Frauen), vor Erkältungen schützen und bei bereits vorliegender Krankheit die Symptome verbessern oder verhindern, dass sich der Zustand verschlechtert. Wenn Sie keinen Menschen haben, den Sie umarmen können, lässt sich eine ähnliche Wirkung auch mit Tieren erreichen.[37]

Achtsamkeitsmeditation

Diese unvoreingenommene, ganz im Hier und Jetzt stattfindende Wahrnehmung und Akzeptanz unserer Gedanken und Gefühle beruhigen nicht nur den Geist, sondern auch unseren Körper. Dadurch schwindet die Illusion einer lebensgefährlichen Bedrohung – wie die Flucht vor einem wilden Tier –, während sich die Entzündungsreaktion reduziert und die Immunität verbessert wird.[38] Effektive, konsequente Übungen zum Stressmanagement wie Achtsamkeit sind manchmal genau die Weiche, mit der sich die Gesundheit ohne großes Risiko in die richtigen Bahnen lenken lässt. Allerdings fällt das Meditieren unter Umständen gar nicht so leicht. Vielleicht haben Sie den Eindruck, das ist einfach nichts für Sie, oder Sie sehen darin nur einen neuen Wellness-Trend – mit dem sich besser nur Mystiker und Mönche befassen sollten. Zudem ist es angesichts der Anforderungen des modernen Lebens oft schwierig, Tag für die Tag die Zeit und Disziplin für die Übungen aufzubringen, während man sich gleichzeitig fragt, ob man auch alles »richtig macht«. Gerade das löst bei mir manchmal Stress aus! Hier jedoch einige Tipps:

- **Fassen Sie die Definition nicht zu eng.** Oft ist es ratsam, den Begriff »Meditation« etwas weiter zu fassen: Achten Sie auf den gedankenbetäubenden Lärm, der Sie daran hindert, im Hier und Jetzt zu sein, sich wirklich darauf zu konzentrieren, was Sie gerade fühlen und was Sie tun – reduzieren Sie die Stimmen in Ihrem Inneren, grübeln Sie nicht mehr verzweifelt über Ihrer unendlichen To-do-Liste und nehmen Sie sich einen Moment Zeit, um Ihre Aufmerksamkeit ganz in Ruhe nach innen zu richten.
- **Machen Sie es sich bequem.** Sie müssen nicht stundenlang in Yogakleidung im Lotossitz verharren. Suchen Sie sich einen gemütlichen Platz, an dem Sie sich wohl fühlen. Setzen oder legen Sie sich entspannt hin, nehmen Sie sich bei Bedarf ein paar Kissen und tragen Sie bequeme Kleidung.
- **Machen Sie sich klar, was Sie erwarten.** Wenn Sie wissen, dass Meditation bei der Stressbewältigung helfen kann, werden Sie Ihre Übungen mit der Zeit als Mittel zum Zweck betrachten.

- **Halten Sie Ihre Fortschritte mit technischen Mitteln fest.** Mit gängigen Apps wie Headspace und Calm lässt sich kinderleicht ein Anfang machen. Und im Laufe der Zeit bieten sich dann viele ungeahnte Möglichkeiten, die Übungen zu vertiefen.
- **Akzeptieren Sie Ihre Gedanken.** Dass Ihnen Gedanken in den Kopf kommen, ist ganz normal, selbst wenn Sie schon sehr erfahren sind. Trainieren Sie, diese ruhig wahrzunehmen und zu akzeptieren.
- **Machen Sie sich Notizen.** Forschungsergebnisse legen nahe, dass es den Alltagsstress lindern kann, wenn man Gedanken und Gefühle schriftlich festhält. Wenn es sich um schlimme Erinnerungen handelt, können Sie sich dann leichter aus ihrem Bann lösen, und bei positiven Gedanken und Gefühlen kann es die Dankbarkeit erhöhen, wenn man sie festhält. Also her mit dem Notizbuch!
- **Bleiben Sie am Ball und übernehmen Sie Verantwortung.** Sie müssen zwar nicht stur jeden Tag die gleiche Routine abspulen, aber wenn Sie einmal angefangen haben, ist es das Allerwichtigste, dass Sie dranbleiben und immer wieder kleine Veränderungen vornehmen.

Kleine Augenblicke der Selbstbeobachtung und Achtsamkeit könnten zum Beispiel ganz einfach darin bestehen, auf dem Weg zur Arbeit auf den Podcast zu verzichten. Dann lernen wir, dass unsere Einstellung und unsere Emotionen darüber bestimmen, was wir erleben und empfinden.

Atemübungen

Dass das Atmen eng mit psychischen Funktionen zusammenhängt, ist seit langem bekannt. Jeder merkt, wie sich die Atmung verändert, wenn man aufgeregt ist. Umgekehrt wird bei vielen Meditationstechniken der Atem gezielt verlangsamt oder kontrolliert. So lässt sich die sympathische Kampf-oder-Flucht-Reaktion sehr einfach, aber wirkungsvoll abschalten, und das ist ungeheuer praktisch – quasi eine Meditation für all jene, die eigentlich nicht meditieren können.

Mit tiefer, langsamer Zwerchfellatmung – bei der man sich vorstellt, den unteren Teil der Lunge knapp über dem Bauchnabel mit Luft zu füllen wie einen Ballon, und dann langsam ausatmet – wird der Vagusnerv effektiv stimuliert. Es gibt verschiedene Techniken; suchen Sie sich am besten eine aus, die Sie in Ihren Alltag einbauen können und die Ihnen angenehm ist. Wenn Sie erreichen, dass das Ausatmen länger dauert als das Einatmen, wird Ihr parasympathisches Nervensystem aktiviert und Ihre HRV (Herzfrequenzvariabilität) verbessert. Dazu könnten Sie zum Beispiel anfangs beim Ein- und Ausatmen bis sechs zählen und dann allmählich daran arbeiten, das Ausatmen zu verlängern.

Unter den vielen verschiedenen Formen von Tiefatmungsübungen ist die Quadratatmung eine besonders praktische Variante. Diese Technik umfasst vier einfache Schritte, bei denen man sich (wie der Name schon sagt) ein Quadrat mit vier gleichen Seiten vorstellt. Sie lässt sich in den verschiedensten Lebenslagen durchführen und ist auch dann effektiv, wenn man keine ruhige Umgebung findet. Denken Sie daran, regelmäßig zu üben, und kontrollieren Sie Ihre Fortschritte anhand der HRV.

- **Schritt 1:** Atmen Sie vier Sekunden lang ein.
- **Schritt 2:** Halten Sie vier Sekunden den Atem an.
- **Schritt 3:** Atmen Sie vier Sekunden lang aus.
- **Schritt 4:** Halten Sie vier Sekunden den Atem an.
- **Wiederholen Sie den Ablauf.**

Die Dauer der einzelnen Schritte kann individuell angepasst werden (zum Beispiel jeweils zwei statt vier Sekunden). Versuchen Sie zu Beginn, die Übung drei Minuten lang durchzuhalten. Konsequentes Üben kann sich je nach Dauer positiv auf verschiedene Immunreaktionen auswirken.[39]

Waldbaden und Biophilie – Das Gärtnerhoch

Ich weiß nicht, ob es Ihnen genauso geht, aber ich spüre immer, dass ein Aufenthalt in der Natur – sei es das Rauschen des Meeres, der Duft im Wald oder eine beeindruckende Landschaftskulisse – bei mir Stress und Sorgen lindert und mir hilft, besser zu entspannen und klarer zu denken.

Die Vorstellung, dass der Mensch ein tiefes biologisches Bedürfnis zur Verbindung mit der Natur hat, wurde in Anlehnung an das Griechische »Biophilie« genannt, also »Liebe zum Leben und zum Lebendigen«. Obwohl wir zu Millionen in Städten hausen, haben wir Menschen offenbar den angeborenen Drang, mit der Natur in Kontakt zu treten. Die ersten Krankenhäuser in Europa waren Krankentrakte in klösterlichen Gemeinschaften, in denen der Garten als wichtiges Element der Heilung galt.

Der Kontakt zur Natur zeigt Wirkung, indem er vor allem Stress abbaut und das Gleichgewicht zwischen sympathischem und parasympathischem Zweig wiederherstellt. Anfang der 1980er kam in Japan die Kunst des *»shinrin-yoku«* (wörtlich »Waldbaden«) auf, bei der man zum Wohle der Gesundheit ausgedehnte Waldgebiete aufsucht. Cortisolspiegel und Immunzellfunktion bessern sich, wenn man jeden Tag einige Stunden im Wald spazieren geht. Offenbar stärkt die Natur vor allem unsere NK-Zellen (die wichtigsten Virusbekämpfer, die zudem zur Krebsüberwachung dienen – siehe Seite 37). Diese erstaunlichen gesundheitlichen Vorteile entstehen durch flüchtige aromatische Substanzen von Bäumen und Pflanzen, sogenannte Phytozide – im Grunde der typische Geruch auf dem Land oder im Wald. Vielleicht wollte die Evolution uns ins Freie locken, um uns mit ausreichend Vitamin D zu versorgen. Wer mehr Zeit im Grünen verbringt, hat ein deutlich geringeres Risiko für chronische Krankheiten. Sogar ein Krankenhausfenster, das eine schöne Aussicht bietet, verbessert die Heilung, reduziert den Bedarf an Schmerzmitteln und trägt nach Operationen zur schnelleren Genesung bei.[40, 41]

In einigen Ländern haben diese wissenschaftlichen Erkenntnisse bewirkt, dass Naturerlebnisse von staatlicher Seite im Rahmen der Gesundheitspolitik gefördert werden. Im städtischen Raum entstehen Therapie-, Gemeinschafts- und Kleingärten. Angeblich ist »Outdoor-Sport« in der Natur für die Stimmung förderlicher als Sport in geschlossenen Räumen. Seit vergangenem Jahr stellt die schottische Gesundheitsbehörde »grüne Verordnungen« für Wanderungen oder Vogelbeobachtungen aus. Auch bei der Gestaltung von Arbeitsplätzen werden mittlerweile biophile Aspekte berücksichtigt, da das Bewusstsein für die Bedeutung der Umwelt auf die Gesundheit stetig wächst.

Vielleicht besteht das »immunstärkende« Zaubermittel, nach dem wir uns alle sehnen, auch darin, dass wir etwas weniger Zeit auf Bildschirme und dafür lieber etwas häufiger auf Bäume starren. Wenn Sie nicht vor die Tür können, um Stress abzubauen und das Immunsystem ins Gleichgewicht zu bringen, wären ätherische Phytonzid-Öle aus Holz eine Alternative. Zu meinen Favoriten zählen Heiliger Berg, Kiefer, Zypresse, Idaho-Balsamtanne und Palo Santo.

Pawlow'sche Konditionierungsrituale zur Entspannung des Immunsystems

Vielleicht sind Ihnen Pawlows Experimente mit Hunden bekannt, denen der Speichel schon bei Signalen lief, die sie mit Nahrung in Verbindung brachten, weil sie gelernt hatten, dass dann die Fütterung unmittelbar bevorstand. Pawlows »Konditionierung« funktioniert durch die Kraft der Assoziation. Wir sind zwar keine Hunde, doch die Theorie hat trotzdem Hand und Fuß und lässt sich auf viele Aspekte der Gesundheit anwenden, nicht zuletzt auf unser heutiges Immunsystem.[42] Anders ausgedrückt: Unser Körper reagiert immer dann, wenn wir etwas sehen oder an etwas denken, das schon einmal eine Reaktion ausgelöst hat, und für die Immunabwehr hat das zur Folge, dass sich Entzündungen aufgrund einer wahrgenommenen Bedrohung zur konditionierten Reaktion entwickeln können, die in Schüben auftritt und unsere Gesundheit beeinträchtigt. Die physiologischen Abläufe hinter dieser »erlernten Immunreaktion« sind zwar noch nicht umfassend erforscht, doch sie könnten in gewisser Weise mit dem Placeboeffekt zusammenhängen. Unabhängig davon können wir sie zu unserem Vorteil nutzen.

Mittlerweile ist bekannt, dass Stress außerordentlich starke Folgen für die Immunität hat – und zwar keine positiven. Die Lösung besteht darin, der erlernten Assoziation entgegenzuwirken, indem wir eine neue, entspannende schaffen – beruhigende Rituale, an die wir uns bei Stress halten können, um dagegen anzugehen und unser unausgeglichenes Leben wieder in Balance zu bringen. Besonders gut gelingt dies mit einem mehrstufigen, multisensorischen Ansatz: mit einem Spaziergang, bei dem wir entspannende Musik hören, einem Wannen- oder Duschbad mit einem bestimmten entspannenden Duft, unserem Lieblingskräutertee, einem kuscheligen Schlafanzug zum Zubettgehen oder indem wir uns bei ruhiger Musik mit Entspannungsöl einreiben. Zusammen mit parasympathischer Atmung und Meditation (siehe Seite 279) können solche auf die Tageszeit abgestimmte Assoziationen dem Körper helfen, Morgen oder Abend besser abzugrenzen – also sich mental auf den bevorstehenden Tag vorzubereiten oder vor dem Schlafengehen zu entspannen. Vor allem lässt sich damit der konstante Fluss der sympathischen Stressübersteuerung, der unseren Alltag so dominiert, sinnvoll unterbrechen. Im klinischen Umfeld kommt diese Methode bei Allergien zum Einsatz.[43]

Hormetische Gewohnheiten

Natürlich ist es wichtig, dass wir lernen, mit Stress umzugehen, aber genauso wertvoll sind Techniken, mit denen sich Stress nutzen lässt, um sich selbst zu stärken.

Im Rahmen der sogenannten Hormesis kann Stress förderlich sein und Sie im Alltag widerstandsfähiger und leistungsfähiger machen. Dieser Effekt tritt ein, wenn Sie Ihren Körper fordern und er darauf reagiert, indem er belastbarer wird. In höheren Dosen wäre der Stressor schädlich, doch in geringem Maße aktiviert er in Ihren Zellen die molekularen Prozesse zur Förderung der Stressresistenz. Wie wir bereits wissen, wird der Stress, der diese Reaktionen auslöst, auch Eustress genannt. Somit kommt es zu einer »Kreuzadaptation«, bei der ein »guter« Stress den Körper für andere Stressformen rüstet und damit die Widerstandsfähigkeit gegen schädlichen Stress in anderen Lebensbereichen erhöht.[44] Sport ist ein klassisches Beispiel für die Hormesis – man schädigt die Muskelfasern, und nachdem sie sich erholt haben, sind sie stärker als zuvor. Doch es gibt noch andere Varianten. Mit großer Hitze oder Kälte gelingt es besonders effektiv, den Körper zu belasten und die Widerstandskraft zu erhöhen.

Was uns nicht umbringt, könnte auch gut für das Immunsystem sein. Beachten Sie dabei allerdings, dass es Zeit und Konsequenz braucht, um sich neue Gesundheitsgewohnheiten anzueignen, während schon ein schlechter Tag alles Erreichte wieder zunichtemachen kann.

Kältestress

Kälte ist für den Körper guter Stress. Wie schnell er darauf reagiert, merken Sie, wenn Sie an einem kalten Wintertag ohne Jacke ins Freie gehen: Sie fangen bald zu zittern an, Finger, Hände und Zehen werden blau. Bei der Kältetherapie – auch Kryotherapie genannt – setzt man den Körper zu therapeutischen Zwecken extrem kalten Temperaturen aus, um hormetischen Stress auszulösen. Diese Methode wird seit Hunderten von Jahren in vielen verschiedenen Kulturen angewendet (im viktorianischen Zeitalter verschrieb man bei allen möglichen Beschwerden, von Prellungen bis hin zur Hysterie, kalte Bäder), hat aber vor allem in den letzten Jahren an Beliebtheit gewonnen. Aber wieso kann die Kälte bewirken, dass es uns besser geht?

In der richtigen Dosis wirkt die Kälte als hormetischer Stressor, der die Kreuzadaptation an andere Formen von Stress in Ihrem Leben fördern kann. Wenn man nicht daran gewöhnt ist, wirkt es auf den ersten Blick nicht besonders gesund, in eiskaltes Wasser zu tauchen. Doch bei wiederholtem Eintauchen passt sich der Körper an die Kälte an, die sympathische Aktivität lässt nach, während die parasympathische Aktivität steigt. Dadurch verbessert sich der Vagotonus, was die Stressreaktion zwar nicht komplett einstellt, aber erheblich reduziert. Nachweise für die Kreuzadaptation durch Kältestress gibt es aus der Sportwissenschaft, die zeigte, dass Testpersonen nach einem Kälteadaptationsprogramm bessere Leistungen brachten als eine Kontrollgruppe und sich nach der Belastung schneller regenerierten.[45, 46]

Auch wenn die Beweislage noch nicht sehr umfassend ist, spricht immer mehr dafür, dass Kälte unser Immunsystem fördert. Die Kryotherapie kann dazu beitragen, unsere Entzündungsreaktion neu zu justieren und bestehende Entzündungen zu reduzieren. Studien haben gezeigt, dass solche Therapien die Anzahl an entzündungshemmenden Zytokinen erhöhen und gleichzeitig entzündungsfördernde Zytokine reduzieren.[47, 48] Nur 20 Minuten Kälteeinwirkung können einen Anstieg der Stress-Neurotransmitters (Adrenalin) um 200 bis 300 Prozent bewirken, sodass entzündungsfördernde Zytokine, die bekannten Treiber der Entzündungsreaktion, gehemmt werden und die Schmerzen bei vielen chronischen immunbedingten Krankheiten wie Arthritis nachlassen.[49, 50, 51] Mehrere Studien haben gezeigt, dass die Kryotherapie bei Patienten mit rheumatoider Arthritis Schmerzen lindert und die Gelenkbeweglichkeit verbessert, und zwar bis zu drei Monate lang.[52, 53, 54] Ein anhaltender Kälteschock kann die Zahl der Immunzellen, insbesondere der für die Abtötung von Krebszellen und virusinfizierten Zellen verantwortlichen zytotoxischen T-Zellen, erhöhen. Ein Tauchbad in kaltem Wasser bewirkt, dass sich die Lymphgefäße zusammenziehen, und zwingt das Lymphsystem, Lymphflüssigkeiten durch den Körper zu pumpen und die Abfallstoffe abzutransportieren. Wer regelmäßig kalt duscht, kann seine krankheitsbedingten Fehltage durch die Stärkung der Immunabwehr um bis zu 30 Prozent reduzieren.[55]

Diese Maßnahmen können bei einer enormen Anzahl von Erkrankungen, die mit Entzündungen zusammenhängen, Linderung verschaffen. Mittlerweile untersucht man, ob Baden im Meer als Therapie für chronische Krankheiten geeignet ist. Kälte stärkt auch unsere körpereigenen Antioxidantien, die uns im Kampf gegen oxidativen Stress und übermäßige Entzündungen unterstützen. Sie tut dem Gehirn gut und fördert die Produktion von Beta-Endorphinen im Blut, die das Wohlbefinden steigern. Die körperlichen Empfindungen nehmen den Verstand komplett in Beschlag und bewirken im Gehirn eine Art Reset. Auch Schlafdauer und -qualität können von der Kryotherapie profitieren, und das wiederum hilft dem Körper, sich zu regenerieren und zu erholen, optimiert die kognitiven Funktionen und fördert unser psychisches Gleichgewicht.[56] Vor allen Dingen treten bei dieser Methode offenbar keine signifikanten Nebenwirkungen oder Abhängigkeitserscheinungen auf, und oft ist sie zudem noch kostenlos!

Die Dauer kann erheblich variieren und reicht von einer kalten Dusche oder einem Sprung ins Tauchbecken bis hin zu Aufenthalten in Hightech-Kältekammern. Folgende Möglichkeiten gibt es:

- **Fangen Sie mit einer kalten Dusche an.** Stellen Sie beim Duschen zum Abschluss die Temperatur auf die kälteste Stufe und bleiben Sie etwa 20 Sekunden unter dem Strahl. Steigern Sie sich allmählich bis zu der Dauer, die Sie gerade noch aushalten können. So können Sie nach einem langen, stressigen Arbeitstag, wenn der Tag in den Abend übergeht, optimal abschalten.
- **Steigerung hin zum Eisbad.** Nach einer kalten Dusche ist das die nächste Stufe. Benutzen Sie ein Tauchbecken oder füllen Sie die Badewanne mit Eiswasser und testen Sie, wie lange Sie es darin aushalten. Zwei Minuten sind ein gutes Ziel, auf das man hinarbeiten kann.
- **Ganzkörper-Kryotherapie.** Dabei wird der Körper in einer Kältekammer (einem mannshohen Tank, in dem die Luft mit Flüssigstickstoff gekühlt ist) kurzzeitig extremer Kälte ausgesetzt. Die Exposition dauert bei Temperaturen von bis zu -130 Grad zwischen zwei und drei Minuten. Regelmäßige Kryotherapiesitzungen können verschiedenste Vorteile bringen, zum Beispiel Schmerzen lindern, Entzündungen reduzieren und die Genesung beschleunigen.[57]

- **Wenn Sie an einem Gewässer wohnen,** springen Sie einfach einmal pro Woche hinein! Das bringt nicht nur die üblichen Vorzüge eines Aufenthalts in der Natur, sondern regelmäßiges Schwimmen im Freien reduziert die Wahrscheinlichkeit einer Erkältung um bis zu 40 Prozent.

Hitzeschock

Die Belastung des Körpers mit passiver Wärme, die nicht durch Bewegung erzeugt wird, nennt man auch Thermotherapie. Seit Jahrtausenden fördert man damit in vielen Teilen der Welt in verschiedenen Formen die Gesundheit. Viele Kulturen schwören auf heiße Bäder, besonders bekannt ist jedoch das Saunieren. Saunen, die in Finnland traditionell in der Freizeit und zur Entspannung aufgesucht werden, erfreuen sich auch in vielen anderen Regionen wachsender Beliebtheit.

Häufiges Saunieren kann das Risiko eines Herzinfarkts oder Schlaganfalls verringern und den Blutdruck senken.[58, 59] Die Wissenschaft ist erst kürzlich dahintergekommen, wie genau die passive Erwärmung in der Sauna der Gesundheit dient. Etliche Effekte decken sich mit der stressabbauenden Wirkung von Kälte, während sich andere Vorteile nur bei Wärme einstellen.[60] Wie auch die Kälte regt Wärme das Stressreaktionssystem an, sodass ein positiver Kreislauf einsetzt, der dem Körper über die Induktion von Hitzeschockproteinen dabei hilft, Stress abzubauen und sich selbst wieder ins Lot zu bringen. Diese Moleküle werden in allen Zellen des menschlichen Körpers als Reaktion auf Stress produziert, um unsere wertvolle Zellmaschinerie zu schützen und zu reparieren, und haben vermutlich entscheidenden Anteil an einer langen Lebensdauer. Hitzeschockproteine steigern die T-Zellregulation[61, 62] und haben selbst entzündungshemmende Wirkung.[63] Deshalb kann ein Saunabesuch die Symptome von Entzündungskrankheiten abschwächen und Schmerzen bei chronischen Entzündungen wie zum Beispiel rheumatischen Erkrankungen lindern.[64]

Regelmäßiges Saunieren bewirkt, dass wir auf oxidativen Stress vorbereitet sind und ihn reduzieren, indem die Produktion von Antioxidantien wie Glutathion gefördert wird.[65] Wer regelmäßig in die Sauna geht, hat vor allen Dingen weniger chronische Entzündungsindikatoren im Blut.[66] Saunabesuche wirken nicht nur gegen Schmerzen und Entzündungen, sondern stärken auch das Immunsystem gegen Infektionen und machen uns fitter, robuster und widerstandsfähiger gegenüber Krankheiten, die der Körper zudem effektiver bekämpfen kann, falls wir dennoch krank werden. Darüber hinaus kann Saunieren das Risiko von Infektionen der Atemwege wie Husten, Erkältungen, Asthma und Lungenentzündungen entscheidend verringern.[67] Als ich eine Lungenentzündung hatte, ging ich fast jeden Tag in die Sauna, denn nur das konnte mir Linderung verschaffen. Man hat auch festgestellt, dass Saunieren sowohl Wohlfühl-Endorphine freisetzt als auch unsere Sensibilität für diese Endorphine erhöht.[68] Letztlich bekommen wir dadurch bessere Laune, die auch länger anhält. Wenn Ihnen keine Sauna zur Verfügung steht, versuchen Sie es mit regelmäßigen heißen Bädern. Diese haben vielleicht nicht die gleiche förderliche Wirkung, können aber das Wohlbefinden erhöhen und zur Entspannung beitragen. Wer einen Saunabesuch mit einem Sprung ins kalte Tauchbecken kombiniert, kann den positiven Effekt zusätzlich steigern, denn einiges spricht dafür, dass dann Synergien entstehen.

Achtung: Falls Sie unter gesundheitlichen Beeinträchtigungen leiden, sollten Sie vor jeder Form von Wärme- oder Kältetherapie stets Ihre behandelnden Ärzte konsultieren.

6

Intelligente Bewegung und modernes Leben

»Der Grundsatz lautet, dass die Form eines Gebäudes oder Gegenstands [einer Person] sich in erster Linie nach der beabsichtigten Funktion oder dem beabsichtigten Zweck richten sollte.«

Louis Henry Sullivan, Architekt

Bewegung ist mit das Beste, was wir für unseren Körper tun können. Körperliche Aktivität bildet den Grundstein eines vernünftigen Lebensstils, und (zum Glück) ist allgemein bekannt, dass sie nicht nur für die Figur, sondern auch für die Gesundheit unverzichtbar ist. Bevölkerungsstudien aus aller Welt belegen, wie sich Bewegung auf die Gesundheit auswirkt. Dass sich diese Wirkung längst nicht nur auf Gewichtsverlust und Muskelaufbau, Blutdruckregulierung und Senkung des Cholesterinspiegels beschränkt, sondern auch das Immunsystem umfassend beeinflusst und maßgeblich unterstützt, wird dagegen weitaus weniger gewürdigt.

Die breite Spanne der Vorteile, die sich bei körperlicher Aktivität einstellen, erstreckt sich von einer geringeren Infektionsanfälligkeit und schnelleren Genesung bis hin zur Reduzierung unerwünschter Entzündungen und Stärkung der Immunabwehr.[1] Doch damit nicht genug – Bewegung bewirkt auch wertvolle epigenetische Veränderungen, die Sie an Ihre Kinder weitergeben.[2, 3]

Dennoch ist die Beziehung zwischen körperlicher Bewegung und Immunität nicht so einfach, sondern eher eine zweischneidige Angelegenheit. Das sogenannte Sport-Paradox besagt, dass ein »gesundes« Maß an körperlicher Betätigung irgendwann in ein »Zuviel« umschlagen kann und nach hinten losgeht, sodass es für unser Immunsystem besser ist, wenn wir *weniger* aktiv sind. In unserem hektischen modernen Alltag müssen wir somit genauso auf unsere Immunabwehr achten, wie es Profisportler tun. Für diesen Themenbereich habe ich mich deshalb mit dem emeritierten Professor Michael Gleeson von der School of Sport, Exercise and Health Sciences an der Universität Loughborough zusammengetan, um Ihnen alle wichtigen Antworten zu sämtliche Facetten der Beziehung zwischen Bewegung und Immunität zu liefern.

Sport – mehr als eine Frage der Ästhetik?

Vielen Menschen dient Sport in erster Linie zur Gewichtskontrolle: Vom wöchentlichen Training erhofft man sich Fettabbau und Muskelzuwachs, um eine Figur zu erreichen, die unseren gesellschaftlichen Normen entspricht. Ich möchte jedoch ausführen, wieso das nicht der einzige Zweck sein sollte. Bewegung ist eine entscheidende Komponente des langfristigen Ansatzes, den ich Ihnen in Kapitel 2 vorgestellt habe. Eine gesunde Körpermasse bildet die Grundlage für eine starke Immunität, die, wie Sie bereits wissen, zu einem langen und gesunden Leben führt.

Wenn Sie Ihrem Körper *unabhängig von einer Gewichtsabnahme* Bewegung verschaffen, können Sie einige der ungesunden Veränderungen, die sich bei sitzenden Tätigkeiten einstellen, eindämmen oder sogar rückgängig machen und die Symptome bestimmter chronischer Krankheiten lindern.[4, 5] Bewegung wirkt Wunder für Ihre Gesundheit, ist jedoch vor allen Dingen äußerst förderlich für das Immunsystem. Wie eingangs erwähnt überstehen manche Leute die Erkältungs- und Grippezeit ohne das kleinste Schnüpfchen. Wie gelingt ihnen das? Nun, von allen Gewohnheiten, die sich auf die Anzahl der krankheitsbedingten Fehltage auswirken, ist körperliche Aktivität vermutlich die wichtigste. Bei mäßiger aerober Bewegung – etwa 30 bis 45 Minuten pro Tag bei Aktivitäten wie Spazierengehen, Radfahren oder Laufen – kann das Risiko einer Ansteckung mit typischen Winterwehwehchen wie Erkältung oder Grippe sowie eines schweren Verlaufs bei Infektionen um mehr als die Hälfte sinken.[6] Einige Zellen, darunter die für Virusinfektionen und Krebsüberwachung zuständigen NK-Zellen (siehe Seite 37), verzehnfachen sich bereits nach einer einzigen sportlichen Aktivität.[7] Indem man sich vor einer Impfung ein paar Minuten bewegt, lässt sich sogar der Impfschutz verbessern.[8, 9, 10, 11]

Wer auf wiederholte, gemäßigte aerobe Bewegung achtet, hat unbestritten bessere Chancen, länger besser zu leben. Regelmäßiger Sport beeinflusst die Immunität mit der Zeit auf genetischer Ebene, da er bestimmt, welche Gene eingeschaltet werden, um Infektionen zu bekämpfen und Entzündungen zu kontrollieren. Schon mäßig intensives Laufen auf einem Laufband wirkt entzündungshemmend. Dieser Faktor trägt entscheidend dazu bei, dass Aktivität die Gesundheitsspanne verlängert, denn so werden nicht nur chronische, leichtere Entzündungen unterdrückt, sondern auch altersbedingte und chronische nicht übertragbare Krankheiten. Einfach ausgedrückt ist Sport eine der besten natürlichen Methoden zur Entzündungshemmung – und die Nebenwirkungen sind geringer als bei jeder Pille.

Aus evolutionärer Sicht ist das sehr sinnvoll – häufige, ausdauernde körperliche Aktivität fördert die Überlebensfähigkeit erheblich. Wir sind dazu bestimmt, uns zu bewegen; unsere Immunzellen benötigen ein bestimmtes Maß an Bewegung, das bei einer typischen modernen Lebensweise nicht mehr gewährleistet ist. In den letzten paar Tausend Jahren hat sich unser Körper nicht wesentlich verändert, unser Lebensstil dagegen sehr. Wir bewegen uns zu wenig und zu selten, denn heutzutage ist das nicht mehr zwingend notwendig. Und nicht nur das – auch unsere Körperhaltung hat sich verändert. Die Art und Weise, wie wir stehen und sitzen, wirkt sich auf unsere Anatomie und Physiologie aus und hat signifikante Folgen für unsere Immunität.

Sie brauchen noch weitere Gründe, um sich zum Sport zu motivieren? Wie wäre es damit: Bewegung kann die Zusammensetzung Ihres Darmmikrobioms verändern – zum Positiven. Nach sechs Wochen regelmäßigen Trainings fanden sich im Darm der Testpersonen, die zuvor die meiste Zeit im Sitzen verbracht hatten, mehr kurzkettige, fettsäureproduzierende Mikroben – also genau diejenigen, die besonders gut für das Immunsystem sind. Doch nachdem die Testgruppe wieder sechs Wochen überwiegend sitzend verbracht hatte, entwickelte sich die Mikrobiota ebenfalls wieder zurück. Man muss also am Ball bleiben.

Sport entfaltet seine positive Wirkung auf verschiedensten diskreten und komplizierten Wegen, indem er unser Immunsystem stärkt und täglich im Gleichgewicht hält. Wenn man sich ein Leben lang bewegt, summieren sich die Vorteile.

Sport und Immunität

Unabhängig davon, ob Sie viel sitzen, in der Freizeit aktiv sind oder Hochleistungssport betreiben, jede einzelne Dosis körperlicher Aktivität hat eine tiefgreifende und unmittelbare Auswirkung auf Ihre Immunität. Und diese sofortige Reaktion beeinflusst die Arbeit Ihrer weißen Blutkörperchen sowie die Gesundheit jeder einzelnen Immunzelle.

Zunächst strömen während des Trainings massenhaft weiße Blutkörperchen aus dem Gewebe in den Blutkreislauf, da die Herzfrequenz steigt und das Blut heftiger gepumpt wird. Dann jedoch, wenige Stunden nach Ende der Aktivität, folgt ein deutlicher Rückgang; diese Zellen im Blut *scheinen* zu verschwinden und liegen nach einer anstrengenden Trainingseinheit bis zu drei Tage lang auf weit niedrigerem Niveau als davor.[12] Jahrzehntelang war sich die Forschung deshalb ziemlich sicher, dass der Körper durch einen einzigen anspruchsvollen Langstreckenlauf oder eine andere anstrengende Aktivität so sehr geschwächt wird, dass er Erkältungsviren und andere Mikroben nicht abwehren kann. Man glaubte, die intensive körperliche Anstrengung würde eine große Anzahl von Immunzellen abtöten und für einen Zustand sorgen, in dem Infektionen »freie Bahn« haben – eine Spanne von mehreren Stunden, in denen sich opportunistische Keime ungehindert einschleichen konnten. Marathon- und Ultramarathonläufer leiden nach eigenen Angaben häufiger an Krankheiten als die Gesamtbevölkerung. Aktuellere Kontrollstudien zeigen jedoch, dass Sportler ihren Gesundheitszustand nur selten treffend einschätzen, und dank genauerer Messmethoden weiß man nun, dass das Erkrankungsrisiko nach schwerer körperlicher Betätigung nicht überdurchschnittlich hoch ist. Dass nach dem Sport einige Stunden lang weniger Immunzellen im Blut sind, bedeutet nicht, dass diese Zellen verloren gegangen oder zerstört worden sind. Hightech-Untersuchungen ergaben vielmehr, dass sie sich schlicht wegbewegen und in den Darm oder die Lunge wandern, also in die Bereiche, die nach starker Belastung oft Immunhilfe benötigen (so erhöht das schnellere und tiefere Atmen beim Sport zum Beispiel die Wahrscheinlichkeit, dass Erreger in die Lunge eingeatmet werden). Einige wenige Immunzellen strömen auch ins Knochenmark, wo sie spezialisierte Stammzellen zur Bildung frischer neuer Immunzellen anregen sollen. Somit ist die geringere Anzahl dieser Zellen im Blutkreislauf, die nach dem Sport festzustellen ist, kein Hinweis auf eine Immunsuppression. Vielmehr werden sie durch die Aktivität dazu veranlasst, nach Infektionen in anderen Teilen des Körpers zu suchen, und wandern in das Gewebe, das fleißig an der Regeneration unserer Muskulatur arbeitet.

Gleichzeitig signalisiert Sport dem Körper auch, dass neue weiße Blutkörperchen gebildet werden sollen – nicht nur infektionsbekämpfende Immunzellen, sondern auch Tregs (die Hauptregulatoren, die die Fußsoldaten in Schach halten). Genau wie der übrige Körper altern auch die Immunzellen. Diesen alten »Zombie«-Zellen (die in Kapitel 2 vorgestellt wurden) kann man durch Sport entgegenwirken,[13] der damit ein wichtiges Hilfsmittel für eine gute Gesundheit und ein ausgewogenes Immunsystem ist. Weg mit den alten und her mit frischem Nachschub – mit der Zeit stärkt regelmäßige Bewegung die gesamte Immunabwehr und hält unsere weißen Blutkörperchen jung und frisch.

Muskeln sind die besten Freunde Ihrer Immunität

Sowohl Muskulatur als auch Fett sind selbst Immungewebe. Um den immunstärkenden Nutzen von Bewegung richtig zu verstehen, müssen wir uns die komplizierten Abläufe der immunologischen Wirkung von Muskeln und Fett vor Augen führen. In diesem Gewebe sind nicht nur verschiedene Immunzellen angesiedelt, sondern sie produzieren auch eigene Immunitätsmoleküle – Adipokine (Fett) und Myokine (Muskel).

Aus Kapitel 2 wissen Sie, dass zu viel Fettgewebe an bestimmten Stellen des Körpers, zum Beispiel am Bauch, ein Schlüsselfaktor für schwache Entzündungserscheinungen ist – genau die Entzündungen, die wir vermeiden wollen. Bei einem ungesunden Körpergewicht lassen sich unerwünschte Entzündungen durch Abnehmprogramme mit Sport weitaus effektiver reduzieren als durch eine bloße Diät.[14] Doch so verhasst das Körperfett vielen ist: Wenn man zu wenig davon hat, können ebenfalls Probleme auftreten, da das Fett wichtige Gedächtniszellen der Immunität speichert.

Das Immunsystem in der Muskulatur ist deutlich komplizierter. Obwohl Entzündungen als etwas von Grund auf Schlechtes gelten, sind sie unerlässlich, damit Ihr Körper richtig funktioniert, und wirken in vielerlei Hinsicht positiv. In der Sportwissenschaft weiß man seit langem, dass Bewegung Entzündungen *verursachen* kann, und diese sind oft sogar förderlich. Das kommt daher, dass Sport meistens die Muskelfasern schädigt. Dieses Entzündungssignal regt zu Muskelreparatur und Muskelwachstum an. Wenn wir unsere Muskeln durch körperliche Aktivität beanspruchen, werden sogenannte reaktive Sauerstoffspezies (ROS) gebildet, oft als freie Radikale bezeichnet. Diese Entzündungssignale bewirken eine belastungsinduzierte Muskelschädigung (EIMD). Anders als problematische, schwache chronische Entzündungen tritt diese muskuläre Entzündungsreaktion, die auf die Freisetzung großer Mengen eines bestimmten Immunsystem-Kommunikationsmoleküls namens Interleukin 6 (IL-6) aus den Muskelzellen zurückgeht, während und unmittelbar nach der körperlichen Betätigung auf, sodass Sie sich angemessen auf die körperliche Belastung einstellen können.

IL-6 kann sowohl entzündungsfördernd als auch entzündungshemmend wirken. Das klingt unlogisch, doch es kommt ganz darauf an, in welcher Menge es auftritt und woher es kommt – aus der Fett- oder aus der Muskelmasse. Bei passiven

Menschen ist ein hoher IL-6-Gehalt kein gutes Zeichen, sondern weist auf eine chronische Entzündung hin. Bei körperlicher Betätigung dagegen ist IL-6 zwar entzündungsfördernd, wirkt aber auch sehr stimulierend auf die Immunregulation. Das unterstützt nicht nur die Beseitigung unerwünschter Entzündungen, sondern sorgt auch dafür, dass der Schwellenwert, bei dem eine Entzündung ausgelöst wird, auf einem angemessenen Niveau bleibt. Unabsichtliche Kollateralschäden durch versehentlich aktivierte Entzündungsreaktionen werden damit begrenzt.[15] Somit gilt: intensivere und längere Trainingseinheiten = mehr IL-6. Und das hat noch weitere Vorteile, denn IL-6-Moleküle aktivieren Satellitenzellen – die Vorstufe der Muskeln –, die unsere aktive Muskulatur stärken und instand setzen. IL-6 spielt zudem eine wichtige Rolle im »Austausch« zwischen Fett und Muskulatur, sodass Bewegung das beste natürliche Medikament zur Behandlung von Stoffwechselstörungen wie Fettleibigkeit und damit verbundenen Komplikationen wie Typ-2-Diabetes ist.

Bewegung für die Muskeln – das beste Anti-Aging-Mittel

Wenn Sie über 30 sind, habe ich leider eine schlechte Nachricht für Sie: Höchstwahrscheinlich hat bei Ihnen bereits der Muskelabbau eingesetzt. Und von nun an wird es nur noch schlimmer. In der Mitte des Lebens verliert man pro Jahr 1 bis 2 Prozent an Muskelmasse und Kraft, sodass die gewohnten Tätigkeiten mit der Zeit immer schwererfallen. Bei etwa der Hälfte aller über 80-Jährigen sind Arme und Beine dünner als in ihrer Jugend. Für diesen altersbedingten Mangel (*griechisch Penia*) an Fleisch (*griechisch Sarx*) prägte Irwin Rosenberg von der Tufts University 1988 den Begriff »Sakropenie« – Muskelalterung.

Sarkopenie entsteht durch mangelnde Aktivität und hat oft zur Folge, dass die Aktivität noch weiter eingeschränkt wird, was wiederum den Muskelabbau verschärft. Dieser Teufelskreis kann in jedem Alter einsetzen und hat letztendlich ein erhöhtes Sturzrisiko, den Verlust der Unabhängigkeit und sogar einen vorzeitigen Tod zur Folge. Aus Kapitel 2 wissen wir, dass die Immunität mit zunehmendem Alter von Natur aus nachlässt. Die Thymusinvolution (das Schrumpfen der Thymusdrüse, in der die T-Zellen für unsere Abwehr produziert werden) gewinnt zwischen dem zwanzigsten und dreißigsten Lebensjahr an Fahrt und schwächt die Immunabwehr, während schwelende chronische Entzündungen mit der Zeit zunehmen. So steigt die Gefahr von Infektionen und schädlichen Entzündungszuständen.

Hier kommt die körperliche Aktivität ins Spiel, mit der sich sowohl Muskelschwund als auch Immunschwächung gleichzeitig bekämpfen lassen. So wie das Immunsystem zur Stärkung der Muskulatur beiträgt, können wir es verjüngen, indem wir die Muskeln bewegen. Für ein Forschungsprojekt untersuchte man kürzlich 125 männliche und weibliche Personen im Alter zwischen 55 und 79 Jahren, die als Erwachsene fast durchgängig auf hohem Niveau Radsport betrieben hatten. Im Vergleich zu älteren Erwachsenen, die sich nicht regelmäßig bewegt hatten, sowie jungen Menschen unter 30 mit sitzender Lebensweise verfügten die aktiven älteren Radsportler über eine überragende Immunität.[16] Warum?

Wenn Ihre Muskeln aktiv bleiben, werden große Mengen des Hormons Interleukin 7 (IL-7) ins Blut abgegeben, sodass die

Thymusdrüse nicht mehr schrumpft, sondern weiterhin frische neue T-Zellen produzieren kann. An der obigen Studie nahmen nun ältere Menschen teil, die sich immer regelmäßig bewegt hatten. Für einen Großteil der Bevölkerung gilt jedoch: Je älter wir werden, desto weniger aktiv sind wir. Laut einer Studie ist die Überzeugung, Bewegung könne ihr Leben nicht mehr verbessern und/oder verlängern, für die über 65-Jährigen der hauptsächliche »Abschreckungsfaktor« – die weit verbreitete Ausrede »Jetzt ist es schon zu spät«.[17] Die Forschung zeigt jedoch, dass jemand, der in fortgeschrittenem Alter mit Sport anfängt, offenbar dennoch länger lebt und ein geringeres Krankheitsrisiko aufweist. Auch ein älterer Körper kann trainiert werden, und die positiven Folgen machen sich schnell bemerkbar.

Bewegung verbessert nicht nur die Immunität im Alter, sondern auch den Gleichgewichtssinn, die Ausdauer, die Körperhaltung und die Muskelkraft, sodass es seltener zu Stürzen und Verletzungen kommt. Auch Blutdruck und Knochendichte profitieren sehr. Sarkopenie ist nicht nur eine Alterserscheinung. Liegt das Körpergewicht über dem gesunden Richtwert und/oder bewegt man sich nicht genug, so ist man doppelt gefährdet, und unabhängig vom Alter werden Muskeln abgebaut. Diese sogenannte »sarkopenische Adipositas« hat auch Auswirkungen auf den gesamten Stoffwechsel.

Welche Aktivität ist die beste, und wie oft sollte man sich bewegen?

Körperliche Aktivität bedeutet für jeden etwas anderes. Es muss nicht unbedingt Sport sein, wir müssen uns nur bewegen. Wer weniger als 30 Minuten pro Woche aktiv ist, gilt als »körperlich inaktiv«. Aber körperliche Inaktivität ist nicht gleichbedeutend mit einer sitzenden Lebensweise. Langes Sitzen schadet der Gesundheit auch dann, wenn man ansonsten die Kriterien für »körperlich aktiv« erfüllt. Wenn Sie sich abends im Fitnesskurs verausgaben, können Sie damit also nicht ausgleichen, dass Sie zuvor den ganzen Tag am Schreibtisch gesessen haben. Ob Kardio- oder anaerobes Training, Übungen für Kraft oder Ausdauer – es gibt viele verschiedene Arten von Bewegung, die mit unterschiedlicher Intensität und Dauer ausgeführt werden können. Welche, wenn überhaupt, sind für das Immunsystem am besten?

Vereinfacht ausgedrückt braucht unser Körper zwei Arten von Bewegung, um Bestleistungen zu erbringen: aerobe und anaerobe. Aerob bedeutet »auf Sauerstoff angewiesen«; gemeinhin gelten Aktivitäten geringer oder mittlerer Intensität wie Gehen oder Schwimmen, die über längere Zeit ausgeführt werden können, als aerob. Der Begriff »anaerobes Training« ist eigentlich irreführend, denn jede Betätigung, die länger als ein paar Sekunden andauert, kann nicht zu 100 Prozent anaerob sein. Gemeinhin definiert man anaerobe Bewegung jedoch als »Laktat-produzierende« schnelle Energieimpulse, die bei maximaler Anstrengung ausgeführt werden wie Kraft- und Widerstandstraining oder Kurzstreckensprints. Sowohl aerobes als auch anaerobes Training hat enorme positive Auswirkungen auf die Zellen und Moleküle des Immunsystems. Anaerobe Aktivität beeinflusst weniger die Funktion der Immunzellen, sondern erhöht die Zahl der weißen Blutkörperchen.

Wie viel von beiden Varianten ist also empfehlenswert? Im Vereinigten Königreich wird 18- bis 65-Jährigen zu mindestens 150 Minuten mäßiger aerober Aktivität mit mindestens zwei muskelstärkenden Aktivitäten pro Woche geraten. Allerdings hat sich gezeigt, dass schon eine Stunde Gehen pro Woche die Gesundheit langfristig verbessert.[18] Wenn Sie sich also derzeit nicht viel bewegen, könnte das ein guter Anfang sein. Wer sich eher regelmäßig betätigt, bleibt oft bei einer bestimmten Aktivität. Aber wieso sollten Sie sich auf eine Art der Bewegung beschränken? Schließlich nehmen Sie auch unterschiedliche Nahrung zu sich. Aktuelle Daten aus der Bewegungsimmunologie legen nahe, dass regelmäßiges anaerobes und aerobes Training zusätzlich den Vorteil hat, die Immunität zu verbessern. Besonders beliebt ist aktuell aerobes High Intensity Interval Training (HIIT), da es nicht viel Zeit in Anspruch nimmt und damit auch für Vielbeschäftigte eine effektive Trainingsmöglichkeit bietet. HIIT mag die beeindruckende Fähigkeit haben, noch Stunden nach dem Training für eine höhere Stoffwechselrate zu sorgen und somit bei gleicher Dauer mehr Kalorien zu verbrennen als herkömmliches Training, doch der positive Einfluss auf die Immunität ist noch weitgehend unerforscht. HIIT ist nicht nur zeiteffizient, sondern hat auch einen einzigartigen Vorteil gegenüber anderen, weniger intensiven aeroben Aktivitäten: Die Immunzellen werden damit äußerst effizient dazu angeregt, sich um ihre energieproduzierenden Batterien, die Mitochondrien, zu kümmern und sie zu verjüngen, damit sie gut arbeiten und den Alterungsprozess bekämpfen können.[19] Bei jüngeren Testpersonen war nach HIIT eine Steigerung der mitochondrialen Kapazität um 49 Prozent festzustellen, und mit 69 Prozent war der Zuwachs in der Gruppe der älteren noch beeindruckender. Gewichtheben (oder eine andere Form von Widerstandstraining) sollte in keinem Trainingsprogramm fehlen, insbesondere bei älteren Menschen, denn es hat nicht nur erhebliche funktionelle Vorteile für gesunde Knochen und Gelenke, sondern ist auch für unsere Muskelmasse von Bedeutung, die mit zunehmendem Alter stark abnimmt. Ob jung oder alt, gesund oder von einer chronischen Entzündungskrankheit wie rheumatoider Arthritis betroffen, die Muskulatur ist der beste Freund Ihres Immunsystems – ein Leben lang (siehe Seite 297).[20]

Ist es schon zu spät?

Bewegung kristallisiert sich zu einem wahren Wundermittel heraus, und körperliche Aktivität ist ein Faktor zur Risikominderung, der sich gut beeinflussen lässt. Dass man damit dauerhaften Entzündungen und der steigenden Flut an Entzündungskrankheiten entgegenwirken kann, wird noch viel zu wenig beachtet. In einer Gesellschaft, in der wir uns insgesamt viel weniger bewegen als früher, klafft trotz aller Zielvorgaben und öffentlichen Kampagnen eine gewaltige Lücke zwischen »Wissen« und »Handeln«, und das hat sehr bedenkliche Ursachen.

Im letzten Jahrhundert geschah etwas Unerwartetes: Der Mensch wurde zu einem sitzenden Wesen. Sitzen ist mittlerweile das neue Rauchen, aber während ein Großteil der Bevölkerung schon seit langem auf Zigaretten verzichtet, kann sich kaum jemand den Luxus erlauben, den Schreibtischstuhl einfach auszurangieren. Einer Studie zufolge verbringen die meisten Erwachsenen 15 Stunden am Tag im Sitzen, was zusammen mit acht Stunden Schlaf nur eine Stunde für körperliche Aktivität übrig lässt. In der modernen Umwelt wird unser Körper nicht mehr ganz natürlich stark, beweglich und ausgeglichen, sondern wir müssen sorgfältig darauf achten, in unserer gestörten modernen Welt ausreichend Bewegung zu bekommen.

Viele Menschen mittleren Alters fürchten, dass der Zug abgefahren ist und körperliche Betätigung ihnen jetzt auch nichts mehr bringen wird. Und, ja, vielleicht wäre es das Beste gewesen, schon vor 20 Jahren mit dem Training angefangen zu haben – das Zweitbeste ist jedoch, jetzt damit zu starten. Vergleicht man eine Gruppe von 50-Jährigen, die fast das ganze Leben lang sportlich aktiv waren, mit Menschen, die nach langjähriger sitzender Lebensweise erst jenseits der 50 mit dem Sport anfingen, so zeigt sich, dass beide Gruppen das gleiche Leistungsniveau erreichen können.[21] Damit kommt Bewegung allen zugute, und es ist nie zu spät loszulegen.

Der Zusammenhang zwischen Bewegungsmangel und schlechtem Gesundheitszustand ist Gegenstand kontinuierlicher Forschungsarbeit, die in den Medien große Beachtung findet. Ist Sitzen vor allem deshalb ungesund, weil wir uns nicht bewegen, wenn wir sitzen? Oder hat Sitzen für sich genommen ganz eigene negative Auswirkungen auf unseren Körper, und wenn ja, könnten diese Folgen die Vorteile körperlicher Bewegung irgendwie verändern oder gar überlagern? Kürzlich legte eine kleine, aber beunruhigende Studie nahe, dass die üblichen Vorzüge körperlicher Betätigung nicht mehr zum Tragen kommen könnten, wenn wir den Großteil des Tages im Sitzen verbringen, da im Körper dadurch Veränderungen entstehen, die nicht nur für sich allein ungesund sind, sondern auch den gesundheitlichen Nutzen der Bewegung abschwächen. Mit anderen Worten: Wenn wir zu viel sitzen, kann der Sport seine erhoffte Wirkung möglicherweise nicht richtig entfalten. Aber das heißt noch lange nicht, dass man es gleich sein lassen kann; Bewegung fördert unbestritten langfristig Gesundheit und Wohlbefinden.

Bewegungstipps

Wie bereits erwähnt empfiehlt die britische Regierung derzeit mindestens 150 Minuten moderates aerobes Training sowie zwei Einheiten Muskelkrafttraining pro Woche. (Zum Vergleich: Bei den Hadza, einem Stamm von Jägern und Sammlern in Tansania, sind aktuell etwa 135 Minuten moderate bis intensive körperliche Aktivität pro Tag die Regel.) Nur ein Drittel der britischen Bevölkerung hält sich an die behördlichen Empfehlungen.[22] Aber selbst wer diese Aktivitätskriterien erfüllt, bringt oft dennoch zu viel Zeit im Sitzen zu, weil wir oft täglich viele Stunden vor Geräten hocken oder im Auto fahren.

Die größten Hindernisse für jede Art von körperlicher Aktivität sind Zeit, Energie und Motivation – all das ist Mangelware, da uns die Arbeit länger und intensiver in Anspruch nimmt als je zuvor. Doch wir müssen uns eingestehen, dass unsere Zukunft ohne Bewegung nicht rosig aussieht. Wie bereits gesagt: Es geht nicht darum, sich nach einem Tag im Büro im Fitnessstudio zu verausgaben, sondern wir müssen einfach nur für Bewegung sorgen. Rund um die Uhr. Nicht für ein bestimmtes Ziel trainieren, sondern uns einfach bewegen, weil wir das brauchen. Wie können wir das schaffen?

Körperliche Aktivität lässt sich überall einbauen – ob bei alltäglichen Gewohnheiten (zum Beispiel Treppe statt Aufzug nehmen), auf dem Weg zur Arbeit (zum Bahnhof laufen, statt den Bus zu nehmen) oder in der Freizeit (öfter in den Park gehen oder an einem Parkrun teilnehmen). Lassen Sie Ihrer Kreativität freien Lauf! Vielleicht wollen Sie sogar einen extremen Schritt wagen und Ihre Wohnung nach dem aktuellsten Wellness-Trend »möbelfrei« gestalten. (Ja, das ist gerade sehr angesagt – dahinter steckt die Theorie, dass wir ohne Stühle von Rückenproblemen verschont bleiben und bis ins hohe Alter beweglich sind, weil wir uns täglich viele Male auf den Boden setzen und wieder aufstehen.) Falls Ihnen ein möbelfreies Zuhause zu abschreckend erscheint, planen Sie Ihren Tag am besten so, dass Bewegung Priorität hat, damit Ihr Immunsystem das ganze Jahr über stark bleibt.

Als ausgebildete Fitnesstrainerin bin ich gerne in Bewegung und habe allgemein viel Freude an jeglicher Art von Sport. Für Fitnessstudios oder Kurse habe ich als berufstätige Mutter von Zwillingen allerdings nur wenig Zeit. Ich empfinde es sehr anstrengend, trotz vollen Terminkalenders aktiv zu bleiben. Deshalb habe ich mir überlegt, wie ich mich intelligenter bewegen könnte, und versuche nun, mein Bewegungsmuster genauso abwechslungsreich zu gestalten wie meine Ernährung. Um aktiv zu bleiben und uns wohl zu fühlen, brauchen wir jedoch nicht ungeheuer viel Abwechslung – entscheidend sind Konsequenz und

Qualität der Bewegung. Hier ein paar Ideen (aber bitte fühlen Sie sich nicht verpflichtet, auf mich zu hören oder die neuesten Trends mitzumachen; die Hauptsache ist, dass Sie Ihr Leben bewegungsreicher gestalten):

- **Fitness der Zukunft.** Technik mag uns das Leben erleichtern, verlangt aber einen hohen Preis. Allerdings kann sie uns auch zur Bewegung anhalten. Stehpulte, Schreibtisch-Laufbänder, Apple Watch, Fitbit und Apps, die Sie darauf hinweisen, dass Sie schon längere Zeit sitzen, können mehr Bewegung in den Alltag bringen.
- **Umdenken.** Körperliche Aktivität bedeutet nicht, dass man sich eine Stunde lang im Fitnessstudio auspowern muss. Finden Sie kreative Möglichkeiten, um sich den ganzen Tag über mehr Bewegung zu verschaffen. Eine kurze Auszeit, in der Sie durch die sozialen Medien scrollen, können Sie gleichzeitig für ein bisschen Aktivität nutzen. Ihnen graut vor dem Berg an Hausarbeit? Betrachten Sie das als sinnvolle körperliche Betätigung. Und die ist noch dazu vollkommen kostenlos!
- **Konsequenz ist wichtig.** Planen und organisieren Sie Ihren Alltag so, dass Bewegung darin Platz hat. Auch wenn Sie es nicht jede Woche zur gleichen Zeit ins Fitnessstudio schaffen, sollten Sie sich bemühen, Bewegung konsequent Priorität einzuräumen.
- **Kein Fitnessstudio?** Kein Problem! Widerstandsübungen können Sie auch mit dem eigenen Körpergewicht machen, und im Internet finden Sie sicher ein schnelles und einfaches Trainingsprogramm, das Sie zu Hause durchführen können.

- **Musik hören.** Untersuchungen haben gezeigt, dass Musik während der Bewegung die Leistung verbessern, die Motivation steigern und Ablenkungen reduzieren kann.
- **Mehr gehen und mehr stehen.** Untersuchungen zufolge wird das Risiko für Gesundheitsprobleme erhöht und die Immunität beeinträchtigt, wenn man tagsüber meist sitzt – auch dann, wenn man sich zusätzlich sportlich betätigt. Vielleicht könnten Sie ein Stehpult benutzen, Besprechungen als Walking Meetings abhalten oder mit dem Rad zur Arbeit fahren.
- **Der Arbeitsweg macht den Anfang.** Parken Sie etwas weiter weg, gehen Sie öfter zu Fuß oder nehmen Sie einfach häufiger die Treppe.
- **Walk and Talk.** Sie treffen eine Freundin oder müssen mit Kollegen etwas besprechen? Verbinden Sie das nächste Brainstorming mit einer Runde um den Block. Wenn man beim Reden den Blick durch die Gegend schweifen lassen kann, kommt man oft auf gute Ideen.
- **Raus ins Grüne.** Gehen Sie an die frische Luft, um sich zu bewegen – ob zu einem Spaziergang, einem Kurs oder um mit den Kindern im Park zu spielen. Mit der Außenluft atmen Sie eine Vielzahl von Mikroben ein, die Ihre Mikrobiota und damit Ihr Immunsystem nähren.
- **Die Form folgt der Funktion.** Selbst wenn Sie nicht leben, um sich zu bewegen, sollten Sie Bewegung als Mittel zum Zweck sehen, mit dem Sie Lebensqualität und Lebensdauer erhalten oder verbessern können. Funktionelle Bewegung rüstet den Körper für seine täglichen Aufgaben. Um ein optimales Ergebnis zu erzielen, sollten Sie darauf ach-

ten, dass Sie sich korrekt und in der richtigen Haltung bewegen.

Liebe zur Lymphe

Dass Bewegung der Immunität derart guttut, hängt vermutlich mit einem sehr undurchsichtigen Teil des Körpers zusammen, dem man nur wenig Beachtung schenkt – dem Lymphsystem. Dabei handelt es sich um den Kreislauf unserer Immunabwehr, ein riesiges Netzwerk mit Gefäßen und Knoten, die sich über den gesamten Körper erstrecken. Unser ganzer Körper, mit Ausnahme von Knorpeln, Nägeln und Haaren, schwimmt in Lymphflüssigkeit, die man Chylus nennt. Diese klare Flüssigkeit (insgesamt etwa 15 Liter, im Vergleich zu rund fünf Litern Blut) findet sich in so gut wie allen Winkeln und Ritzen des Körpers und befördert viele unserer Immunzellen, Hormone und Proteine – sie vermischt sich sogar mit der Hirn- und Rückenmarksflüssigkeit.

Das Lymphsystem war von jeher das hässliche Stiefkind des Körpers, das im Schatten seines Zwillings, des Blutkreislaufs, stand. Die beiden Systeme weisen zwar viele funktionelle, strukturelle und anatomische Ähnlichkeiten auf, doch die Lymphgefäße sind einzigartig. Während die Adern und Venen einen geschlossenen Kreislauf bilden, in dem das Herz aktiv Blut pumpt, um das Gewebe mit Sauerstoff zu versorgen, ist das lymphatische System offen. Die Bewegung durch das Netzwerk wird durch unsere täglichen rhythmischen Muskelbewegungen gesteuert, die den Chylus transportieren. Wenn sich die Muskulatur bei körperlicher Aktivität zusammenzieht, wird Lymphflüssigkeit durch den Körper gedrückt. Damit unser Immunsystem richtig funktioniert, müssen die Lymphgefäße – die breiten Boulevards der Immunität – in ständigem Fluss sein. Damit bildet das lymphatische System die Grundlage für Gesundheit und Wohlbefinden.

Die Lymphe ist Ihr Lebensretter

Wer für Gesundheit sorgen will, muss gut für die Lymphe sorgen. Die Medizin hat lange Zeit nicht richtig verstanden, wozu dieses großartige Netzwerk dient, und seine Funktionen wurden meist falsch gedeutet. Wenn Sie online nach Informationen über das Lymphsystem suchen, finden Sie vor allem Hinweise auf »geschwollene Lymphknoten« und »Krebs«, aber relativ wenig weiterführende Fakten zu dessen Rolle bei der Heilung und Vorbeugung von Krankheiten. Deshalb wollen wir uns anschauen, welche wichtigen Aufgaben das Lymphsystem hinsichtlich der Immungesundheit übernimmt.

Immun-Überwachung

Diese Transportwege durch den Körper dienen nicht nur als Superautobahn für das Immunsystem, sondern übernehmen auch eine seiner wichtigsten Aufgaben: die Überwachung.

Die Lymphe befördert unsere weißen Blutkörperchen in die entlegensten Winkel des Körpers, damit sie dort nach Infektionen, Anzeichen für Krebszellen oder anderen unerwünschten Dingen Ausschau halten können. Die Lymphbahnen fungieren als Immunkommunikationskanäle, die Informationen durch den gesamten Körper leiten und die Immunzellen in Aktivitätszentren – den Lymphknoten – bündeln. Einige Lymphknoten, die dicht unter der Haut liegen, können Sie ertasten – seitlich am Hals, unter dem Kinn, unter den Armen und im Leistenbereich. Wenn Sie schon einmal eine Mandelentzündung hatten, haben Sie mit Sicherheit diese ungewöhnlich großen Lymphknoten, die Mandeln, gespürt. Diese unerlässliche ständige Überwachung des Körpers übernehmen die Immunzellen. Ist das Lymphsystem verstopft, sodass die Lymphe nur träge fließt, wird die lebenswichtige Immunüberwachung beeinträchtigt, und auch die Abwehrfunktion kann eingeschränkt sein.

Transport von Nahrungsfetten und fettlöslichen Vitaminen

In Ihrem Darm wimmelt es von Lymphgefäßen, über die Fette und fettlösliche Vitamine aus der Nahrung aufgenommen und aus dem Verdauungstrakt in alle Ecken des Körpers befördert werden. Wenn die Lymphe nicht richtig fließt, kann es sein, dass es Ihnen an Energie fehlt und fettlösliche Vitamine wie A, D, E und K schlecht transportiert werden.

Entgiftung

Wie die Abflüsse in Ihrem Haus ist auch das lymphatische System immens wichtig, um Abfallprodukte aus dem täglichen Zellbetrieb herauszufiltern – giftige Nebenprodukte, die aus Pestiziden und Schadstoffen in der Umwelt stammen und so groß sind, dass sie nicht in den Blutkreislauf gelangen. Die Lymphe sammelt Abfallstoffe ein, spaltet sie in einer Reihe komplexer Prozesse auf und sorgt dafür, dass sie über die Leber aus dem Körper ausgeschieden werden. Abfallprodukte in unseren

Zellen und in ihrer Nähe können eine vorzeitige Alterung bewirken und Krankheiten begünstigen. Ihre Zellen und Organe sind immer nur so gesund wie das Milieu, in dem sie sich befinden. Deshalb arbeitet das Lymphsystem rund um die Uhr unermüdlich daran, das Körperinnere frisch und sauber zu halten.

Aufrechterhaltung des Flüssigkeitspegels im gesamten Körper

Wir alle wissen, wie wichtig es ist, genug zu trinken. Während das Blut Nährstoffe und Sauerstoff durch den Körper transportiert, sickert Flüssigkeit in unser Gewebe. Eine der Hauptfunktionen des Lymphsystems besteht darin, diese Flüssigkeit aufzufangen und zurück ins Blutsystem zu befördern, damit der allgemeine Flüssigkeitshaushalt stimmt. Wenn sich Flüssigkeit in einem bestimmten Bereich des Körpers, zum Beispiel in Armen oder Beinen, ansammelt, bilden sich Schwellungen, die sogenannten Lymphödeme. Ein längerfristiges Lymphödem kann mit der Zeit zu Komplikationen führen, die die Funktion des betroffenen Körperteils beeinträchtigen, zum Beispiel Entzündungen, Fibrose (eine Art Narbenbildung) und Ablagerung von Fettgewebe.

Anmerkung: Lymphödeme können durch spezifische genetische Erkrankungen (das sogenannte primäre Lymphödem) oder durch Operationen, bestimmte Infektionen und verschiedene Lebensgewohnheiten entstehen, zum Beispiel auch durch mangelnde körperliche Aktivität.

Wenn die Lymphe auf Abwege gerät

Unser Lymphsystem übernimmt also viele wichtige Aufgaben, doch es kann auch zweckentfremdet werden. Bei einer Tumorerkrankung können Krebszellen in nahegelegene kleine Lymphgefäße eindringen und von da aus in den nächsten Lymphknoten wandern. Oft werden sie dort zerstört, doch es ist auch möglich, dass einige überleben, weiterwachsen und in einem oder mehreren Lymphknoten Tumore bilden. Durch diese lymphatische Metastasierung breiten sich die Tumore dann hinterhältig im Körper aus.

Als Superhighway des Immunsystems ist das lymphatische System aufgrund seiner Größe und Dynamik besonders anfällig für Veränderungen. Wenn der tägliche Fluss und die Funktion der Lymphgefäße gestört sind, treten Probleme auf. Der schädliche Einfluss der Entzündungsstoffe bewirkt eine Ausdehnung des Lymphnetzwerks und beeinträchtigt dessen Arbeit. Das regt die Lymphgefäße dazu an, Fettgewebe am Ort der Entzündung abzulagern – zum Beispiel das unerwünschte Fett, das sich bei chronischen Darmentzündungen im Bauchbereich ansammelt. Ausgedehnte, undichte Lymphgefäße können das Gewebe nicht so gut entwässern und erhöhen die Anfälligkeit für Krankheiten und Infektionen. Das Fortschreiten langfristiger Entzündungen, das bei verschiedenen chronischen Gesundheitszuständen vorkommt, wird mit der Ansammlung von Fettgewebe und der entzündlichen Infiltration von Immunzellen in Verbindung gebracht.

Das Lymphsystem ist ganz besonders stressempfindlich. Wenn dauerhaft große Mengen des Stresshormons Cortisol auf das lymphatische Gewebe einwirken, kann es absterben. Auch ein gestörter Salzhaushalt, schlechte Verdauung und ein unausgeglichenes Darmmikrobiom haben Folgen für das Lymphsystem, das eng an der Verdauung und der Aufnahme von Nährstoffen mitwirkt.

Tipps für lymphfreundliche Verhaltensweisen

In Bezug auf das lymphatische System kann vieles schiefgehen, doch das Allerschlimmste, das wir ihm antun können, ist vermutlich langes Sitzen. Mir fallen keine Krankheiten oder körperlichen Beschwerden ein, bei denen eine effektive Lymphdrainage nicht von Vorteil wäre. Und unsere Lymphe lebt von Bewegung.

- Werden Sie aktiv. Je mehr ich über das Lymphsystem erfahre, desto stärker wird mein Drang, meiner Lymphe möglichst jeden Tag durch ausgiebige Bewegung etwas Gutes zu tun. Aber wie viel ist genug? Zunächst ist bekannt, dass zu langes Sitzen unser Sterberisiko selbst dann erhöht, wenn wir Sport treiben, deshalb sollten wir uns jeden Tag so viel wie möglich bewegen. Schon 20 bis 30 Minuten aerobes Training reichen aus, um den Stickoxidspiegel zu erhöhen, der den Lymphfluss positiv beeinflusst, und zwar vor allem dann, wenn man durch die Nase atmet. Auch Kleinigkeiten summieren sich. Wer schon einmal einen Schrittzähler benutzt hat, weiß, wie bei alltäglichen Bewegungen eine gesunde Anzahl an Schritten zusammenkommt (Studien zufolge sollten es mehr als 7500 pro Tag sein). Und das ist der Clou: Ob langsam oder schnell, jung oder alt, übergewichtig oder nicht – zum Gehen sind wir gemacht, und das allein reicht schon!

- **Gehen Sie schwimmen.** Wasser erhöht den Druck auf die Lymphgefäße, also schwimmen Sie, wenn Sie die Möglichkeit haben (und zwar idealerweise in kaltem Wasser).
- **Probieren Sie Fitnessrollen aus.** Diese festen Schaumstoffrollen zur Selbstmassage gibt es mittlerweile fast überall. Solche Rollen oder andere Varianten der Selbstmassage (zum Beispiel, indem Sie einen Tennisball über verspannte Stellen rollen) sind hervorragend geeignet, um die Durchblutung der Muskulatur zu fördern, Lymphflüssigkeit in Fluss zu bringen und den Körper bei der Ausscheidung von Abfallstoffen zu unterstützen. Außerdem werden Gewebeverklebungen gelockert, die zu Verspannungen und Verletzungen führen können.
- **Trainieren Sie tiefes Atmen.** So wie das Herz das Blut durch den Körper pumpt, kann das Zwerchfell den Lymphfluss ankurbeln. Tiefe Zwerchfellatmung fördert die Lymphfunktion ganz erheblich. In Verbindung mit sanfter Dehnung lässt sich so auch gut gegen Stress angehen und zum Ausklang des Tages Spannung abbauen.
- **Hüpfen Sie.** Lymphflüssigkeit spricht sehr gut auf G-Kräfte an, sodass Minitrampoline gute Dienste erweisen können. Sanftes Auf- und Abhüpfen aktiviert den Lymphfluss. Dabei entstehen Gravitationskräfte, durch die sich die Einweg-Lymphventile öffnen und schließen – so werden Lymphe und Immunzellen durch den ganzen Körper transportiert.
- **Probieren Sie Bürstenmassagen (Effleurage) aus.** Indem man die trockene Haut bürstet, werden auf natürliche Weise ab-

gestorbene Hautzellen aus den Poren entfernt und die Haut von Öl, Schmutz und Rückständen befreit, die sie stumpf und trocken machen oder verkleben. Der sanfte Druck und die Bewegung der Borsten können auch den Lymphfluss anregen und den Körper damit sanft entgiften. Verfechter der Bürstenmassage behaupten zudem, so ließe sich Cellulite verringern, da die Haut besser durchblutet wird. Für eine Bürstenmassage benötigen Sie eine spezielle Bürste mit steifen Borsten. Fangen Sie an den Füßen an und bürsten Sie mit langen, sanften Strichen nach oben, an den Gliedmaßen immer zur Körpermitte hin. Bürsten Sie erst Beine und Arme, anschließend sanft auch Bauch und Rücken.

- **Gönnen Sie sich eine Lymphmassage.** Bei der Lymphmassage gibt es verschiedene Techniken, doch insgesamt wird der Körper so bearbeitet, dass die Lymphflüssigkeit physisch abfließt. Die Ergebnisse sind deutlich spürbar und erwiesen. Diese Massage, oft auch als Lymphdrainage bezeichnet, wurde ursprünglich zur Behandlung von Lymphödemen entwickelt (siehe Seite 313). Nach einer aktuellen Studie ließen sich verstopfte Lymphgefäße nach einer Operation durch eine Kombination aus Lymphdrainage und Bewegung erfolgreich behandeln. Diese Massagetechnik ist die einzige, bei der die positive Wirkung auf den Lymphfluss und damit die Unterstützung der Arbeit des Lymphsystems wissenschaftlich nachgewiesen ist.[23] Massage reduziert auch Entzündungen und fördert die Genesung nach Verletzungen. Darüber hinaus ist sie entspannend, kann Verspannungen und Schmerzen verringern und zudem subjektiv das Stressempfinden lindern.[24]

- **Wechseltherapie mit Wärme und Kälte.** Lymphgefäße ziehen sich bei Kälte zusammen und dehnen sich bei Wärme aus. Wenn Sie keine Lust haben, im Winter ins Meer zu springen, und keine Sauna nutzen können, sorgen Wechselduschen für lymphfördernde Reaktionen.
- **Achten Sie auf Ihren Flüssigkeitshaushalt.** Wenn Sie nicht genug trinken, wird die Lymphe dicker und weniger beweglich. Sorgen Sie also für reichlich Flüssigkeitszufuhr – nicht nur bei Durst.
- **Ernähren Sie sich gesund.** Gemüse – insbesondere grünes Blattgemüse und Rüben – enthalten Nitrat, das im Körper zu Stickstoffmonoxid wird. Dies wiederum reguliert den Lymphfluss. Viele pflanzliche Nahrungsmittel, darunter Obst, der Kakao in Schokolade (kaufen Sie Zartbitter-Varianten) und Rotwein, liefern zudem Polyphenole und andere Verbindungen, die die Stickoxidproduktion erhöhen können. Eiweißreiche Nahrungsmittel wie Nüsse, Bohnen, Körner, Pute, Meeresfrüchte und Milchprodukte liefern Arginin, eine Aminosäure, welche die Zellen zur Herstellung von Stickstoffmonoxid benötigen.

So erweitern Sie Ihren Bewegungsumfang

Der Bewegungsumfang, nach dem englischen Begriff »range of motion« oft mit ROM abgekürzt, ist das volle Bewegungspotenzial unserer Gelenke. Mobilität wird oft mit Flexibilität gleichgesetzt, aber während es bei der Flexibilität um die passive Streckung eines Muskels geht, bedeutet Mobilität, dass der Körper uneingeschränkt in seinem vollen Bewegungsumfang agieren kann – dass Muskeln, Sehnen, Gelenke und andere Komponenten geschmeidig sind und sich aktiv und schmerzfrei zusammen bewegen. Den meisten von uns dürfte klar sein, wie wichtig Mobilität ist. Wenn es Ihnen schwerfällt, Ihre Zehen zu berühren oder aus sitzender Position vom Boden aufzustehen, oder wenn Ihre Schultern blockieren, wenn Sie über Kopf greifen wollen, dann werden sich diese Einschränkungen aller Wahrscheinlichkeit nach nur noch verschlimmern, wenn Sie nichts dagegen unternehmen. Nur zu leicht nimmt man Mobilität als selbstverständlich hin – bis diese aus Altersgründen, aufgrund schlechter Gewohnheiten oder durch Verletzungen verloren geht, sodass es zu Rückenproblemen, Arbeitsausfall und manchmal sogar zu Operationen kommt. Trotzdem achten nur sehr wenige Menschen auf die richtige und umfassende funktionelle Bewegung – das gilt auch für Sportler.

Weniger offensichtlich sind in diesem Zusammenhang vielleicht die weitreichenderen Folgen einer eingeschränkten Mobilität, die über die mangelnde Beweglichkeit hinausgehen. Probleme mit dem lymphatischen System können den Bewegungsumfang einschränken und umgekehrt, sodass wir Muskelungleichgewicht und -verspannungen, eine höhere Verletzungsanfälligkeit und Schmerzen sowie Schwierigkeiten bei alltäglichen Bewegungen erleben, insbesondere mit fortgeschrittenem Alter.

Die Mobilität wirkt sich maßgeblich auf Faktoren wie Körperhaltung, Gelenkgesundheit und Verletzungsrisiko aus. Sie hat Anteil daran, ob wir mit zunehmendem Alter nicht nur körperlich aktiv bleiben, sondern überhaupt richtig am Leben teilhaben können. Einfach ausgedrückt: Wird die Mobilität nicht genutzt, geht sie verloren.

Welche Art von Mobilitätskonditionierung für Menschen ideal ist, wurde bislang erst in wenigen Studien untersucht. Forschungen an wild lebenden Tieren zeigen, dass die Immunität bei denjenigen mit einer guten Gesamtkonditionierung des Körpers am besten war.[25] Dabei stemmen wild lebende Tiere kaum Gewichte im Fitnessstudio, hocken aber auch nicht stundenlang vor dem Computer. Kraft und Fitness lassen sich hervorragend steigern, indem man lediglich das eigene Körpergewicht einsetzt (Calisthenics), mit funktionellen Bewegungen, die zudem Beweglichkeit und Flexibilität verbessern. Darüber hinaus sind Körpergewichtsübungen von Natur aus gelenkschonend und nicht zuletzt sicher und ohne großen Aufwand durchzuführen. Der Mobilität tut es aber auch schon gut, wenn man nur fünf bis zehn Minuten pro Tag am Bewegungsumfang arbeitet, indem man mit sanften Dehnungen die Gelenkbeweglichkeit fördert. Dehnen Sie zum Beispiel im Stehen die Rückseite Ihrer Oberschenkel, machen Sie Ausfallschritte mit Drehung der Wirbelsäule oder dehnen Sie die Gesäßmuskulatur. Versuchen Sie täglich, möglichst lange in die Hocke zu gehen, und machen Sie einige Durchgänge der Katze-Kuh-Übung. Oder rollen Sie jeden Morgen nach dem Aufwachen Ihre Wirbelsäule langsam nach unten, bis Sie Ihre Zehen berühren. Versuchen Sie, Ihr tägliches Programm für die Gelenkbeweglichkeit mit kontrollierten Gelenkrotationen (CAR) als zehnminütiges Morgenritual durchzuführen. CAR halten Ihre Gelenke gesund, denn bei diesen Bewegungen werden Flüssigkeit und Abfallprodukte aus den Gelenken gedrückt, während die Mikrozirkulation frische Lymphflüssigkeit zuführt und Zellabfälle abtransportiert. All das erfolgt über das lymphatische System.

Das Läufer-»Immunitäts«-Hoch

Vielleicht ist Ihnen das »Läuferhoch« ein Begriff, das man nach körperlicher Betätigung verspürt. Ursprünglich ging man davon aus, es werde durch Wohlfühl-Endorphine ausgelöst – körpereigene Opiate, die Schmerzen lindern. Manchmal jedoch fühlen wir uns beim Sport auch unwohl. Dafür ist Dynorphin verantwortlich, ein Stoff, der ebenfalls zur Familie der Opioide gehört und uns für Wohlfühl-Endorphine empfänglicher macht. Nicht nur diese Opioide fördern das Immunsystem, sondern auch die beim Sport freigesetzten Endocannabinoide, körpereigene chemische Stoffe, die den Substanzen in Marihuana ähneln. Sie schicken Signale an die sogenannten »Belohnungszentren« im Gehirn[26] und rufen damit ein ruhiges Wohlbefinden hervor – einen veränderten Bewusstseinszustand, den Ausdauersportler seit jeher zu schätzen wissen.[27]

Man geht davon aus, dass die beim Sport freigesetzten schmerzlindernden Wohlfühlstoffe, die wir als Belohnung empfinden, von der Evolution als Motivation für Aktivität gedacht sind, um die sehr aktive Lebensweise zu fördern, mit der der Mensch seine Umwelt beherrschen kann. (In kritischen Situationen sind Euphorie und Schmerzlinderung von unschätzbarem Wert.[28]) Wäre es also möglich, dass die Aussicht auf diese Wohlfühlstoffe eine Lösung für die Adipositas-Krise darstellt? Vermutlich eher nicht. Inaktive Menschen sind oft nicht so fit, dass sie auf Anhieb die

Trainingsintensität erreichen, bei der sich derartige Belohnungsgefühle einstellen – daher sind die ersten Schritte auf dem Weg zu regelmäßiger Aktivität eine große Herausforderung.

Die chemischen Stoffe, die Wohlbefinden auslösen, sind eng mit der korrekten Funktion des Immunsystems verknüpft. Sie sorgen dafür, dass es reibungslos arbeitet, und wirken wie eine Rückkopplungsschleife. Die beim Sport freigesetzten Opioide befördern zusätzliche Immunzellen in die Muskeln, die beim Training beansprucht werden, und fördern so die Reparatur eventueller Schäden. Ohne Endorphine und Endocannabinoide würde das Immunsystem auf Abwege geraten. Deshalb ist körperliche Aktivität auch dann wichtig, wenn Sie unter Schmerzen und chronisch entzündlichen Erkrankungen wie Arthritis leiden.[29] Studien legen nahe, dass etwa eine Stunde Ausdauertraining nötig ist, bis Wohlfühlstoffe freigesetzt werden. Die stärksten Hochgefühle entstehen bei hochintensiven Aktivitäten wie kurzem Gewichtstraining oder HIIT.[30, 31]

Positiver Stress?

Wenn wir uns sportlich betätigen, ist das für den Körper eine Form von Stress. Aus Kapitel 5 wissen wir, dass Stress auf unterschiedlichste Weise ausgelöst werden kann, doch die biologische Reaktion ist immer gleich: die Kampf-oder-Flucht-Reaktion des sympathischen Nervensystems (SNS), die durch einen Anstieg der Neurotransmitter und Hormone, darunter Adrenalin und Cortisol, koordiniert wird. Diese Reaktion signalisiert zudem, dass der Körper Stress erlebt, damit wir uns an die Belastung anpassen, die Herzfrequenz beschleunigen und Energie freisetzen, um Bewegungen zu fördern – genau wie bei psychischem Stress. So sorgt Sport dafür, dass unsere Stressreaktion »gut geölt«, fein abgestimmt und für Kampf oder Flucht gerüstet ist.

In Kapitel 5 haben Sie erfahren, dass das Stresshormon Cortisol wie Wasser auf das Feuer der Entzündung wirkt. Darüber hinaus führt die Bewegung unserer Muskeln auch zur Freisetzung wichtiger »Myokine«, die der Immunkommunikation dienen – IL-6 zur Stärkung der Muskeln sowie entzündungshemmendes Interleukin 10 (IL-10). Folglich verringert regelmäßige Bewegung unerwünschte Entzündungen und ist gleichzeitig ein positiver Eustress, der uns bei der »Kreuzadaptation« hilft, indem er den Körper höflich darum bittet, die molekularen Bewältigungsstrategien an die neuen Herausforderungen und anderen Belastungen in unserem Leben anzupassen. Diese wertvollen Anpassungsprozesse sind evolutionär fest mit unseren Genen verdrahtet. Myokine regen zudem die im Gehirn angesiedelten Immunzellen (Mikroglia) zur Produktion von Wachstumsfaktoren an, die neue Gehirnzellen bilden und so vor neurodegenerativen Krankheiten schützen. Und Bewegung kann auch bei der Serotoninproduktion helfen, die ebenfalls für unsere psychische Gesundheit wichtig ist.

Körperliche Aktivität bereitet uns auf künftige Herausforderungen vor, und letztendlich ist es ihr zu verdanken, dass wir als Spezies dem Unbekannten gewachsen sind. Wenn wir die Intensität unserer Aktivität erhöhen, reagiert unser Körper darauf, indem er sich anpasst und mit kleinen Maßnahmen dafür sorgt, dass der Status quo erhalten bleibt.

Ein paar warnende Worte

Dass Sport die Stressreaktion optimiert, ist unbestritten. Allerdings ist genau auf das richtige Maß zu achten, denn eine Verlagerung der Kräfteverhältnisse kann beträchtliche Folgen haben. Bei einem zu ehrgeizigen Trainingsplan oder längerfristigen anstrengenden Aktivitäten wie einem Marathon fällt die natürliche entzündungshemmende Reaktion der körperlichen Betätigung zu stark aus. Bei Studien an Menschen sowie an Tiermodellen wurde festgestellt, dass die Stressreaktion bei zu intensiver Aktivität zu lange weit über das übliche Maß hinausging,[32] sodass die Immunität unterdrückt und die lebenswichtigen Abwehrkräfte geschwächt wurden. Die Zirkulation der Immunzellen und Antikörper, die der Körper zur Abwehr fremder Eindringlinge unbedingt braucht, ist dann drastisch eingeschränkt. Somit werden die Weichen für eine Infektion gestellt. Die J-Kurve – ein Modell, das Anfang der 1990er-Jahre erstmals den Zusammenhang zwischen Bewegung und Infektionsrisiko beschrieb – bestätigt, dass die Wahrscheinlichkeit einer Erkrankung dann höher ist als bei Menschen, die gar nicht aktiv sind. Wer sich regelmäßig mäßig stark bewegt, reduziert sein Infektionsrisiko im Vergleich zu Personen mit sitzender Lebensweise. Doch seltsamerweise steigt das Risiko für eine Erkrankung oder einen besonders schweren Krankheitsverlauf, wenn man sehr intensiv oder über einen längeren Zeitraum hinweg Sport treibt.

Eine längerfristige Freisetzung von Cortisol hemmt insbesondere die NK-Zellen – die Viren bekämpfen und verhindern, dass sich Tumorzellen einnisten können. Wer intensiv Sport betreibt, erleidet häufiger schwerere Infektionen, und wenn die übliche Trainingsbelastung eine Woche lang verdoppelt wird, kann die Immunabwehr sogar um bis zu 50 Prozent nachlassen.[33, 34] Wir wissen, dass häufige gemäßigte Aktivität mit einem verringerten Risiko für verschiedene Krebsarten verbunden ist, doch belastendes Training, das über viele Jahre andauert, kann es bei bestimmten Krebsformen erhöhen.

Jede Art von körperlicher Aktivität kann unsere Systeme belasten. Was, wenn Ihr hartnäckiges Training so große Muskelschäden verursacht, dass Ihr Körper damit überfordert ist? Die Anpassung an die Bewegungsintensität erfordert echte Energie und physische Ressourcen, die nicht unerschöpflich sind. Wenn die Nahrungsaufnahme nicht mit den an den Körper gestellten Anforderungen übereinstimmt, muss er Prioritäten setzen, indem er anderswo Ressourcen abschöpft – und das betrifft zum Beispiel auch das Immunsystem, sodass Sie schlapp und gesundheitlich nicht auf der Höhe sind.

Wenn Sie zu intensiv oder zu lange trainiert haben oder geradezu süchtig nach HIIT-Training sind (High Intensity Interval Training, das größere Muskelschäden verursachen kann als längere Einheiten), obwohl Ihr Terminkalender schon zum Bersten voll ist, kann die Wahrscheinlichkeit einer Erkrankung steigen. Das gilt vor allem dann, wenn Sie täglich aktiv sind und sich keine Erholungstage gönnen – dann können sich die Folgen summieren, sodass die Immunfunktion zunehmend schwächer wird. Unter Umständen müssen Sie dann irgendwann länger auf Ihre geliebten Trainingsprogramme verzichten, als Ihnen lieb ist, und all Ihre Anstrengungen waren vergeblich. Zudem leidet nicht nur Ihre Leistungsfähigkeit, wenn Sie sich nicht genug

Ruhe und Erholung gönnen, sondern auch Ihre Gesundheit kann ernsthaften Schaden nehmen. Es gibt Hinweise darauf, dass Sportler, die während einer Grippe weiter trainierten, eine Form des chronischen Erschöpfungssyndroms entwickelten, bei dem sich das Virus in einer subklinischen Form im ganzen Körper ausbreitet, das Immunsystem ständig beansprucht und zu längerfristiger Erschöpfung führt.[35] Die meisten der erwähnten Studien zu den negativen Auswirkungen übermäßiger Bewegung auf die Immunität betreffen aerobe Aktivität. Da aber so ziemlich jede körperliche Betätigung in irgendeiner Form mit aerober Aktivität verbunden ist, gelten diese Folgen nicht nur bei dauerhaftem Kardiotraining.

Regelmäßiges Übertraining, bevor man sich vom vorherigen Training erholt hat, führt zu einem Zustand, den man in der Fachwelt als »Overreaching« bezeichnet – Muskulatur, Stoffwechsel und Stressachse ermüden. Overreaching ist nicht uneingeschränkt schlecht, sondern kann im Profisport strategisch zur Leistungsverbesserung eingesetzt werden, da es sich um einen vorübergehenden Zustand handelt, der bei geeigneten Erholungsphasen »funktional« die zukünftige Leistungsfähigkeit erhöhen kann. Bei längerfristigem intensivem Training ohne ausreichende Erholungsphasen kommt es jedoch zu »nichtfunktionalem Overreaching«, einem Übertrainingssyndrom, das Wochen oder Monate andauern kann und erhebliche Folgen für die Immunität mit sich bringt.[36]

Kein Zweifel besteht daran, dass funktionales Overreaching, sei es nun im Kardio- oder in einem anderen Bereich, leicht in nichtfunktionales umschlagen kann – und dann bietet körperliche Aktivität wirklich keinerlei Vorteile mehr. Der größte Schaden für das Immunsystem entsteht, wenn man bis zur Erschöpfung trainiert, ohne dem Körper Zeit zur Erholung zu gönnen. Für die langfristige gesundheitliche Balance ist es entscheidend, dass man gesund genug bleibt, um weiterhin Sport zu treiben. Die möglichen schädlichen Folgen beschränken sich nicht nur auf das Immunsystem und die Leistungsfähigkeit im Fitnessstudio, sondern können auch Darmschäden verursachen, die als »trainingsinduziertes gastrointestinales Syndrom« bezeichnet werden. Mit Intensität und Dauer der körperlichen Betätigung steigt auch das Risiko einer »Undichtigkeit« des Darms und einer Störung der Verdauungsfunktion, die Gesundheit und Wohlbefinden beeinträchtigen können.[37] Trainingsbedingte Schmerzen, Erschöpfung oder Verletzungen können neben den Belastungen des modernen Lebens zusätzlichen psychischen Stress bedeuten. Nicht zu vergessen ist auch der Relative Energiemangel im Sport (RED-S), eine schwere Erkrankung mit potenziell lebenslangen Folgen, die durch sportliche Betätigung ohne ausreichende Energiezufuhr (durch zu geringe Kalorienaufnahme) entsteht. Dies kann zu Müdigkeit, Haarausfall, kalten Händen und Füßen, trockener Haut, merklichem Gewichtsverlust, verlängerter Heilungszeit nach Verletzungen (zum Beispiel lang anhaltenden Blutergüssen), vermehrtem Auftreten von Knochenbrüchen, Depressionen und einer höheren Anfälligkeit für Infektionen führen.

Ist Bewegung also gut oder schlecht für die Gesundheit?

Eigentlich ist es ganz einfach: nicht übertrainieren und sich nicht sofort zu viel abverlangen (lange, hochintensive Trainingsphasen mit unzureichender Regeneration). Empfehlenswert ist das Gegenteil: Trainieren Sie kürzer, weniger oft und sorgen Sie dafür, dass Sie sich zwischendurch ausreichend erholen. Allerdings ist trainingsinduzierte Immunschwäche ein schleichender Prozess, den man unter Umständen gar nicht richtig erkennt. Woran merken Sie, dass Ihr Trainingsprogramm der Gesundheit mehr schadet als hilft?

Im Allgemeinen lässt sich sagen: Je anstrengender der Sport, desto länger braucht das Immunsystem, um sich wieder zu normalisieren. Wie stark der Körper belastet wird, hängt davon ab, wie intensiv, wie lange und wie oft man sich betätigt. Zur Schwächung der Immunabwehr mit allen damit verbundenen Gesundheitsrisiken kommt es vor allem dann, wenn man dem Körper mehr zumutet, als er verkraften kann – zum Beispiel lange Trainingseinheiten von mehr als 90 Minuten, mehrere intensive Trainingseinheiten am selben Tag oder an mehreren Tagen in Folge oder anstrengendes Training über ein bis zwei Wochen hinweg.[38] Der Punkt, an dem es umschlägt, ist von Mensch zu Mensch verschieden, doch Ihr Körper wird Ihnen sagen, wenn es ihm zu viel wird – Sie müssen nur genau hinhören. Manche Menschen »spüren« einfach, wann sie eine Pause brauchen, andere richten sich nach bestimmten Werten (zum Beispiel Lifting Log, zurückgelegte Kilometer, Ratschläge des Trainers) oder legen einfach ab und zu einen Ruhetag ein, unabhängig davon, was sie »spüren« oder nicht. Deutliche Anzeichen für ein Overreaching sind unter anderem:

- Sie sind nach dem Training körperlich oder emotional erschöpft oder müssen Ihr gewohntes Training mehrmals hintereinander abbrechen.
- Obwohl Sie sich normalerweise auf das Training freuen, entwickeln Sie allmählich eine Abneigung gegen das Fitnessstudio und müssen morgens Kaffee in sich hineinschütten, um es aufs Laufband zu schaffen.
- Sie legen an Gewicht zu, obwohl Sie sich mehr bewegen. Übermäßig intensives Training kann zu Muskelschwund und Fettablagerungen führen – Sie »verbrennen« vermutlich mehr Kalorien als je zuvor, aber das Zuviel schadet den Ressourcen, sodass der Körper das kostbare Muskelgewebe abbaut. Außerdem bewirkt zu viel Cortisol eine erhöhte Insulinresistenz.
- Sie verausgaben sich jeden Tag, obwohl Ihr Alltag schon sehr anstrengend ist. Wenn Sie um jeden Preis ein intensives Sportprogramm durchziehen wollen, geht das auf Kosten der Regeneration (vor allem, wenn Sie durch zahlreiche Verpflichtungen, Familienangehörige oder den Beruf stark beansprucht sind).
- Sie fühlen sich außergewöhnlich schlapp, träge und zu nichts in der Lage, werden unablässig von Wehwehchen geplagt, die nicht verschwinden wollen, und sind nach jedem Training ganz zerschlagen. Eigentlich hebt körperliche Betätigung die Laune, deshalb sollten Sie einen Gang zurückschalten, wenn es Ihnen nach dem Sport schlechter geht.

- Sie sind häufiger krank. Wenn die Ernährung stimmt und Sie so gut schlafen wie nie zuvor, aber dennoch ständig krank werden, leidet Ihr Immunsystem unter der zusätzlichen Belastung durch das Übertraining.

Profisportler trainieren hart – fast jeden Tag, oft zweimal täglich –, um Topleistungen zu erzielen. Leiden sie deshalb ständig an DOMS (zeitverzögertem Muskelkater, den typischen Muskelbeschwerden ein oder zwei Tage nach dem Training)? Müssen sie sich vor nichtfunktionalem Overreaching schützen, um ihre Trainingsziele zu erreichen? Die genauen Anpassungen, die für optimale Leistung erforderlich sind, erreicht man durch progressives, angemessenes Training in Verbindung mit sorgfältig geplanten Ruhe- und Erholungsphasen, in denen die Anpassungen entstehen. Entscheidend ist Konsequenz. Wer sich im Januar voll guter Vorsätze im Fitnessstudio anmeldet, aber nicht regelmäßig trainiert, wird nie richtig dahinterkommen, wie sich der Körper am effektivsten an die trainingsinduzierte Muskelentzündung anpassen und regenerieren kann. Oft sind nämlich vier bis sechs Wochen konsequentes Training erforderlich, bis der Körper ermittelt hat, wie er am besten für die Energie sorgt, die er sowohl zur Unterstützung des Immunsystems als auch zur Bewältigung von Training und Erholung benötigt. Lassen Sie sich also Zeit und steigern Sie die Trainingsintensität ganz allmählich, damit Ihr Körper sich darauf einstellen kann und Ihr Immunsystem gestärkt wird.

Wenn wir die Immunfunktion so genau unter die Lupe nehmen, wird deutlich, dass sich die Vorteile körperlicher Betätigung als J-Kurve darstellen lassen: mäßiger Sport ist gut, mehr ist nicht zwangsläufig besser und zu viel ist sehr schlecht. Fitnessfreaks, die keine Ausreden gelten lassen und jeden Tag das Training durchziehen, ob sie sich fit fühlen oder nicht, mögen das nicht gerne hören. Aber es lässt sich nicht leugnen: Das ist einfach nicht gut für Sie, nicht gut für Ihre Immunität und mit der Zeit auch nicht gut für Ihre Leistung.

Die Erholung sollte intensiver sein als das Training

Wer nach einem Geheimrezept sucht, sollte der Erholung höhere Priorität einräumen als dem Training. Aber manchmal muss (oder will) man hart trainieren. Wie lässt sich dieses Dilemma lösen?

Eine Schwächung des Immunsystems entsteht nicht einfach durch eine insgesamt hohe Trainingsbelastung, sondern es kommt vielmehr darauf an, wie abrupt Sie mit dem Training beginnen und wie viel Zeit Sie sich zur Regeneration gönnen.[39] Fachleute haben festgestellt, dass eine drastische Steigerung des Trainingsvolumens das Infektionsrisiko deutlicher steigern könnte als die bloße Trainingsbelastung.[40] Ruhe ist der wohl wichtigste Regenerationsfaktor und lässt sich vor allem durch ausreichende Schlafqualität und -dauer erreichen. Viele Profisportler schlafen zehn bis zwölf Stunden pro Nacht, um dem System genügend Zeit zu geben, um Gewebe zu reparieren, die geistige Frische wiederherzustellen, die Reaktionszeiten zu verbessern und die Energienutzung zu optimieren. Auch wenn Sie kein Profi sind, kann mehr Schlaf förderlich sein, wenn Sie intensiv trainieren und gleichzeitig einen Vollzeitjob und eine schwere Lebenslast bewältigen müssen.

Regenerationstechniken wie die manuelle Weichteilbehandlung mit Physiotherapie oder Massagen sowie die Kompressionstechnik[41] können entscheidend zur Regeneration und Wiederherstellung der Immunität beitragen. Sowohl Kryo- als auch Thermotherapie (siehe Seite 285 f.) können Muskelkater vorbeugen und die Regeneration anstoßen.[42, 43] Mit regelmäßigen Saunagängen lässt sich zum Beispiel die Leistungsfähigkeit im Fitnessstudio verbessern.

Manches spricht dafür, dass die Ernährung den immunschwächenden Folgen des Übertrainings entgegenwirken könnte.[44] Dabei ist unbedingt darauf zu achten, jegliche Mangelernährung zu vermeiden und insbesondere ausreichend Eiweiß und essentielle Mikronährstoffe aufzunehmen (ausführlichere Informationen dazu in Kapitel 7). In Sachen Fett gibt es noch kein eindeutiges Urteil, doch an Kohlenhydraten dürfen Sie nicht sparen. Low-Carb-Training (wenn dem Körper wenig Kohlenhydrate zur Verfügung stehen, weil man entweder mehr als sechs Stunden nichts gegessen hat oder zweimal täglich trainiert oder sich sehr kohlenhydratarm ernährt) ist eine weit verbreitete Strategie zur Verstärkung von »Trainingsstress«. Anfangs lässt sich die Leistung dadurch steigern, im Laufe der Zeit leidet sie jedoch genauso wie die Gesundheit. Trainingsbedingte Ermüdung und eine verlängerte Regenerationsphase kann man nur vermeiden, indem man den Kohlenhydratspiegel während und nach der Trainingsphase aufrechterhält. Obwohl Low-Carb-Diäten sehr beliebt sind, ist eine kohlenhydratarme Ernährung nicht empfehlenswert, wenn Sie optimale Leistung bringen wollen. Deshalb sollten wir gut darauf achten, uns bei hochintensiver oder längerer sportlicher Betätigung von 90 oder mehr Minuten mit Kohlenhydraten zu versorgen. Zwischen 30 Gramm und 60 Gramm Kohlenhydrate in den ersten Stunden unmittelbar nach anstrengendem Training unterstützen die Wiederherstellung der Immunfunktion.

Auch Vitamin D ist ein nützlicher Nährstoff, der die Regeneration fördert. Wird die Muskulatur überstrapaziert, kann der Vitamin-D-Spiegel sinken, sodass ein Mangel entsteht, der Muskelfunktion und Regeneration beeinträchtigen kann. Außerdem ist die Wahrscheinlichkeit, sich eine Erkältung einzufangen, bei Vitamin-D-Mangel um das Drei- bis Vierfache erhöht.

Im Zusammenhang mit Übertraining sind noch weitere Faktoren zu berücksichtigen. So ist es oft genauso wichtig, die psychische Belastung zu reduzieren. Trainingsstress kann genau wie psychischer Stress zu Angst und Schlafstörungen führen. Cortisol und Entzündungen können Ihre Anstrengungen zunichtemachen. Übertraining strapaziert oft sowohl den sympathischen Kampf-oder-Flucht-Zweig als auch den parasympathischen, für Ruhe und Regeneration zuständigen Zweig des Nervensystems.

DIE WICHTIGSTEN ERKENNTNISSE

- Jede einzelne körperliche Aktivität wirkt sich unmittelbar auf unser Immunsystem aus.
- Die Vorteile summieren sich: Die beste Stärkung des Immunsystems erreicht man durch langfristiges, mäßig intensives Training.

- Hochintensives und/oder längeres Training (mehr als 1,5 Stunden) ohne ausreichende Ruhepausen kann zu einer dauerhaften Immunbeeinträchtigung führen und Ihre Gesundheit gefährden.
- Overreaching lässt sich durch Ruhe, Erholungsphasen und die allgemeine Lebensweise vermeiden: Kohlenhydrate, Schlaf, Regenerationstechniken (Massage, Flexibilität, Mobilität, Übungen zur Regeneration) sind allesamt wichtig.

Optimal trainieren, ganz gleich auf welchem Niveau

Ich kenne Sie nicht. Ich weiß nicht, wie fit Sie sind, wie Sie letzte Nacht geschlafen haben, wie viel Zeit Ihnen zur Verfügung steht, wie viel Stress in Ihrem Leben herrscht. Aber *Sie* kennen sich. Und mittlerweile wissen Sie, wie Sie mit körperlicher Betätigung die Gesundheit optimal fördern können, ohne es zu übertreiben: Der Schlüssel zu Stärkung des Immunsystems, zur Verringerung des Krankheitsrisikos und Optimierung einer ausgewogenen Fitness lautet regelmäßig und moderat, aerob und anaerob.

Letztendlich kommt es vor allen Dingen darauf an, dass man sich überhaupt bewegt, deshalb gibt es kein objektiv ideales Training. Für Sie persönlich ist diejenige Aktivität die beste, dic Sie dazu bringt, sich jeden Tag (oder so oft wie möglich) zu bewegen. Das Ziel sollte sein, ein Leben lang aktiv zu bleiben:

- **STUFE 1: Machen Sie den ersten Schritt.** Keine Energie, wenig Zeit und das Gefühl, einen endlos langen Weg vor sich zu haben? Legen Sie einfach los. Und zwar ganz allmählich, ganz locker, indem Sie verschiedene Arten der Bewegung ausprobieren.
- **STUFE 2: Fordern Sie sich.** Welche Art, Intensität, Dauer und Häufigkeit der Betätigung nötig ist, um die Immunabwehr zu stärken, die Anpassung zu fördern und den Alltagsstress effektiv zu reduzieren, ist meist von Mensch zu Mensch verschieden. So können die einen beim Laufen sehr gut Stress abbauen, während andere sich mit Aerobic, Schwimmen, Tanzen oder Yoga wohler fühlen. Wenn Ihre Aktivität Sie nicht mehr fordert (weil die Entzündungsreaktion angepasst wurde), nehmen Sie Änderungen vor, um dieses Plateau zu überwinden. Sie könnten sich zum Beispiel zunächst ein Wochenprogramm mit aerobem Training (geringer und hoher Intensität), Kraft- und Mobilitätsübungen erstellen.
- **STUFE 3: Übertreiben Sie es nicht und lassen Sie sich fachkundig beraten.** Wenn Sie mit viel Disziplin und Willenskraft gesegnet sind und bereits mehrmals die Woche trainieren (zum Beispiel Spinning, Yoga, Crossfit oder Laufen), könnte es sinnvoll sein, ein wenig Abwechslung in Ihr Trainingsprogramm zu bringen. Arbeiten Sie an Liegestütz oder Klimmzug, bis Sie diese perfekt beherrschen. Und denken Sie daran: Ihr Immunsystem wird es Ihnen danken, wenn Sie sich nicht zu viel zumuten.

Mikro-Work-outs – mit wenig Stress reichlich Vorteile einstreichen

Eine neue Fitnessstrategie, die auch mich sehr anspricht, sind die sogenannten Mikro-Work-outs – kurze Trainingseinheiten von nur zehn Minuten, die Kraft- und Kardiotraining kombinieren. Gegenüber einem längeren Sportprogramm bieten mehrere über den Tag verteilte Mikro-Work-outs enorme, ganz erstaunliche Vorteile, da man damit einen kumulativen Trainingseffekt erzielt, ohne das Gleichgewicht zwischen Belastung und Regeneration zu stören. Und wenn Sie im Beruf viel sitzen, wirken Sie damit den daraus folgenden gesundheitlichen Gefahren entgegen.

Ich bin krank – sollte ich Sport treiben?

Immunreaktionen sind aufwändig, kosten Energie und erfordern eine Priorisierung von Ressourcen, die das Feuer der Entzündung schüren, um die Infektion zu bekämpfen. Wenn Sie keine schweren Symptome haben oder sich auf dem Weg der Besserung befinden, aber insgesamt noch geschwächt sind, hat intensives Training, das den Kreislauf ankurbelt und Kalorien verbrennt, nur wenig Sinn. Leichte Bewegung wie ein Spaziergang an der frischen Luft dagegen kann die Genesung beschleunigen, die Immunreaktion unterstützen sowie Dauer und Schwere einer leichten Infektion reduzieren, weil der Lymphfluss angeregt wird und Kollateralschäden beseitigt.

Hören Sie auf Ihren Körper und seien Sie in Sachen Training vernünftig. Schätzen Sie Ihre Verfassung richtig ein: Als allgemeine Faustregel gilt, dass man bei einer einfachen Erkältung oder verstopften Atemwegen (oberhalb des Halses) ruhig Sport treiben kann – das kann sogar förderlich wirken und hat im schlimmsten Fall nur geringe Auswirkungen auf Dauer oder Schwere des Infekts.[45] Wenn Sie sich jedoch schlecht fühlen, besonders bei Fieber oder Gliederschmerzen, sollten Sie auf den täglichen Sport verzichten, bis es Ihnen wieder besser geht. Falls Sie an anderen Krankheiten wie zum Beispiel Diabetes oder Asthma leiden, müssen Sie diese berücksichtigen und daran denken, dass Vorsicht immer besser ist als Nachsicht.

Ist Bewegung das beste Mittel gegen chronische Krankheiten?

Uneingeschränkt ja. Jeder Mensch, der zu leichter bis mäßig intensiver aerober Aktivität in der Lage ist, sollte diese bei chronischer Erkrankung regelmäßig ausführen (mindestens dreimal wöchentlich mindestens 30 Minuten lang). Bewegung fördert auch die Fettverbrennung, verbessert das Blutfettprofil und wirkt der Entwicklung einer viszeralen Adipositas (Bauchfett) entgegen, die entzündetes Fettgewebe und die Entwicklung einer Insulinresistenz nach sich zieht und damit in der Regel Typ-2-Diabetes zur Folge hat. Kurze Widerstandsübungen (von 10 bis 15 Minuten) an drei Tagen pro Woche können zudem das Auftreten von Sarkopenie verzögern. Körperliche Aktivität reduziert das Risiko für viele chronische Erkrankungen ganz eindeutig. Wie sieht es jedoch aus, wenn Sie bereits an einer solchen Erkrankung leiden? Das Leben mit einer chronischen Krankheit wirft den Körper wirklich aus der Bahn. Die Entzündungswerte schießen in die Höhe, der Energiepegel dagegen ist im Keller. Bei Stoffwechsel- oder Herz-Kreislauf-Erkrankungen kann Bewegung jedoch oft eine Verschlechterung aufhalten sowie das Risiko anderer schwerwiegender Komplikationen verringern.

Körperliche Aktivität wirkt in erster Linie gegen Entzündungen und fördert gleichzeitig immunregulatorische Zellen, die bei vielen chronischen Krankheiten fehlen. Obwohl es immer bessere Medikamente gibt, sind auch diese bei besserer körperlicher Gesundheit wirksamer. Die förderliche Wirkung körperlicher Aktivität als Mittel gegen viele Entzündungskrankheiten wurde in den letzten Jahrzehnten in zahlreichen Forschungsarbeiten bestätigt. Schon eine einzige Einheit gemäßigter Bewegung kann entzündungshemmend wirken. Mit regelmäßigem moderatem Sport gelingt es in manchen Fällen, Symptome rückgängig zu machen und den Betroffenen Linderung zu verschaffen. Bei Herzkrankheiten zum Beispiel, die das britische Gesundheitssystem alljährlich 17,38 Milliarden Pfund kosten (das entspricht 18 Prozent der gesamten Gesundheitsausgaben im Vereinigten Königreich), spricht die Datenlage dafür, dass Bewegung als therapeutische Maßnahme erste Wahl sein sollte. Solche Ergebnisse machen in Bezug auf andere chronische Krankheiten Hoffnung, denn eine solche Wirkung erzielen nicht einmal die besten Medikamente der Welt.

Somit ist es also das Allerwichtigste, dass Sie in Bewegung bleiben, egal in welchem Ausmaß. Allerdings müssen Sie es richtig angehen:

- **Richtige Unterstützung.** Das Wichtigste zuerst – konsultieren Sie Ihren Arzt, bevor Sie mit dem Sport anfangen. Und lassen Sie sich von Fitness-Fachkräften beraten, wenn Sie sich unsicher sind, was für Sie geeignet ist. Außerdem sollten Sie sich so bewegen, wie es Ihren persönlichen Möglichkeiten und Fähigkeiten entspricht.
- **Nicht übertreiben.** Bewegung kann die Entzündungslast erhöhen und zu einem sportinduzierten durchlässigen Darm führen[46] oder Symptome möglicherweise verschlimmern.
- **Ressourcen schonen.** Notieren Sie sich, welche Aktivitäten Sie ausüben. Wenn Sie sich überanstrengt haben, können Sie dann leichter Anpassungen vornehmen. Wenn Sie an einer aktiven Autoimmunerkrankung leiden, können Sie täglich nur eine gewisse Menge an Energie aufwenden.

Krebs

Die allgemeine körperliche Fitness ist unbestritten ein entscheidender Faktor für den Erfolg einer Krebsbehandlung. Forschungen zeigen, dass viele an Krebs Erkrankte sich bedenkenlos körperlich betätigen können und davon profitieren. Das Thema ist jedoch komplex. Angesichts der Tatsache, wie sehr wir uns von Mensch zu Mensch unterscheiden und wie viele Krebsarten und Behandlungsmethoden es gibt, lassen sich kaum allgemeingültige Richtlinien für jedermann festlegen. Im Allgemeinen wird selbst während der Behandlung zu mindestens 30 Minuten mäßig intensiver Betätigung wie Gehen an fünf Tagen pro Woche geraten. Allerdings muss die körperliche Betätigung individuell auf Sie angepasst sein und die allgemeine Fitness, die Diagnose und andere Faktoren berücksichtigen. Wenn Sie an Krebs erkrankt sind, sollten Sie sich ärztlich beraten lassen, bevor Sie irgendeine körperliche Aktivität aufnehmen. Sie wissen ja, Bewegung muss nicht zwangsläufig im Fitnessstudio oder in einem Sportkurs stattfinden. Sie können auch zu Fuß einkaufen gehen, Treppen steigen, im Garten arbeiten oder tanzen.

Autoimmunität

Bei einer Autoimmunerkrankung muss man sich nicht in Watte packen. Sport treiben können Sie trotzdem, und man hat festgestellt, dass in den meisten Fällen intensiveres Training möglich ist, als die Betroffenen vermuten, sofern sie sich ausreichend Zeit zur Regeneration nehmen und das Trainingsvolumen auf ein vernünftiges Maß beschränken. Einige Mittel gegen Autoimmunkrankheiten, zum Beispiel gering dosiertes Naltrexon, wirken sogar ähnlich wie Sport, indem sie schmerzlindernde körpereigene Wohlfühl-Endorphine hervorrufen. Die Art Ihrer körperlichen Betätigung sollte sich nach der jeweiligen Autoimmunkrankheit richten.[47]

Bei Patienten mit rheumatoider Arthritis und anderen entzündlichen Autoimmunerkrankungen wie Lupus oder Spondylitis ankylosans kann Bewegung in gewisser Weise förderlich sein. Zum einen könnte Sport langfristig entzündungshemmend wirken, da er die Signalproteine beeinflusst, die die Entzündung kontrollieren. Und zweitens verhindert körperliche Aktivität das Auftreten anderer chronischer Symptome und damit einen »Teufelskreis« der Entzündung.

Bei schmerzhaften Entzündungszuständen wie rheumatoider Arthritis wirkt der Gedanke an körperliche Betätigung oft ziemlich abschreckend, doch Studien zeigen, dass regelmäßige Bewegung förderlich ist.[48] Wenn Ihre Gelenke betroffen sind, kann es ratsam sein, mit einer Fachkraft für Mobilität zusammenzuarbeiten. Wer an multipler Sklerose leidet, scheint von Bewegung tatsächlich sehr zu profitieren. Bewegung fördert sogar den Wachstumsfaktor BDNF, der bei MS eingeschränkt ist. Bei Typ-1-Diabetes kann Bewegung dazu beitragen, dass weniger Insulin nötig ist, da die insulinunabhängige Glukoseaufnahme durch die Muskeln hochgefahren wird.[49] Zudem ist körperliche Aktivität unbedenklich, solange die Krankheit gut eingestellt ist – allgemein gilt, dass bei Typ-1-Diabetes der Blutzuckerspiegel vor, während und nach dem Training kontrolliert werden sollte, damit die Werte nicht aus dem Ruder laufen.

Allergien und Asthma

Allergien lassen sich nicht wegtrainieren, aber regelmäßiger Sport kann dazu beitragen, die Symptome in den Griff zu bekommen. Das liegt nicht nur an der immunregulierenden Wirkung, sondern auch an der Förderung der Durchblutung, die einen besseren Abtransport von Allergenen aus dem Körper ermöglicht.

Bewegung ist bei Asthma gut. Viele ehemalige Weltklassesportler litten an Asthma, darunter die Läuferin Paula Radcliffe, der Radsportler Bradley Wiggins und der Fußballer David Beckham. Als Faustregel gilt: Solange Sie gut auf Ihr Asthma achten und die Symptome unter Kontrolle sind, können Sie jede Art von körperlicher Aktivität ausüben, sei es ein täglicher Spaziergang in strammem Tempo, ein Fitnesskurs oder gar ein Marathon. Und wenn Sie Ihre Lunge regelmäßig trainieren, verringern Sie zudem das Risiko für Asthmasymptome. Allerdings kann Bewegung bei Asthmatikern auch einen Asthmaanfall auslösen. Wer an sogenanntem »Anstrengungsasthma« leidet, hat sogar nur beim Sport Symptome.

Stoffwechselkrankheiten

Körperliche Aktivität ist das häufigste Mittel zur Bekämpfung von Stoffwechselstörungen und damit verbundenen Leiden wie Typ-2-Diabetes und Herzerkrankungen. Man muss jedoch keinen Marathon laufen, um die Symptome zu lindern. Jede Art von Bewegung reduziert das Risiko. Konsequenz ist dabei eindeutig das Wichtigste, doch die Intensität spielt ebenfalls eine Rolle. Intervalltraining verbessert alle fünf Krankheitsmarker des metabolischen Syndroms, und während sehr geringe Aktivität keine signifikante Wirkung zeigt, führt schon gemäßigte Bewegung – wie ein zügiger Spaziergang – auch ohne Ernährungsumstellung zum Erfolg. Bei Betroffenen, die trotz Stoffwechselstörungen weiterhin eine sitzende Lebensweise beibehalten, ist die Prognose im Allgemeinen weniger gut.[50]

7

Immunfördernde Ernährung

»Sage mir, was du isst, und ich sage dir, wer du bist.«

Jean Anthelme Brillat-Savarin,
französischer Jurist, Politiker und Genießer
aus dem 18./19. Jahrhundert

Es hat einen guten Grund, dass dieses Kapitel an letzter Stelle steht. Damit möchte ich unterstreichen, welche Bedeutung Genetik, Mikrobiom, Schlaf, Stress, Bewegung und die sich ständig verändernde Umwelt für die Förderung der Immunität haben, damit Sie nicht fälschlicherweise glauben, *allein die Ernährung* könne das Allheilmittel für Gesundheit und Wohlbefinden sein.

Wie Sie mittlerweile aus den vorherigen Kapiteln wissen, ist das Immunsystem ein komplexes Konstrukt aus verschiedenen Zellen und Molekülen, in dem jede Komponente nicht nur eine einzigartige Funktion, sondern auch einen ebenso einzigartigen Nährstoffbedarf hat. Aufgrund dieser Komplexität wusste man lange nicht, welche Rolle die Ernährung im Zusammenspiel von Nahrungsaufnahme, Immunität und Krankheit übernimmt. Heutzutage sehen wir die Zusammenhänge deutlich klarer, doch sie sind nicht so, wie Sie vielleicht denken. Die Beziehung ist weniger linear als beispielsweise zwischen Rauchen und Krebs. In einem so facettenreichen System kann die Ernährung immer nur ein Aspekt unter vielen sein. Nahrung, Nährstoffe und Immunreaktionen sind mit diesem ausgefeilten Netzwerk von Faktoren verflochten, und an der Schnittstelle zwischen Essen und Verwertung der darin enthaltenen Nährstoffe sitzt unsere Mikrobiota.

Die Immundiät?

Eines möchte ich vorab klarstellen: Es gibt keine spezielle immunfördernde Ernährung. Allerdings sind Ernährung und Immunsystem in komplexer Weise eng miteinander verknüpft.

Vielleicht haben Sie zu diesem Buch gegriffen, weil Sie sich eine Übersicht mit immunstimulierenden Nährstoffen erhofft hatten. Vielleicht dachten Sie, Nahrungsergänzungsmittel, Superfoods und Vitamine könnten Ihr Immunsystem fördern oder gar stärken. Wenn wir uns in diesem Kapitel damit befassen, wie Nahrung Ihre Immunabwehr unterstützen kann, sollte Ihnen unbedingt klar sein, dass die angeblich immunstärkende Wirkung, mit denen viele Nahrungsmittel beworben werden, oft nicht ausreichend belegt ist.

Sie wissen vielleicht, dass Vitaminmangel schlecht für das Immunsystem ist. Weniger offensichtlich ist dagegen, dass es nicht nur bei einer Unter-, *sondern auch* bei einer Überversorgung leidet; zu viele Nährstoffe können ebenso schlecht sein wie zu wenig. Letztlich soll das Immunsystem ausgewogen bleiben, und dazu braucht es eine ausgewogene Ernährung. Allerdings herrscht große Unklarheit darüber, wie diese aussieht. Es gibt Makros, Mikros, Vitamine, Mineralien, Antioxidantien – die Liste ließe sich noch weiter fortsetzen. Aber was genau hat es damit auf sich? Und welche Rolle spielen sie bei einer immunfördernden Ernährung?

Das Ernährungsgefängnis

Die Philosophie des Hippokrates – »Eure Nahrungsmittel sollen eure Heilmittel und eure Heilmittel sollen eure Nahrungsmittel sein« – ist sehr populär und in den sozialen Medien in unzähligen Postings zu finden. Sie zeugt von einem gewissen Optimismus: Wer krank ist, muss einfach nur die Ernährung umstellen und wird dann wieder gesund. Aber vielleicht verkennen wir das eigentliche Problem. Nahrungsmittel sind keine Medizin. Die Vorstellung, Beschwerden über bestimmtes Essen zu beheben, ist verlockend – Medikamente können furchteinflößend sein, schreckliche Nebenwirkungen haben und behandeln nicht immer die Ursache, sondern oft nur die Symptome. Aber sie *können* wirken. Und während gute Ernährung unbestritten unsere Gesundheit von der Wiege bis zur Bahre unterstützen kann, wird alles zunichtegemacht, was Ernährung sonst noch bedeutet, wenn wir sie nur als Medizin und Weg zu einem gesunden Leben sehen – wir löschen damit Traditionen, Feste und Erinnerungen aus. Ich bezeichne das gerne als Ernährungsgefängnis: eine gefährliche, schädliche, aber trotzdem gesellschaftlich uneingeschränkt akzeptierte Facette der modernen Esskultur, ein Gefängnis aus diversen selbst auferlegten Ernährungsregeln, unzähligen Verboten oder extremen Theorien, das dazu führt, dass man sich im Prinzip über die Ernährungsweise identifiziert. Und eine Nahrungsaufnahme, die Stress bedeutet, ohne Vergnügen oder soziale Bindung erfolgt – »sauberes Essen«, als sei es das Wichtigste im Leben –, tut unserem Immunsystem eindeutig nicht gut.

Essen ist weitaus mehr als nur die Versorgung mit Nährstoffen. Es erfüllt ein grundlegendes soziales Bedürfnis und geschieht fast immer in Gesellschaft: Man trifft sich zum Essen, bei Mahlzeiten kommt die ganze Familie oder der Freundeskreis zusammen. Essen ist auch ein Anlass zum Feiern, man gibt und nimmt, zeigt sich altruistisch – das gilt für Eltern gegenüber ihren Kindern oder Familien gegenüber Freunden, Gästen oder Fremden. Wir wissen heutzutage mehr über die Ernährung als je zuvor, doch den besten Nutzen entfalten diese Informationen vermutlich dann, wenn sie uns zurück an den Esstisch führen und dazu bringen, das Essen wieder zu genießen.

Vor diesem Hintergrund sagen uns sowohl der gesunde Menschenverstand als auch die moderne Medizin, dass sich die Immunität und damit das Wohlbefinden durch die Auswahl der richtigen Nahrungsmittel optimal verbessern lassen. Deshalb sollten wir uns nun einige Fakten zur Ernährung anschauen.

Die Mikros

Die Wissenschaft beschreibt nützliche Nahrungsbestandteile oft mit komplexen Begriffen. Mikronährstoffe sind Moleküle wie Vitamine und Mineralien, von denen wir nur kleine Mengen benötigen, die aber für unsere Gesundheit unerlässlich sind. Mittlerweile wurden etwa 13 essentielle Vitamine (von denen wir wissen) sowie etwa 20 Mineralstoffe ermittelt, die wir zu uns nehmen müssen, damit unser Körper ordnungsgemäß funktioniert. Vitamine und Mineralien sind lebenswichtige Bestandteile unserer Ernährung und von entscheidender Bedeutung für unsere Gesundheit; wenn wir nicht genug davon zu uns nehmen, kann es zu Mangelerscheinungen kommen. Das Immunsystem benötigt alle Mikroorganismen, um im Alltag optimal zu arbeiten. Daraus folgt, dass es geschwächt sein kann, wenn ein spezifischer Stoff nicht ausreichend vorhanden ist. Ich werde im Folgenden nicht auf alle Mikronährstoffe eingehen, sondern nur ein paar nützliche Anhaltspunkte für eine starke Immunabwehr liefern.

Mangelkrankheiten wie Skorbut (Vitamin C), Beriberi (Vitamin B_1), Rachitis (Vitamin D) und Pellagra (Vitamin B_3) sind in der heutigen modernen westlichen Welt selten. Sie sind oft auf kulturelle und wirtschaftliche Benachteiligung oder schlichtweg auf Unwissenheit zurückzuführen, doch dank langjähriger Forschung sind die meisten von uns davon nicht mehr betroffen. Die Untersuchung solcher Leiden hat uns jedoch gezeigt, welch wichtige Rolle diese Mikronährstoffe für das Immunsystem spielen – wir brauchen sie alle, damit wir vor Infektionen geschützt sind und unsere körpereigene Abwehr reibungslos arbeitet.

Vitamin C

Wenn es um Vitamine und Immunität geht, denken die meisten sicher spontan an Vitamin-C-Tabletten. Glücklicherweise ist Vitamin C für den Großteil der Bevölkerung jedoch ein praktisch unvermeidbarer Bestandteil einer normalen, ausgewogenen Ernährung, und wir erreichen die empfohlene Tagesdosis leicht mit frischem Obst und Gemüse.

In den 1960er- und 70er-Jahren hielt der Nobelpreisträger Linus Pauling Vitamin C für das Allheilmittel gegen Erkältungen und riet zu Megadosen dieses Vitamins, tausendmal höher als das, was heute im Vereinigten Königreich empfohlen wird.[1] Seitdem wurde die Wirkung von Vitamin C bei Erkältungen in mehreren randomisierten kontrollierten Studien untersucht, mit ziemlich enttäuschenden Ergebnissen.[2] Zwar spielt Vitamin C tatsächlich eine Schlüsselrolle im Immunsystem. Aber obwohl ein Mangel eine höhere Anfälligkeit für Infektionen zur Folge haben kann, lässt sich das Risiko einer Erkältung durch zusätzliche Zufuhr nicht verringern. Wenn es Sie erwischt hat, sind Vitamin-C-Gaben von 1 bis 2 Gramm pro Tag durchaus förderlich und können unter anderem die Symptome reduzieren und abschwächen sowie die Genesungszeit bei Erwachsenen im Schnitt um 8 Prozent, bei Kindern um 14 Prozent verkürzen. Bei Personen, die starken körperlichen Belastungen ausgesetzt sind, scheint die Wirkung von Vitamin C noch stärker zu sein, denn bei Marathonläufern und Skifahrern konnten zusätzliche Vitamin-C-Gaben die Dauer einer Erkältung um fast die Hälfte reduzieren.

Vitamine A und D

Vitamin C ist natürlich wichtig, doch in Bezug auf das Immunsystem nehmen die Vitamine A und D eine Schlüsselrolle ein (mehr zu Vitamin D erfahren Sie auf Seite 225). Der Mikronährstoff Vitamin A ist von entscheidender Bedeutung für die Aufrechterhaltung des Sehvermögens sowie für die Förderung von Wachstum und Entwicklung. Obwohl er für das Immunsystem eine so große Rolle spielt, wird er oft unterschätzt. Das Vitamin trägt zur Regulierung der Immunabwehr bei und schützt vor Infektionen, indem es Haut und Gewebe in Mund, Magen, Darm und Atemwegen gesund erhält. Wie bei so vielen Ernährungsaspekten kommt es auch hier auf den Kontext an: Vitamin A sorgt dafür, dass das Immunsystem tolerant und entzündungshemmend bleibt, insbesondere im Darm. In einigen Versuchen wurde es deshalb als Therapie bei entzündlichen Erkrankungen getestet (insbesondere bei chronisch entzündlichen Darmleiden), doch leider waren dabei keine Erfolge zu verzeichnen. In hoher Dosis kann Vitamin A die Entzündung nämlich sogar weiter anfachen.

Wie viel Vitamin A Sie täglich zu sich nehmen sollten, lässt sich nicht so einfach sagen, weil es auf die Quelle und Ihr Lebensalter ankommt. Vitamin A aus pflanzlichen Quellen nennt man Carotinoid, aus tierischen Quellen heißt es Retinol. Retinol ist stärker bioverfügbar als die pflanzliche Quelle, da der Körper Carotinoid erst in Retinol umwandeln muss. In Industrienationen ist Vitamin-A-Mangel glücklicherweise sehr selten, und allein über die Nahrung ist eine Überdosierung kaum möglich. Sie können sich mit diesem immunstimulierenden Vitamin über Süßkartoffeln, Karotten, Grünkohl, Spinat, rote Paprika, Aprikosen, Eier oder mit Vitamin A angereicherten Lebensmitteln wie Milch oder Getreide versorgen. Wenn Sie Nahrungsergänzungsmittel mit Vitamin A einnehmen, sollten Sie genau auf die Dosis achten, besonders bei der stark resorbierbaren Retinol-Form.

Zink

Zink ist ein essentieller Mineralstoff, der in fast jeder Zelle zu finden ist und im Körper eine Vielzahl von Aufgaben erfüllt. Es hat entscheidenden Anteil an der normalen Entwicklung und Funktion von Zellen, die sowohl die angeborene als auch die erworbene Immunität vermitteln (siehe Seite 31).

Da Zink nicht im Körper gespeichert wird, ist die regelmäßige Zufuhr über die Nahrung wichtig, damit das Immunsystem intakt bleibt. Die Fähigkeit zur Zinkaufnahme scheint mit zunehmendem Alter zu sinken, sodass ältere Menschen besonders gefährdet sind, und ein Mangel beeinträchtigt nachweislich die Infektionsabwehr.[3] Zink verhindert offenbar, dass sich Erkältungsviren auf der Nasenschleimhaut vermehren oder dort ansiedeln und verbessert die Fähigkeit bestimmter Immunzellen, Infektionen zu bekämpfen. Somit könnte eine zusätzliche Zinkaufnahme während der Wintermonate ein wenig zum Schutz vor Infektionen beitragen. Einiges spricht auch dafür, dass eine Zinkgabe beim ersten Auftreten von Symptomen (wenn der Bedarf an zusätzlichem Zink steigt) Schwere und Dauer einer Infektion verringern kann.[4] Insbesondere Zink-Lutschtabletten scheinen kurzfristig Wirkung zu zeigen, doch es ist nach wie vor nicht eindeutig geklärt, welche Rezeptur und Dosis optimal ist.

Eine langfristige Einnahme – über mehr als sechs Wochen – kann zu Kupfermangel führen und das Verdauungssystem reizen.

Selen

Selen ist ein weiterer essentieller Mikronährstoff mit antioxidativen Eigenschaften, der an vielen biologischen Abläufen im gesamten Körper beteiligt ist, darunter auch an Immunreaktionen.

Deshalb ist es nicht weiter erstaunlich, dass eine ausreichende Selenaufnahme über die Nahrung erhebliche Auswirkungen darauf hat, wie gut wir Infektionen bewältigen können.

Selen kommt im Boden vor und findet sich von Natur aus in Erzeugnissen, die in der Erde wachsen. Selenmangel ist relativ selten, es sei denn, Sie leben in einer Region mit geringem Selengehalt im Boden. Studien zur Bedeutung von Selen für das Immunsystem haben gezeigt, dass eine gesteigerte Selenaufnahme ohne vorhandenen Mangel nicht zwangsläufig von Vorteil ist, sondern sogar zu unkontrollierten Entzündungsprozessen im Körper führen kann.

Sind Nahrungsergänzungsmittel sinnvoll?

Obwohl die meisten Menschen glauben, was die Industrie propagiert – nämlich, dass Nahrungsergänzungsmittel die Gesundheit fördern –, gibt es wenig bis gar keine Beweise dafür, dass dies wirklich der Fall ist. Mit Vitamin- und Mineralstoffpillen lassen sich bestimmte Ernährungslücken bequem schließen und außerdem Mangelkrankheiten vorbeugen. Sofern Sie jedoch nicht unter einem Mangel leiden, spricht kaum etwas dafür, dass das Immunsystem mit solchen Zusätzen besser funktioniert, als es das ohnehin schon tut, oder dass sich das Infektionsrisiko damit wirksam mindern ließe.

In Bezug auf die Ernährung rate ich bis auf wenige Ausnahmen dazu, Nährstoffe in erster Linie über die Nahrung aufzunehmen, also »Food first«. Warum? Schon seit langem habe ich den Eindruck, dass wir Nährstoffe über das Essen effektiver verwerten können als Nahrungsergänzungsmittel. Das wäre aus evolutionärer Sicht sinnvoll, da wir uns mit unserer Darmmikrobiota so entwickelt haben, dass wir die vorhandene Nahrung verdauen und daraus Nährstoffe gewinnen. Darüber hinaus haben Lebensmittel einige einzigartige Bestandteile, die für das Immunsystem überaus wichtig sind und durch Nahrungsergänzungsmittel nicht zugeführt werden können – zum Beispiel Ballaststoffe. Eine aktuelle Studie bestätigt meine Vermutung und zeigt, dass Nahrungsergänzungsmittel in Bezug auf die Sterblichkeit keine Vorteile bringen. Die Vorzüge von Mikronährstoffen kamen nur zum Tragen, wenn sie aus echten Nahrungsmitteln aufgenommen wurden. Besonders beunruhigend: Man stellte fest, dass eine übermäßige Aufnahme gewisser Nährstoffe über Nahrungsergänzungsmittel nachteilige Folgen haben und das Risiko, an einer Krankheit zu sterben, sogar erhöhen kann. Dagegen ist es praktisch unmöglich, aus echter Nahrung zu viele Nährstoffe zu sich zu nehmen.

Warum schlucken mehr als 40 Prozent der Bevölkerung regelmäßig Nahrungsergänzungsmittel, obwohl doch erwiesen ist, dass diese bei der Mehrheit der gesunden erwachsenen Bevölkerung keinen gesundheitlichen Vorteil bringen? Dass sie in früheren Zeiten, als die Ernährungslage offensichtlich unzureichend war, eine große Rolle bei der Vermeidung von Mangelerscheinungen spielten, hat ihnen die Aura wahrer Wundermittel eingebracht. Heutzutage dienen sie oft als Versicherung (oder einfach nur als Ausrede) bei einer nicht gerade perfekten Ernährung. Oder aber man nimmt sie, weil man bestimmte Dinge nicht essen kann oder will. Und auch die Biologie des Glaubens ist nicht zu vernachlässigen: der sehr reale Placeboeffekt des Pillenschluckens. Dazu kommen die Medien und die hartnäckige Vermarktung von Vitaminen,

Kräutern und anderen Supplementen, die mit vagen Versprechungen wie »unterstützt die Immunfunktion« angepriesen werden – alles legal, solange nicht ausdrücklich behauptet wird, diese Mittel könnten tatsächlich etwas behandeln oder heilen. Schließlich gelten für Nahrungsergänzungsmittel häufig viel weniger strenge Regeln als für verschreibungspflichtige Medikamente – sie sind meist frei verkäuflich oder im Internet erhältlich, deshalb aber noch lange nicht unbedenklich. Im Gegenteil, eben wegen dieser fehlenden Regulierung sollten Sie die Pillen und Pulver genau unter die Lupe nehmen, bevor Sie sich dafür entscheiden.

Wann sind Vitaminpräparate ratsam?

Nahrungsergänzungsmittel sollten hauptsächlich genommen werden, um eine unzureichende Versorgung mit essentiellen Vitaminen und Mineralstoffen auszugleichen oder einen Mangel zu verhindern. Wenn Sie sich insgesamt nicht ideal ernähren, dann sollten Sie zunächst Ihre Ernährungsweise verbessern. Minderwertige Nahrung lässt sich mit keiner Pille der Welt wiedergutmachen. Allerdings gibt es bestimmte Umstände, unter denen eine Nahrungsergänzung nötig sein kann.

Zusätzliches Zink und Vitamin C können bei intensivem Training sinnvoll sein. Der National Diet and Nutrition Survey kam 2018[5] zu dem Ergebnis, dass bei der Bevölkerung des Vereinigten Königreichs allgemein ein leichter Magnesiummangel vorliegt. Einige Nährstoffe lassen sich nur über das Essen kaum in ausreichender Menge aufnehmen – das gilt vor allem für Vitamin D in den Regionen, in denen die Sonne im Winter nicht so stark ist, dass der Körper den Stoff auf natürliche Weise produzieren kann. Wenn Sie an Osteoporose leiden oder ein erhöhtes

Risiko dafür aufweisen, wird Ihnen Ihr Arzt wahrscheinlich Kalzium- und Vitamin-D-Präparate empfehlen. Vitamin D kann aber *nur richtig wirken*, wenn auch genug Vitamin K_2 vorhanden ist, das etwa zur Hälfte von unserem Mikrobiom produziert wird. Schon das zeigt also, wie komplex die Zusammenhänge sind und dass es einen mehrgleisigen Ansatz braucht, um die Darmbakterien gut zu versorgen und eine optimale Wirkung des Vitamin D zu erreichen.

Jenseits der 50 benötigen die meisten Menschen zusätzliches Vitamin B_{12}, da dieser Nährstoff mit zunehmendem Alter schlechter aus der Nahrung aufgenommen werden kann. Das gilt auch für alle, die sich vegetarisch oder vegan ernähren. Ältere Menschen essen meist weniger und oft auch weniger abwechslungsreich, zudem können sie Nährstoffe nicht so gut verwerten. Man hat festgestellt, dass sich der Bedarf an Mikronährstoffen im Laufe des Lebens ebenfalls verändert.[6] Nahrungsergänzungsmittel können bei älteren Menschen also dazu beitragen, dass das Immunsystem gesünder bleibt.

Triage-Theorie zu Mikronährstoffen

Unser Körper nimmt tagtäglich eine natürliche »Triage« vor. Nicht überlebenswichtige Funktionen müssen Nährstoffe für unmittelbarere physiologische Bedürfnisse opfern – so werden zum Beispiel Nährstoffe von der Gewebereparatur abgezwackt, um einen kritischeren Bedarf zu decken. Eine nährstoffarme Ernährung kann also dazu führen, dass Sie Ihren Tagesbedarf an Vitaminen und Mineralstoffen nicht ausreichend decken. Selbst wenn kein eindeutiger Mangel vorliegt, sorgen die Nährstoffe nicht mehr für die Verlängerung des Lebens, sondern werden für unmittelbarere und kritischere Erfordernisse verwendet. Das legt den Grundstein für langfristige gesundheitliche Beeinträchtigungen und kristallisiert sich allmählich als eine der Hauptursachen für lebensstilbedingte Krankheiten heraus.

In diesem Bereich ist noch reichlich Forschungsarbeit erforderlich, doch die Bedürfnisse für die kurzfristige Gesundheit scheinen sich von denen für die längerfristige Gesundheit zu unterscheiden. Vor allem für ältere Menschen könnte dies von Bedeutung sein, da sie – genau wie chronisch Kranke – einen höheren Bedarf an bestimmten Vitaminen und Mineralien haben als jüngere, insbesondere bei insgesamt eher schlechter Ernährung. In diesen Fällen könnte die ergänzende Aufnahme verschiedener Vitamine der Absicherung dienen, obwohl natürlich trotzdem unbedingt auf eine ausgewogenere Ernährung geachtet werden sollte. Allerdings gilt: Wenig mag gut sein, aber mehr ist nicht zwangsläufig besser – achten Sie darauf, dass Sie Ihren tatsächlichen Bedarf nicht überschreiten.

Phytonährstoffe – die Kraft der Pflanzen

Mikronährstoffe sind für die Gesundheit unerlässlich, doch Phytonährstoffe bieten ebenfalls viele Vorteile. Diese biologisch aktiven, chemischen Verbindungen kommen in Pflanzen vor, wirken als natürliche Pestizide und schützen sie vor Fressfeinden. Somit ist es nicht erstaunlich, dass ein regelmäßiger Verzehr auch bei uns Menschen Krankheiten verhindert.

Gegenwärtig gelten Phytonährstoffe als »nicht nutritiv«, was bedeutet, dass es keine bestimmte empfohlene Tagesdosis oder Referenzmenge gibt, die man für gesundheitlich notwendig hält – das liegt unter anderem daran, dass diese Stoffe nicht so lebenswichtig sind wie Vitamine und Mineralien. Allerdings liefert uns der Verzehr unterschiedlicher Phytonährstoffe eine ganze Reihe an zusätzlichen »immunfördernden« Vorteilen, die nicht nur vor Infektionen schützen, sondern auch langfristige chronische Krankheiten verhindern – nicht zuletzt durch ihre einzigartigen antioxidativen, entzündungshemmenden und antimikrobiellen Eigenschaften.

Darüber hinaus sind sie der Schlüssel zur Freisetzung unserer körpereigenen Antioxidantien, die unsere empfindliche Zellmaschinerie schützen, die Belastung durch oxidativen Stress verringern und die gefährlichen »Zombie«-Immunzellen beseitigen (siehe Seite 137). Der regelmäßige Verzehr von Phytonährstoffen aus pflanzlichen Lebensmitteln verringert das Risiko von Infektionen und bestimmten Krankheiten wie Herz-Kreislauf-Erkrankungen und einigen Krebsarten.

Phytonährstoffe lassen sich in viele verschiedene Gruppen unterteilen. Dazu gehören:

- **Flavonoide** wie Anthocyan und Quercetin, die in Sojabohnen, Zwiebeln, Äpfeln, Tee und Kaffee vorkommen. Anthocyan hat sich als wirksames Schmerzmittel mit entzündungshemmenden Eigenschaften erwiesen.
- **Carotinoide**, die in roten, dunkelgrünen und orangefarbenen Pflanzen wie Tomaten, Karotten, Süßkartoffeln, Wassermelone und grünem Blattgemüse zu finden sind.

Lycopin (in Tomaten) ist das vielleicht bekannteste Carotinoid und wird seit langem mit krebsbekämpfenden Eigenschaften in Verbindung gebracht. Zwar enthalten alle Tomaten Lycopin, doch die höchste Konzentration steckt in der Schale, und beim Kochen wird das Lycopin in die Form umgewandelt, in der es am leichtesten aufgenommen werden kann. Da Lycopin fettlöslich ist, steigt die aufgenommene Menge um das Dreifache, wenn man Tomaten mit etwas Olivenöl zubereitet. In der alten Sorte San Marzano aus Süditalien ist der Gehalt mit am höchsten.

- **Carnosol**, eine bioaktive Verbindung, die aus Mittelmeerkräutern wie Rosmarin und Salbei gewonnen wird, weist vielversprechende krebs- und entzündungshemmende Eigenschaften auf.
- **Resveratrol** wird von Pflanzen als natürliches Fungizid produziert. Es kommt in Trauben, Rotwein und Beeren vor.
- **Epigallocatechingallat (EGCG)** ist ein immunförderndes Polyphenol mit natürlichen entzündungshemmenden und antioxidativen Eigenschaften. In grünem Tee ist der Gehalt sechzehnmal höher als in schwarzem Tee.
- **Sulforaphan und Di-Indolyl-Methan (DIM)** gehören zu den förderlichen Verbindungen in Kreuzblütlern wie Brokkoli, die nachweislich unser Immunsystem stärken. Erstaunlicherweise enthalten Brokkolisprossen bis zu hundertmal mehr Sulforaphan als das ausgewachsene Gemüse. Sulforaphan aktiviert den genetischen Pfad Nrf2 in unseren Zellen stärker als jedes andere bekannte natürlich vor-

kommende Nahrungsergänzungsmittel. Dieses Gen, ein Hauptregulator, kontrolliert über 200 andere Gene, schaltet Entzündungen ab und vermehrt unsere körpereigenen Antioxidantien. Somit handelt es sich quasi um einen »Aktivator« für einige angeborene Stressreaktionen, der unsere Körper robuster macht.

Es gibt über 25 000 verschiedene Phytonährstoffe, die in vielen Lebensmitteln nachgewiesen sind – nicht nur in Obst und Gemüse, sondern auch in Hülsenfrüchten, Tee, Kaffee, Rotwein, Kakao, Kräutern, Gewürzen und Olivenöl –, und die immunfördernde Wirkung lässt sich nicht an nur einem oder zwei dieser Stoffe erklären. Die verschiedenen Varianten werden im Körper unterschiedlich verstoffwechselt und können unterschiedliche gesundheitliche Auswirkungen haben.

In der Schulmedizin gilt es oft als »unkonventionell«, das Immunsystem mit der Kraft der Pflanzen zu unterstützen, und bislang existieren dazu nur wenige kontrollierte klinische Studien. Wichtig ist die Feststellung, dass zwar eine Fülle von Forschungsarbeiten über die Wirkung von Phytonährstoffen auf die Gesundheit vorliegt, diese bislang jedoch oft nur im Reagenzglas untersucht wurden. In der Praxis kommen die meisten in so geringen Mengen vor, dass eine enorme Aufnahme erforderlich wäre, um die für Forschungsstudien üblichen Mengen zu erreichen. Das soll nicht heißen, dass sie keine Beachtung verdienen, aber wir sollten uns nicht auf den gesundheitlichen Nutzen eines einzelnen Phytonährstoffs konzentrieren, sondern auf ihre kollektive Kraft setzen. Als Faustregel gilt: Mehr farbenfrohe Früchte und Gemüse bedeuten mehr Phytonährstoffe.

Der Phytonährstoffgehalt einer Pflanze variiert je nach Anbaubedingungen. So produzieren Pflanzen beispielsweise mehr davon, wenn in ihrem Umfeld »Stress« herrscht – zum Beispiel, wenn es kalt ist.[7] Tendenziell ist der Gehalt an Phytonährstoffen bei biologischem Anbau ohne »Hilfe« durch Pestizide höher.[8] Deshalb ist die saisonale Ernährung für unsere Gesundheit so wichtig – das wurde mittlerweile wissenschaftlich bestätigt und ist in traditionellen Kulturen selbstverständlich. Das Forschungsgebiet der »Chrononutrition« befasst sich mit der Wechselwirkung zwischen Biorhythmus, Ernährung und Stoffwechsel.

Ein Wort der Warnung zu Phyto-Ergänzungsmitteln

Die Nahrungsergänzungsmittelbranche bemüht sich sehr, die Eigenschaften von Phytonährstoffen in Pillenform anzubieten, doch das ist problematisch, nicht reguliert und bietet höchstwahrscheinlich nicht die gleichen Vorteile wie der Verzehr von Phytonährstoffen in Lebensmitteln. In einigen Fällen könnten sie der Gesundheit sogar schaden. Die Dosis macht das Gift: Präparate mit Phytonährstoffen, die oft als Antioxidantien angepriesen werden, enthalten meist eine Dosierung, die das natürliche Vorkommen in der Nahrung um ein Vielfaches überschreitet. Betakarotin-Pillen zum Beispiel können das Krebsrisiko erhöhen, während es durch eine ganze Karotte gesenkt werden kann. Zudem reduzieren sich die gesundheitlichen Vorteile körperlicher Aktivität, wenn Antioxidantien in hoher Dosis als Nahrungsergänzungsmittel und nicht über Lebensmittel konsumiert werden.[9, 10]

Die Makros

Makronährstoffe sind Moleküle wie Kohlenhydrate, Proteine und Fette. Diese drei haben jeweils ganz spezifische Rollen und Funktionen für unser Immunsystem, und wir brauchen sie in großen Mengen. Während Eiweiß notwendig ist, um die Bausteine unseres Körpers zu erzeugen, liefern uns Fette und Kohlenhydrate Energie.

Vollgepumpt mit Protein

Wenn von Protein oder Eiweiß die Rede ist, geht es meist um dessen Rolle für den Muskelaufbau. Allerdings braucht das Immunsystem ebenfalls Protein, um auf Hochtouren zu laufen, besonders dann, wenn Sie viel zu tun haben. Aminosäuren (die Bausteine des Proteins) haben im Körper eine wichtige Aufgabe: Sie erhalten die Muskeln aufrecht, bauen Blutzellen auf, lassen das Haar wachsen und bilden Enzyme wie Hämoglobin, die Sauerstoff durch den Blutkreislauf transportieren. Für das Immunsystem sind Proteine lebenswichtig, da sie Körpergewebe bilden und reparieren sowie Infektionen bekämpfen. Die Kraftpakete des Immunsystems wie Antikörper, Zytokine und andere Immunzellreaktionen werden aus Aminosäuren gebildet und sind damit auf eine ausreichende Proteinversorgung angewiesen. Ein Mangel an Proteinen kann die Immunabwehr erheblich beeinträchtigen, insbesondere hinsichtlich der T-Zellen, die für die Regulierung von Entzündungsreaktion und -steuerung so wichtig sind. In Tierversuchen hat sich gezeigt, dass sie schon erheblich beeinträchtigt wird, wenn man die angemessene Proteinzufuhr um nur 25 Prozent reduziert.

Proteine sind Moleküle aus langen Ketten von Aminosäuren, die in 20 Varianten auftreten und deren Reihenfolge die Struktur und Funktion des Proteins bestimmt. Neun der Aminosäuren sind essentiell, müssen also über die Nahrung zugeführt werden, während der Körper die anderen elf (nichtessentiellen) Aminosäuren leicht selbst herstellen kann – allerdings gelten einige davon als bedingt essentiell, werden also unter bestimmten Umständen essentiell, und zwar dann, wenn der Körper unter Stress steht oder krank ist. Ein vollständiges oder ganzes Protein enthält alle neun essentiellen Aminosäuren in angemessener Menge. Tierische Proteinquellen sind vollständig, pflanzliche Nahrungsmittel dagegen unvollständig. Durch die Kombination verschiedener pflanzlicher Nahrungsmittel kann jedoch ein vollständiges Protein erzeugt werden, und viele Kulturen auf der ganzen Welt wissen das ganz intuitiv – so isst man in Mexiko zum Beispiel Bohnen mit Reis, in Afrika Bohneneintöpfe mit Brot, in Italien Nudeln mit Bohnen oder in Indien Linsen mit Reis.

Manche Aminosäuren sind für die Funktion des Immunsystems besonders wichtig, insbesondere Arginin. Arginin gilt ernährungsphysiologisch zwar als nichtessentielle Aminosäure, ist jedoch das physiologische Substrat für die Synthese von Stickstoffmonoxid (NO), einem entscheidenden Vermittler der Immunreaktion. Viele experimentelle und klinische Daten stützen die These, dass Arginin sowohl für das angeborene als auch für das adaptive Immunsystem von Menschen und anderen Tieren essentiell ist.[11] Der Nährstoff kommt in Nüssen und Körnern, Fleisch, Hülsenfrüchten und Algen vor und fördert die Entwicklung von T-Zellen sowie Wachstum und Integrität des Thymus. Glutamin (siehe Seite 161) ist ebenfalls wichtig. Wenn wir uns eine Infektion einfangen und plötzlich riesige Armeen von Immunzellen mobilisiert werden, um uns zu schützen, steigt der Nährstoffbedarf des Immunsystems drastisch an. In dieser Phase verbraucht es Glutamin. Bei Krankheiten oder chronischen Entzündungsleiden sind unsere internen Speicher unter Umständen erschöpft, sodass wir darauf achten müssen, sie wieder aufzufüllen. Deshalb bekommen Schwerkranke genau wie Patienten vor einer Operation häufig intravenös Glutamin und Arginin, um ihr Immunsystem zu unterstützen.[12] Das soll nicht heißen, dass Sie diese Stoffe über Nahrungsergänzungsmittel zuführen müssen. Merken Sie sich nur, dass der Bedarf je nach Gesundheitszustand variieren kann. Die empfohlene tägliche Eiweißzufuhr liegt bei 0,8 Gramm pro Kilogramm Körpergewicht. Ein grober Richtwert wäre damit etwa 50 Gramm pro Tag bei durchschnittlicher Statur. Damit Sie eine Vorstellung bekommen, was das bedeutet: Eine Tasse Quinoa entspricht 8 Gramm, eine Tasse Linsen enthält satte 18 Gramm. Ein Ei bringt weitere 6 Gramm. Und ein Viertelpfund Hähnchenfleisch enthält 28 Gramm Eiweiß. Spinat, Edamame, Bohnen, Erbsen, Brokkoli und Tofu sind ebenfalls gute Proteinlieferanten. Wer Leistungssport betreibt oder an Muskelmasse zulegen will, möchte seine Eiweißzufuhr vielleicht noch weiter steigern. Das kann auch ratsam sein, wenn Sie körperlich sehr aktiv sind, unter großem Stress stehen, wenn es im Hals kratzt, oder Sie sich einfach nur sehr schlapp fühlen. Eiweiß wirkt zudem sehr sättigend und dämpft damit den Hunger, sodass sich im Rahmen einer Diät Kalorien sparen lassen. Mit zunehmendem Alter steigt der Eiweißbedarf, und eine erhöhte Proteinzufuhr kann dabei helfen, die Muskelmasse (die für eine starke Immunabwehr so wichtig ist) auch in höherem Alter zu erhalten. Jenseits der 65 sollte man versuchen, mindestens 1,2 Gramm Eiweiß pro Kilogramm Körpergewicht aufzunehmen, für ältere Gewichtheber gilt 1,5 Gramm pro Kilo Körpergewicht pro Tag.

Wer wenig Zeit hat, kann mit Proteinshakes ganz bequem Eiweiß zu sich nehmen, doch generell sollte man den täglichen Proteinbedarf lieber über die Nahrung decken. Forschungsergebnisse legen nahe, dass gesunde Menschen, die täglich genügend Kalorien zu sich nehmen, vermutlich ausreichend Eiweiß konsumieren. Proteine aus Nahrungsmitteln haben gegenüber Shakes den Vorteil, dass sie auch andere wichtige Nähr- und Ballaststoffe liefern. Und Trinkmahlzeiten sind wirklich nicht jedermanns Sache. Versuchen Sie, Ihr Eiweiß aus möglichst vielen verschiedenen Quellen zu beziehen, denn das Immunsystem leidet nicht nur, wenn es einen Mangel an bestimmten Aminosäuren hat, sondern auch bei einem Ungleichgewicht sämtlicher Proteinbausteine. Um sicherzustellen, dass alle abgedeckt sind, sollten Sie auf unterschiedliche Quellen setzen. Wenn man nur pflanzliches Protein zu sich nimmt, kann die damit verbundene Kalorienzufuhr problematisch werden, da im Vergleich zu tierischen Quellen weitaus größere Mengen erforderlich sind. Probieren Sie zum Beispiel Sojaprodukte, Tofu, texturiertes Soja und Seitan, um die Nahrungsaufnahme insgesamt zu reduzieren. Insbesondere Soja und Quinoa gelten aufgrund ihres Aminosäureprofils als qualitativ hochwertige Proteinquelle.

Fette – das gute, das schlechte und das dazwischen

Obwohl sie in der Vergangenheit so umstritten waren, sind Fette für die Gesundheit unerlässlich. Sie erfüllen drei wichtige Hauptzwecke, denn sie dienen als wichtige Energiequelle, sind die Bausteine für unsere Zellen und die Vorstufe für Signalmoleküle, die unsere Immunität regulieren. Das Nahrungsfett versorgt uns zudem mit den wichtigen fettlöslichen Vitaminen A, D, E und K.

Man könnte meinen, Fett sei Fett, doch das ist ein Trugschluss. Es gibt durchaus Unterschiede, und entscheidend ist die Zusammensetzung der verschiedenen Fettarten in der Ernährung. Bei Fetten in Lebensmitteln unterscheidet man in der Regel zwischen gesättigten und ungesättigten. Die meisten Nahrungsmittel enthalten eine Mischung aus beiden Varianten.

Gesättigte Fette sind bei Zimmertemperatur meist fest – gängige Quellen sind rotes Fleisch, Vollmilch und andere Vollfett-Milchprodukte, Käse sowie Kokosöl. Eine Ernährung mit *vielen* gesättigten Fetten ist insgesamt nicht gut für die Gesundheit, da diese Fette Immunzellen »kurzschließen« können, sodass ein Gefahrensignal ausgelöst wird – molekularer Stress für den Körper, der zu einer Form von oxidativem Stress führt. Dadurch wird das sogenannte »Inflammasom«, das Immunsignalzentrum, dazu angeregt, eine unangemessene und schädliche Entzündungsreaktion hervorzurufen. Im Rahmen einer gesunden, ausgewogenen Ernährung sollte man deshalb vorrangig auf Nahrungsmittel setzen, die mehr ungesättigte als gesättigte Fette enthalten. Eine Ausnahme könnten Milchprodukte sein, da immer mehr dafür spricht, dass die gesättigten Fette in Milchprodukten weniger schädlich sind als die aus anderen Quellen. Dies gilt jedoch nicht für Milcherzeugnisse in Desserts und Butter, sondern vornehmlich für Käse, Joghurt und Milch.

Ungesättigte Fette gibt es in verschiedenen Varianten: Transfette, einfach ungesättigte und mehrfach ungesättigte Fette.

Transfette

Von Natur aus finden sich Transfette in geringen Mengen in Milchprodukten (wie Käse und Sahne), in Rind-, Lamm- und Hammelfleisch sowie in Produkten, in denen diese Erzeugnisse verarbeitet wurden. Transfette können auch entstehen, wenn gewöhnliche Pflanzenöle zum Braten sehr stark erhitzt werden, weshalb industriell verarbeitete Lebensmittel und Fertiggerichte manchmal einen hohen Gehalt an Transfetten aufweisen. Alles, was aus oder mit gehärteten Pflanzenölen hergestellt wird, enthält meist eine gewisse Menge Transfette (Kekse, Pasteten, Kuchen und frittierte Lebensmittel). In Streichfetten und Margarinen mit gehärtetem Pflanzenöl finden sich in der Regel ebenfalls Transfette. Bis in die 1980er-Jahre enthielt Margarine 10 bis 20 Prozent Transfette, doch heutzutage ist der Gehalt deutlich geringer, oder sie sind sogar praktisch transfettfrei. Unabhängig von ihrer Quelle sind Transfette fast immer schlecht für uns und haben nachweislich negative Folgen für unsere Immunreaktion. Der Verzehr geringer Mengen hat jedoch wahrscheinlich keine signifikant schädliche Wirkung.

Einfach ungesättigte Fette

Einfach ungesättigte Fette stecken in pflanzlichen Lebensmitteln wie Avocados, Nüssen und Speiseölen wie Olivenöl, aber auch in Fleisch und tierischen Erzeugnissen. Wissenschaftliche Erkenntnisse sprechen dafür, dass einfach ungesättigte Öle wie Olivenöl gesund sind und das Immunsystem stärken sowie unnötige Entzündungen eindämmen können. Allerdings ist es wichtig, aus welcher Quelle sie stammen, da einfach ungesättigte Fette aus tierischen Produkten eine höhere Zufuhr von weniger gesunden gesättigten Fetten mit sich bringen, während pflanzliche Quellen dazu praktischerweise auch Ballaststoffe, Phyto- und Mikronährstoffe liefern. Dass einfach ungesättigte Fette gesund sein können, wurde in den 1960er-Jahren entdeckt.

Mehrfach ungesättigte Fette

Zu den mehrfach ungesättigten Fettsäuren gehören Omega-3- und Omega-6-Fettsäuren. In Bezug auf das Immunsystem unterscheiden diese sich deutlich von den meisten anderen Fetten. Sie sind nicht nur wichtige Bestandteile unserer Zellmembranen und beeinflussen deren Flüssigkeitshaushalt, sondern sind auch biologisch aktiv und fungieren als Ausgangspunkt für die Herstellung spezialisierter Immunsignalmoleküle, die Entzündungen entweder fördern oder bekämpfen können. Unser Immunsystem nutzt Omega-3-Fettsäuren zur Bildung spezieller entzündungshemmender und auflösungsfördernder Mediatoren, die bei der Eindämmung von Entzündungen und der Unterdrückung wichtiger Entzündungsgene eine Rolle spielen. Diese Fette kommen in Olivenöl, Leinsamenöl und fettem Fisch wie Lachs, Sardinen und Makrelen vor. Omega-6-Fette sind das Rohmaterial für Entzündungsreaktionen. Linolsäure (LA), die häufigste Omega-6-Fettsäure, wird zu Arachidonsäure (AA) verstoffwechselt, einem entzündungsfördernden Signalmolekül. Wir nehmen sie über Speiseöle, Geflügel sowie verschiedene Nüsse und Körner zu uns.

Die wissenschaftliche Bewertung von Omega-3-Fettsäuren ist nicht so einfach: Alpha-Linolensäure (ALA – eine weitere Omega-3-Fettsäure), DHA und EPA weisen einige Unterschiede auf, die durchaus von Bedeutung sein könnten.

- **ALA** ist die »übergeordnete« Säure, die hauptsächlich in pflanzlichen Lebensmitteln, insbesondere Leinsamen, Chiasamen und Walnüssen, vorkommt. Sie gilt als essentielles Omega-3, da sie von uns Menschen nicht synthetisiert werden kann. Im Körper kann sie mit einer Reihe von enzymatischen Reaktionen in DHA und EPA umgewandelt werden, doch das ist relativ ineffizient. Die ethnische Verteilung der genetischen Variationen hat offenbar einen großen Einfluss auf die Effizienz der Umwandlung.
- **EPA und DHA** können wir selbst erzeugen (wenn auch nicht sehr gut). Sie gelten als bedingt essentielle Nährstoffe, sodass sich der Omega-3-Gehalt leicht erhöhen lässt, indem wir sie direkt über Lebens- und/oder Nahrungsergänzungsmittel zu uns nehmen. EPA und DHA lassen sich besonders gut über Speisefisch aufnehmen.

Verhältnis von Omega-3 zu Omega-6

Omega-3- und Omega-6-Fettsäuren sind essentielle Fette – das heißt, wir müssen sie über die Nahrung zu uns nehmen, da unser Körper sie nicht selbst aus anderen Stoffen herstellen kann. Wenn wir uns über die Nahrung nicht in ausreichender Menge damit versorgen, besteht die Gefahr eines Mangels. Omega-3-Fettsäuren nutzen dieselben enzymatischen Pfade wie Omega-6-Fettsäuren, die beiden konkurrieren also miteinander. Man könnte es auch so ausdrücken, dass Omega-3 und Omega-6 im Körper gegensätzliche Funktionen übernehmen – quasi zwischen Förderung und Bekämpfung von Entzündungen umschalten. Auf den ersten Blick mag es deshalb so wirken, als sei Omega-3 gut und Omega-6 schlecht, aber diese Sichtweise ist zu vereinfacht.

Letztlich sind sowohl Omega-3- als auch Omega-6-Fettsäuren wichtig für die Gesundheit und sollten nach Möglichkeit anstelle von gesättigten und Transfettsäuren konsumiert werden. Gesättigte Fette fördern Entzündungen am stärksten, doch ein Zuviel an mehrfach ungesättigten Omega-6-Fettsäuren, wie sie in den meisten Speiseölen vorkommen, wirkt ebenfalls entzündlich (obwohl dies bislang nur in Reagenzglas- und Tierversuchen bewiesen wurde, während man die Komplexität der menschlichen Physiologie noch nicht genau abbilden konnte). Unsere heutige Ernährung enthält tatsächlich eher weniger Omega-3- und mehr Omega-6-Fettsäuren, doch das optimale Verhältnis – sofern es das überhaupt gibt – wurde noch nicht genau definiert.

Omega-3 und -6: Fisch, Hirn oder Nahrungsergänzungsmittel?
Fetter Fisch (insbesondere Fischrogen) ist die beste Quelle für Omega-3-Fettsäuren. Mittlerweile werden jedoch Omega-3-reiche Öle und Nahrungsergänzungsmittel als Wundermittel aus der Natur angepriesen. Aber sind diese wirklich empfehlenswert? Wie so oft in der Wissenschaft lautet die Antwort: Es kommt darauf an. Es gibt keinen allgemeingültigen Richtwert für die nötige Menge an Omega-3 und auch keine bestimmte Obergrenze. (Beachten Sie nur, dass Omega-3-Fettsäuren in sehr hohen Dosen bei gesunden Menschen die infektionsbekämpfende Wirkung des Immunsystems beeinträchtigen könnten.) Im Prinzip ist es gut möglich, dass verschiedene Personengruppen unterschiedliche Mengen benötigen, sodass Sie am besten ärztlichen Rat einholen oder eine Ernährungsberatung konsultieren. Hier jedoch einige Anhaltspunkte:

- **Essen Sie regelmäßig fetten Fisch?** Selbst wenn keine offensichtlichen Mangelerscheinungen oder Gesundheitsbeschwerden vorliegen, kann eine Ernährung mit reichlich Omega-3-Fettsäuren die allgemeine Gesundheit und das Wohlbefinden entscheidend fördern. Fisch ist eine wichtige Quelle für EPA (Eicosapentaensäure) und DHA (Docosahexaensäure) – beides Omega-3-Fettsäuren, die bei Landsäugetieren im Gehirn vorkommen (aus Muskelgewebe lassen sich Omega-3-Fettsäuren nicht so leicht aufnehmen) – einer Theorie zufolge haben schon unsere Vorfahren im Binnenland das Gehirn von Landtieren verzehrt und sich mit den wichtigen Fettsäuren versorgt. Triglycerid, die Variante, die in Fischen vorkommt (insbesondere Fischrogen, wie oben erwähnt), hat eine bessere Bioverfügbarkeit und wird bevorzugt ins Gehirn befördert. Wenn Sie nur selten fetten Fisch (oder Hirn) essen, ist eine zusätzliche Versorgung mit Omega-3-Fettsäuren wichtig.

- **Nehmen Sie zu viel Omega-6-Fettsäuren zu sich?** Eine Ernährung mit reichlich Omega-6-Fettsäuren lässt für sich genommen keine Entzündungen entstehen, doch ein übermäßiger Verzehr ohne gleichzeitige Aufnahme von Omega-3 kann insbesondere bei chronischen Entzündungen problematisch sein. Achten Sie auch auf die Quelle der Omega-6-Fettsäuren. Moderne, industriell verarbeitete Lebensmittel enthalten häufig auch mehr gesättigte Fettsäuren und weniger Ballaststoffe und Phytonährstoffe, was bekanntlich nicht gut für die Gesundheit ist. In der Gesamtbevölkerung hat sich der Omega-6-Konsum erhöht, seit im Zuge der technologischen Entwicklung vor rund 100 Jahren die moderne Pflanzenölindustrie entstand.
- **Leiden Sie an Omega-3-Mangel?** Klinische Anzeichen eines Omega-3-Mangels sind trockener, schuppiger Ausschlag, vermindertes Wachstum bei Säuglingen und Kindern, erhöhte Infektanfälligkeit und schlechte Wundheilung, Haarausfall sowie Empfängnisschwierigkeiten.
- **Leiden Sie an einer chronisch entzündlichen Erkrankung?** Einige besonders interessante Forschungsarbeiten über Omega-3-Nahrungsergänzungsmittel gehen auf die Behandlung der Symptome chronischer Entzündungskrankheiten zurück. Omega-3-Fettsäuren helfen bei Symptomen entzündlicher Darmleiden, lindern Gelenkbeschwerden bei rheumatoider Arthritis und können bei Psoriasis die Symp-

tome verbessern. Neue Forschungsergebnisse deuten auch darauf hin, dass diese Fettsäuren ins Gehirn gelangen und dort möglicherweise die Entzündung verringern können, die zur Alzheimer-Krankheit beiträgt. Omega-3 in Lebensmitteln kann bei Kindern Asthmasymptome lindern, während sich diese mit Omega-6 unter Umständen verschlimmern.[13]

Bedenken Sie dabei, welch entscheidende Rolle das Mikrobiom bei der Verwertung dieser wichtigen Nahrungsbestandteile spielt. Kürzlich konnte nachgewiesen werden, dass einer der positiven Effekte von Omega-3-Fischöl-Supplementen darauf beruht, dass Darmbakterien entzündungshemmende Postbiotika erzeugen. Allerdings verfügt nicht jeder Mensch über die Mikrobenmischung, die diesen Stoff produzieren kann, was erklärt, warum diese Nahrungsergänzungsmittel nicht immer Wirkung zeigen (und vielleicht auch, warum einige klinische Studien widersprüchliche Ergebnisse geliefert haben).

Auch hier ist es ratsam, in erster Linie auf die richtige Ernährung zu setzen – empfohlen werden zwei Portionen fetter Fisch pro Woche, oder alternativ Algen-Supplemente, wenn Sie nicht gerne Fisch essen. Der Verzehr von Fisch ist allerdings nicht nur wegen des Omega-3 vorteilhaft, sondern wird sowohl in epidemiologischen als auch in klinischen Studien mit einem verringerten Risiko für Herzkrankheiten in Verbindung gebracht und scheint die Gefahr von Depressionen zu reduzieren.

Das große Tabu

Die Meinung zu Kohlenhydraten ging in den letzten fünf Jahren wild hin und her. In Modediäten galten sie als schlimmstes Übel, während sie gleichzeitig mit einem geringeren Risiko für chronische Krankheiten in Verbindung gebracht wurden. Was also stimmt? Sind sie gut oder schlecht? Die kurze Antwort lautet: beides.

Kohlenhydrate sind Ketten aus kleinen Einfachzuckern, die der Körper abbaut und als Glukose – ein Energiesubstrat für alle Zellen im Körper – aufnimmt. Dabei kann es sich um einfache Monosaccharide (mit einem Zuckermolekül, also Glukose) oder Disaccharide (mit zwei Zuckermolekülen, zum Beispiel Saccharose, Haushaltszucker) handeln. Komplexe Kohlenhydrate sind mehrere miteinander verknüpfte Einfachzucker, und letztendlich werden alle Kohlenhydrate in Glukose verwandelt.

Wenn Sie etwas Kohlenhydrathaltiges essen, spaltet das Verdauungssystem den verdaulichen Anteil in Zucker auf, der wiederum ins Blut gelangt. Der Anstieg des Blutzuckerspiegels setzt das Hormon Insulin frei, das bewirkt, dass die Zellen den Blutzucker zur Energieversorgung oder zur Speicherung aufnehmen. Das wiederum lässt den Blutzuckerspiegel wieder sinken. Bei einigen komplexeren Kohlenhydraten dauern Abbau und Aufnahme länger (das gilt für Blattgrün, Süßkartoffeln, Bohnen, Vollkorn), zudem enthalten sie meist andere nützliche Nährstoffe wie Ballaststoffe, Vitamine und Mineralien. Die meisten einfachen Kohlenhydrate dagegen liefern keine Nährstoffe, während sie gleichzeitig hochkalorisch sind und schnell absorbiert werden (so etwa Süßigkeiten, Weißbrot, Saft).

High Carb, Low Carb oder No Carb?

Obwohl Kohlenhydrate umstritten sind, haben sie gewaltigen Anteil daran, dass Ihre Immunabwehr robust bleibt. In Kapitel 6 habe ich die wichtige Rolle der Kohlenhydrate als Energielieferanten für optimale Trainingsleistungen erläutert. Der Kampf gegen Infektionen ist eine aufwändige Angelegenheit, und Immunzellen benötigen große Mengen Glukose. Wenn die Werte zu lange zu niedrig sind, kann das die Reaktionsfähigkeit Ihres Immunsystems beeinträchtigen sowie Anzahl und Funktion wichtiger Immunzellen wie Neutrophile, NK-Zellen und B- und T-Zellen verringern.[14]

Andererseits ist bekannt, dass eine zu kohlenhydratreiche Ernährung mit oxidativem Stress und Entzündungen zusammenhängt und dass ein gesunder Blutzuckerspiegel ein entscheidender Faktor für ein langes, gesundes Leben und die Bekämpfung chronischer Krankheiten ist. Bleibt der Blutzuckerspiegel über längere Zeit erhöht, werden unsere Immunzellen weniger leistungsfähig, sodass unser Risiko für Infektionen und Krebserkrankungen steigt. Das liegt daran, dass der hohe Glukosespiegel zerstörerische Moleküle freisetzt, die zur Bildung schädlicher Reaktionsprodukte (AGE, nach dem Englischen Advanced Glycation End Products) führen, welche die Funktionsweise des Immunsystems beeinträchtigen können. Dass der Blutzuckerspiegel nach dem Essen ansteigt, ist ganz normal. Man spricht von einer Blutglukose-Exkursion, wenn der Blutzuckerspiegel seinen Normalwert überschreitet. Bei gesunden Menschen wird dann Insulin ausgeschüttet, das den Pegel wieder auf den Ausgangswert senkt. Dabei werden auch Entzündungen eingedämmt. Aus Studien mit Personen, die an Diabetes leiden (also einen hohen Blutzuckergehalt haben, den der Körper nur mühsam abbauen kann), weiß man, dass damit das Risiko für gefährliche Infektionen und zahlreiche entzündungsbedingte Gesundheitsbeschwerden steigt. Das Risiko von Komplikationen lässt sich aber nicht nur anhand der Werte beurteilen – es kommt auch und vor allem darauf an, wie stark der Blutzuckerspiegel schwankt.

Glücklicherweise können Sie sich die Vorteile von Kohlenhydraten sichern, ohne große Bedenken haben zu müssen. Am einfachsten gelingt das, wenn Sie in regelmäßigen Abständen und nur dann essen, wenn Sie Hunger verspüren. Außerdem können Sie mehr qualitativ hochwertige Kohlenhydrate (Vollkorngetreide, Bohnen, Gemüse und Obst) mit hohem Gehalt an Ballaststoffen, Phytonährstoffen, Vitaminen und Mineralien zu sich nehmen, die langsam aufgenommen werden, sodass der Blutzuckerspiegel nicht abrupt in die Höhe schießt. Sie können die Gesundheitsrisiken von Kohlenhydraten zusätzlich minimieren, indem Sie weniger raffinierte und industriell verarbeitete Kohlenhydrate essen, aus denen die nützlichen Ballaststoffe entfernt wurden – diese sind in Kuchen und vielen Backwaren enthalten. Vollkornprodukte lassen sich leicht am Verhältnis von Kohlenhydraten zu Ballaststoffen erkennen; die Faustregel lautet dabei, dass pro 10 Gramm Gesamtkohlenhydrate mindestens 1 Gramm Ballaststoffe enthalten sein sollte. Anhand der Nährwertangaben auf dem Etikett können Sie das problemlos ausrechnen: Teilen Sie einfach die Gesamtkohlenhydratmenge in Gramm durch den Ballaststoffgehalt (in Gramm).

Es ist allzu leicht, zu viel minderwertige, industriell verarbeitete Kohlenhydrate zu sich zu nehmen. Und wie bereits erwähnt, ist ein gesundes Gewicht auch wichtig, um unkontrollierte Entzündungen zu vermeiden.

An gesunden Menschen wurde festgestellt, dass der Konsum von 40 Gramm zusätzlichem Zucker pro Tag – das entspricht nur einer Dose eines mit Zucker gesüßten Softdrinks – bereits einen Anstieg der Entzündungsmarker bewirkte.[15] Diese Personen nahmen insgesamt auch eher an Gewicht zu. Es ist gut möglich, dass der Zusammenhang zwischen Kohlenhydraten und Gesundheit darauf zurückgeht, was wir *nicht* essen – nämlich Ballaststoffe (aller Art).[16] Dabei kommt es jedoch auf den Kontext an, und kein Nährstoff ist uneingeschränkt schlecht. Allerdings wissen wir mittlerweile, dass es unserer Gesundheit schadet, wenn wir »schlechte« gesättigte Fette durch mehr raffinierte Kohlenhydrate ersetzen. Vielmehr sollten wir uns bemühen, diese wenig vorteilhaften Fette einzuschränken, und stattdessen lieber ungesättigte wählen.

Glutenfrei – sinnvoll oder Modetrend?

Gluten ist eine Familie mit Hunderten von Proteinen – insbesondere Glutenin und Gliadin –, die in Getreide wie Weizen, Roggen und Gerste zu finden sind. Wenn sie mit Wasser vermischt werden, entwickeln sie eine klebrige Konsistenz, die Teig elastisch macht und Brot aufgehen lässt. Mittlerweile ist es in Restaurants und Lebensmittelgeschäften gang und gäbe, Nahrungsmittel als »glutenfrei« auszuweisen, und jüngsten Umfragen zufolge achtet jeder fünfte gesunde Erwachsene darauf, seine Glutenzufuhr gezielt einzuschränken oder zu begrenzen. Aber gibt es die »Glutensensitivität« wirklich, oder handelt es sich dabei nur um eine neue Mode?

Etwa 1 Prozent der britischen Bevölkerung leidet an Zöliakie, einer Autoimmunerkrankung, die bei genetisch sensiblen Personen auftritt. Erinnern Sie sich noch an die Immunkompatibilitätsgene? Nun, bestimmte Typen (die sogenannten DQ2- oder DQ8-Heterodimere) haben zur Folge, dass das Immunsystem mit Glutenpeptiden anders interagiert – und zwar in unerwünschter Weise. Die Immunabwehr wird aktiviert und greift die Darmschleimhaut an, da die T-Zellen an der Spitze der Immunarmee eine Vielzahl von Entzündungszytokinen freisetzen. Wenn ein Zöliakiekranker Gluten verzehrt, wird die Schleimhaut im Dünndarm geschädigt, was zu Durchfall, Blähungen, Müdigkeit, Anämie und schlechter Nährstoffaufnahme führt. Auch andere Teile des Körpers können in Mitleidenschaft gezogen werden.

Der Goldstandard bei der Diagnose einer Zöliakie besteht in Blutuntersuchungen und der Bestätigung durch eine Darmbiopsie, welche den Grad der Entzündung oder Schädigung der Darmschleimhaut ermittelt. Zöliakie ist nicht heilbar und lässt sich ausschließlich durch glutenfreie Ernährung behandeln. Wird erneut Gluten über die Nahrung aufgenommen, kommt es wieder zu einer Reaktion des Immunsystems mit weiteren Schäden für die Darmschleimhaut. Schon der Verzehr eines winzigen Krümels hat schlimme Folgen für die Darmwand und kann ein erhöhtes Krebsrisiko bedeuten.

Spricht etwas dagegen, auf Gluten zu verzichten?
Die vielen Millionen mit einer diagnostizierten Zöliakie (dazu gehöre auch ich) müssen sich unbedingt ein Leben lang glutenfrei ernähren. Allerdings behaupten auch viele nicht von Zöliakie Betroffene, dass Gluten ihnen gesundheitliche Probleme bereitet. Vor 20 Jahren gab es erstmals die Vermutung, es könne eine »nichtzöliakale Glutensensitivität« geben, doch Folgestudien haben das nicht bestätigt: Man fand keinerlei Hinweise auf eine spezifische Reaktion auf Gluten. Es lag nicht am Gluten, sondern die Verdauungsstörungen in diesen Studien hatten psychologische Gründe – der »Noceboeffekt« (die Überzeugung, dass uns etwas schadet).

Dennoch wird weiterhin viel darüber spekuliert, ob Gluten neben den bekannten Folgen bei Zöliakie oder einer klassischen Weizenallergie eine bestimmte Wirkung hat. Die meisten aktuellen Daten geben Anlass zu der Vermutung, dass dies bei einer extrem kleinen Zahl von Menschen der Fall sein könnte – weit weniger als die vielen Millionen, die glutenfreie Produkte kaufen. Leider existiert bislang kein valider Test oder Biomarker für eine nichtzöliakale Glutensensitivität, und in der Wissenschaft herrscht diesbezüglich keine Einigkeit.

Ist es denn bedenklich, auf Gluten zu verzichten? Bei vielen Menschen ist die »Glutensensitivität« eigentlich eine Reaktion auf andere Bestandteile der Produkte – zum Beispiel auf Fruktane im Brot, die beim Gären im Darm Blähungen verursachen können, auf Zusatzstoffe oder Konservierungsmittel. Da bei einer glutenfreien Ernährung auch die größten Fruktanquellen wegfallen, liegt die Schlussfolgerung nahe, dass »glutenfrei« Wirkung zeigt.[17, 18, 19]

Wenn Sie bei sich eine Unverträglichkeit vermuten, könnte das eher an der Zusammensetzung Ihrer Darmmikroben liegen, die mit der Verdauung von Weizen Schwierigkeiten haben. In diesem Fall könnte es vorteilhafter sein, für bessere Darmgesundheit zu sorgen, anstatt komplett auf Gluten zu verzichten, denn dadurch könnten sich die Symptome noch verschlimmern. Zudem kommt es entscheidend darauf an, *wie* Sie sich glutenfrei ernähren – also auf die Alternativen, die Sie zu sich nehmen. Wählen Sie den natürlichen Weg mit von Natur aus glutenfreien Getreide-, Obst- und Gemüsesorten? Oder essen Sie stattdessen minderwertige raffinierte, industriell verarbeitete Kuchen, Kekse und Brot ohne Gluten?

Der Verzicht auf Gluten kann sogar gesundheitliche Probleme nach sich ziehen. Ob eine glutenfreie Ernährung zu Nährstoffmangel führt, wurde bislang noch nicht umfassend erforscht, aber glutenfreie Getreideprodukte enthalten weniger wichtige Mikronährstoffe und geringere Mengen an Ballaststoffen. In aktuellen Studien stellte man fest, dass bei gesunden Erwachsenen, die auf Gluten verzichteten, erhebliche Veränderungen des Mikrobioms und eine schlechtere Reaktion der Immunzellen auf Infektionen zu konstatieren sind. Ich habe bereits erwähnt, dass ein selbst auferlegtes »Ernährungsgefängnis« zu Stress führen kann. Und wenn man bedenkt, dass eine echte nichtzöliakale Glutensensitivität ziemlich selten ist, könnte es unnötigen Stress bedeuten, wenn man allgemein zu glutenfreier Ernährung rät. Also überlegen Sie sich gut, ob »glutenfrei« für Sie wirklich sinnvoll ist – es sei denn natürlich, Sie leiden an Zöliakie.

Nahrung für das Immunsystem – die Bedeutung des Stoffwechsels

Der Stoffwechsel ist die Gesamtheit der lebenserhaltenden chemischen Reaktionen, mit denen Makronährstoffe aus der Nahrung in Energie umgewandelt werden. Während die Nahrungsaufnahme nur sporadisch erfolgt (in der Regel in Form von drei Hauptmahlzeiten pro Tag), verbrauchen wir kontinuierlich Energie in unterschiedlichen Mengen, die nicht mit dem Zeitpunkt des Essens zusammenhängen. Der Körper hat komplexe Systeme entwickelt, mit denen überschüssige Makronährstoffe für später gespeichert werden. Und da das Immunsystem darauf angewiesen ist, dass der Stoffwechsel seine Aktivitäten ankurbelt, verfügt es über ziemlich ausgeklügelte Methoden, um zu ermitteln, ob all diese Makronährstoffe zur Verfügung stehen.

Das Forschungsgebiet, das sich mit dem Immunstoffwechsel befasst – also mit der Art und Weise, wie unser Stoffwechsel mit dem Schicksal und der Funktion unserer Immunzellen zusammenhängt –, macht gerade rasante Fortschritte. Bei gesunden Menschen befindet sich das Immunsystem normalerweise im »Ruhezustand« – es ist wachsam, aber nicht im Kampfmodus. Ist es Zeit zum Angriff, so erhöhen die Immunzellen ihren Stoffwechsel, indem sie mehr Nährstoffe aufnehmen, um die für die Verteidigung benötigten Proteine wie Zytokine und Antikörper zu produzieren.

Die Wissenschaft weiß seit langem, dass Stoffwechselprobleme mit Entzündungen zusammenhängen, während manche Entzündungskrankheiten wie rheumatoide Arthritis und andere Autoimmunkrankheiten eine metabolische Komponente haben. Das bedeutet, dass zu viel oder zu wenig von einem bestimmten Makronährstoff ziemlich weitreichende Folgen für die Immunität haben kann. Bislang wurde erst in wenigen Studien untersucht, inwieweit sich der Makronährstoffgehalt einer Mahlzeit auf die Immunität auswirkt, doch einige Anhaltspunkte haben wir bereits. Wir wissen, dass Immunzellen ihre Stoffwechselenergie je nach Aktivität aus Fetten oder Kohlenhydraten beziehen. Wenn der Körper gegen eine Erkältung ankämpft oder fiebert, braucht er Energie, um eine Armee zur Abwehr der Infektionen aufzubauen und wieder gesund zu werden. Deshalb steigt der Bedarf an Glukose, dem Abbauprodukt der Kohlenhydrate. Bei einer Entzündung wird tatsächlich aktiv mehr Glukose bereitgestellt. Fett dagegen ist die bevorzugte Energiequelle bei schwelenden Prozessen und sorgt dafür, dass unsere Immunzellen auch dann weiter funktionieren, wenn sie nicht aktiv im Kampf eingesetzt werden. Deshalb ist es nur logisch, dass es eine Rolle spielt, welche verfügbaren Energiequellen unser Immunsystem wahrnimmt, wenn es entscheidet, ob und in welchem Ausmaß eine Entzündungsreaktion ausgelöst werden soll.

Leider ist dieses Forschungsgebiet noch so neu, dass die Fachleute bislang nicht wissen, wie man die Ernährung umstellen kann, um unerwünschte Entzündungsreaktionen zu vermeiden. Können wir Krankheitsverläufe beeinflussen, indem wir Makros verändern? Oder indem wir ein bestimmtes Makro gar nicht zur Verfügung stellen?

Bei Erkältung futtern, bei Fieber hungern

Vor einigen Jahrhunderten glaubte man, Erkältungen würden durch ein Absinken der Körpertemperatur ausgelöst und man könne diese durch reichlich Nahrungszufuhr wieder erhöhen, um so die Erkältung zu bekämpfen. Die Empfehlung, bei Fieber zu hungern, beruht ebenfalls auf der Vorstellung, dass Essen die Körpertemperatur erhöht: Ein bereits fiebernder Körper, so meinte man, könne dadurch Schaden nehmen.

Lässt sich das wissenschaftlich begründen? Die Antwort lautet jein. Es kommt auf die Ursache des Fiebers und auf die jeweilige Nahrung an. Bei hohem Fieber will man sowieso meist nicht viel essen. Das liegt daran, dass der Appetit von Natur aus weniger wird, wenn man richtig krank ist (eines der typischen Krankheitsverhalten, die wir aus Kapitel 5 kennen), zum Beispiel mit hohem Fieber im Bett liegt. Ich habe bereits erklärt, dass unser Immunsystem reichlich Energie braucht, wenn es gegen eine schlimme Infektion ankämpft. Warum schlägt uns eine Krankheit dann auf den Appetit? Es handelt sich dabei um einen Schutzmechanismus: Appetitlosigkeit bei Fieber soll unsere Entzündungsreaktionen in Schranken halten, damit sie im Kampf gegen die Infektion das Gewebe nicht zu stark schädigen. Wie gesagt kommt es dabei jedoch auf die Art der Infektion an. Bei leichteren Infektionen, zum Beispiel virenbedingten Erkältungen ohne hohes Fieber, sind Kohlenhydrate nützlich (deshalb »bei Erkältung futtern«). Bei hohem Fieber, zum Beispiel aufgrund einer bakteriellen Infektion des Blutes, facht ein Zuviel an Kohlenhydraten das Entzündungsfeuer dagegen übermäßig an, sodass die Symptome schlimmer werden (folglich »bei Fieber hungern«).

Daran zeigt sich: Wenn uns klar ist, mit welcher Art von Infektion wir es zu tun haben, gibt es oft einfache Methoden, um die Genesung zu beschleunigen. Das soll nicht heißen, dass Sie sich bei der nächsten Erkältung vollstopfen sollen oder Kohldampf schieben müssen, falls Sie Fieber bekommen. Wir wissen noch längst nicht genug, um diese Erkenntnisse verallgemeinern zu können, doch sie zeigen, welche tiefgreifende Folgen schon allein das Essen für unser Immunsystem haben kann.

Schlemmen oder Fasten?

Ungeachtet überlieferter Traditionen hat sich Fasten mittlerweile zum absoluten Trend entwickelt und ist der neueste Hit in der Ernährungsbranche. Aus wissenschaftlicher Sicht ist die Einschränkung der Kalorienzufuhr im Interesse der Gesundheit dagegen alles andere als neu.

Beim Essen ist der Stoffwechsel sehr aktiv, doch auch das Immunsystem wird angeregt. Wenn wir essen, nehmen wir nicht nur Nährstoffe zu uns – wir veranlassen die Immunabwehr zu einer vorübergehenden Entzündungsreaktion. Somit ruft allein der Vorgang der Nahrungsaufnahme bei jeder Mahlzeit eine gewisse Entzündung hervor. Oxidantien und freie Radikale, die bei der Verstoffwechselung von Lebensmitteln entstehen, können entzündliche Genpfade aktivieren, insbesondere wenn wir Lebensmittel mit hoher Energiedichte zu uns nehmen oder einfach ununterbrochen essen, sodass es zur Stoffwechselstauung kommt. Darüber hinaus bewirkt die Durchlässigkeit des Darms (siehe Seite 160), die nach jeder Mahlzeit etwa vier Stunden anhält, dass

Darmmikroben und ihre Bestandteile in den Blutkreislauf gelangen und unbemerkt eine Entzündung durch das Immunsystem auslösen, die in erster Linie durch die Aktivierung des Inflammasoms (siehe Seite 364) verursacht wird. Diese Entzündungsreaktion nach dem Essen – die sogenannte »postprandiale Entzündung« – ist normal und vergeht wieder. Durch ballast- und phytonährstoffreiche Ernährung wird die Barriere wieder abgedichtet und stabilisiert sich in Phasen ohne Nahrungsaufnahme zwischen den Mahlzeiten. Eine kalorienreiche Ernährung, häufiges Essen, übermäßig viel Fruktose und Lebensmittel mit hohem Fettgehalt – insbesondere gesättigten Fettsäuren – können den durchlässigen Darm jedoch verschlimmern. So entstehen quasi immer wieder Kollateralschäden an unserem Körper, die der Gesundheit mit der Zeit extrem schaden.

Varianten des Fastens

Schon als das Fasten noch nicht zum wissenschaftlichen Mainstream gehörte, wusste man um die Auswirkungen der Kalorienbeschränkung, womit eine Reduzierung des täglichen Kalorienbedarfs um 60 bis 70 Prozent ohne Vorgaben hinsichtlich der Art der Nahrung gemeint ist. Bereits in den 1930er-Jahren wiesen Wissenschaftler nach, dass Ratten bei kalorienreduzierter Ernährung doppelt so lange lebten wie üblich. In den folgenden Jahrzehnten wurden ähnliche Ergebnisse bei immer mehr Tieren beobachtet, von Mäusen über Fische bis hin zu Hunden. Seit Beginn meiner beruflichen Laufbahn wurde mir bei zahlreichen wissenschaftlichen Konferenzen in Vorträgen vermittelt, welche Vorteile die Kalorienbeschränkung zur Verjüngung und

Linderung aller möglichen altersbedingten Krankheiten wie Krebs, Herzkrankheiten und Diabetes bringt. Zumindest bei Laborratten scheint die Einschränkung der Kalorienzufuhr (um etwa 40 Prozent ohne Unterernährung oder Mikronährstoffmangel) nicht nur das Leben zu verlängern, sondern auch fast alle altersbedingten Beeinträchtigungen der Immunfunktion zu verlangsamen und das Risiko zahlreicher Krankheiten zu verringern. Einige Studien legen nahe, dass die Kalorienbeschränkung auch für den Menschen gesundheitliche Vorteile haben könnte, doch um die langfristigen Folgen richtig einzuschätzen, ist noch mehr Forschungsarbeit erforderlich. Gegenwärtig liegen keine Daten über den Zusammenhang zwischen Kalorienbeschränkung und Langlebigkeit beim Menschen vor.

Inzwischen hat offenbar das Fasten die Nachfolge der Kalorienbeschränkung angetreten. In den 1940er-Jahren ließ man in der Forschung Versuchstiere erstmals fasten, statt ihre Kalorienzufuhr zu beschränken. Erstaunlicherweise stellte man fest, dass die Tiere wesentlich länger lebten und mit geringerer Wahrscheinlichkeit an Krebs erkrankten. Zumindest in Experimenten scheint es für die Gesundheit besser zu sein, gar nichts zu essen, als weniger zu essen. Aber ist das nicht zu schön, um wahr zu sein?

Ob Fasten oder kalorienreduzierte Ernährung tatsächlich deutliche Folgen für unsere Immunität, Gesundheit und Lebensdauer haben, muss durch weitere Forschungsarbeit bestätigt werden. Bei diesen ersten Ergebnissen stellt sich die Frage, ob die Folgen für die Lebensspanne auf die Einschränkung der Kalorienzufuhr zurückzuführen sind oder darauf, dass nur innerhalb eines bestimmten Zeitfensters gegessen wird. Nach dem aktuellen Kenntnisstand muss jede Form der Kalorienbeschränkung über längere Zeit beibehalten werden, damit sich wirklich ein lebensverlängernder Effekt einstellt. Und wirkt sich nicht nur der Zeitpunkt, sondern auch die Zusammensetzung der Ernährung auf die Ergebnisse aus? Während sich die Wissenschaft mit diesen Einzelheiten auseinandersetzt, sind im Zuge der aktuellen Begeisterung für das Fasten die verschiedensten Methoden zur Kalorienbeschränkung entstanden, mit unterschiedlichen Empfehlungen zu Zeitpunkt und Menge der Nahrungsaufnahme:

- Wasserfasten, bei dem man entweder mindestens 48 Stunden lang gar nichts isst oder die Nahrungszufuhr im Laufe eines Tages, einer Woche oder eines Monats auf bestimmte Zeitfenster beschränkt und dadurch stark einschränkt. Ein zusätzlicher Effekt des Fastens ist, dass man viel weniger Zeit mit Essen verbringt und dadurch weniger Kalorien zu sich nimmt.
- Beim Intervallfasten (IF) ist der Zeitpunkt des Essens wichtiger als die Art der Nahrung. Gängige Varianten sind Alternate-Day- beziehungsweise alternierendes Fasten oder »OMAD« (one meal a day). Bei der ersten Form wechseln sich Fasten- und normale Essenstage ab, bei der zweiten nimmt man lediglich eine Mahlzeit innerhalb von 24 Stunden zu sich und fastet den Rest des Tages.
- Zeitlich beschränktes Essen (Time Restricted Eating – TRE) ist eine weitere beliebte Variante des Intervallfastens, bei dem alle Haupt- und Zwischenmahlzeiten innerhalb eines bestimmten Zeitfensters liegen. Das kann eine Spanne von 12 Stunden sein, beliebt ist auch die 16:8-Methode:

16 Stunden isst man gar nichts und verzehrt alle Mahlzeiten innerhalb von 8 Stunden. Die Anpassung der Nahrungsaufnahme an die zirkadiane Biologie geht von der Vorstellung aus, dass sich der Stoffwechsel nach einem täglichen Rhythmus richtet. Vielleicht wissen Sie aus Kapitel 4 noch, dass das Essen ein Zeitgeber ist, der dazu beiträgt, dass unsere biologische Uhr rundläuft. Immer mehr Forschungsergebnisse weisen darauf hin, dass unser Körper optimal arbeitet, wenn unsere Essgewohnheiten auf unseren angeborenen 24-Stunden-Zyklus abgestimmt sind. Der Darm hat eine innere Uhr, die das tägliche Auf und Ab der Enzyme, die Aufnahme von Nährstoffen und den Abtransport von Abfallprodukten reguliert. Die Billionen von Bakterien, aus denen das Mikrobiom in unserem Darm besteht, arbeiten ebenfalls nach einem täglichen Rhythmus. Damit richtet sich eine Schlüsselfunktion des Immunsystems erstaunlicherweise nicht nur unmittelbar nach Art und Menge der Nahrung, sondern auch nach dem Zeitpunkt des Essens.

Kann Nahrungsverzicht wirklich die Gesundheit fördern?

Während der gesamten Entwicklungsgeschichte des Menschen war es immer sehr ungewiss, wann wir das nächste Mal etwas zu essen bekommen würden. Infolgedessen sind wir mit einer ganzen Reihe an Schutzvorrichtungen ausgestattet, dank derer wir Phasen ohne Essen überstehen. Da längere Zeiten mit üppiger Nahrungszufuhr viel seltener waren, haben wir weniger

Strategien zum Umgang mit zu viel Nahrung – das erklärt zum Teil, weshalb Fettleibigkeit aufgrund der veränderten Ernährungsbedingungen zu einem Gesundheitsproblem geworden ist. Bislang zeigt Fasten in *Experimenten* zweifellos Wirkung, aber die verschiedenen Mechanismen, die dabei zum Tragen kommen, sind noch nicht genau ermittelt. Die meisten Forschungsarbeiten zum Fasten widmeten sich vor allem dem Aspekt der Gewichtsreduktion. (Es fällt leichter, wenig zu essen, wenn es weniger Gelegenheit dazu gibt.) In letzter Zeit jedoch mehren sich sensationelle Berichte über die entzündungshemmenden und immunstärkenden Effekte des Fastens, das angeblich in der Lage ist, durch Autoimmunerkrankungen geschädigte Organe komplett zu regenerieren. Haben diese Schlagzeilen einen wahren Kern?

Für den Körper ist es eine Form von Stress, wenn er keine Nahrung bekommt. Und wie Sie wissen, löst Stress in unserer Biologie Schutzreaktionen aus. Eine Beschränkung der Kalorienzufuhr aktiviert Gene, die den Zellen die Anweisung geben, Ressourcen zu schonen. Anstatt zu wachsen und sich zu teilen, kommen Zellen im Hungerzustand faktisch zum Stillstand. Dann regulieren sie auch Proteine hoch, die bei der Abwehr von Krankheiten und weiterem Stress helfen. Die Zellen werden zu einer Art Selbstrecycling gezwungen, die man Autophagie nennt. Bei diesem Prozess, der abgestorbenes oder toxisches Zellmaterial entfernt und beschädigte Komponenten instand setzt und recycelt, werden ältere, abgenutzte »Zombie«-Immunzellen (siehe Seite 137) beseitigt, die mit größerer Wahrscheinlichkeit entarten können. Wenn man hungert, versucht das System, Energie zu sparen. Schadhafte oder alte Zellen fallen eher dem

Recycling zum Opfer, sodass man davon ausgeht, dass Fasten deshalb die Gesundheit fördern kann. Das Schöne ist: Wenn wir nach einer Fastenphase etwas essen, werden die beschädigten Zellen rasch ersetzt, weil die Produktion frischer neuer Immunzellen aus dem Knochenmark rasant angekurbelt wird. Unter Testbedingungen legen Fastenphasen einen internen Schalter um und regenerieren das Immunsystem. Werden diese Aufräumarbeiten nicht regelmäßig durchgeführt, werden unter Umständen Autoimmunkrankheiten und Krebs begünstigt. Aber keine Sorge, unser Körper kann Abfälle nicht nur beim Fasten beseitigen – auch Schlaf und Bewegung unterstützen diese Prozesse.

Einige Studien sehen einen Zusammenhang zwischen Fasten und der Verbesserung verschiedener Komponenten der Immunfunktion. Offenbar spielt die Autophagie auch eine zentrale Rolle bei der Steuerung der verschiedenen Varianten unseres Immunsystem und seiner Fähigkeit, Infektionen zu erkennen und aufzuspüren. Es kann die altersassoziierten Zombiezellen, die ich in Kapitel 2 vorgestellt habe, minimieren und unerwünschte Entzündungen reduzieren.[20] Bei Menschen, die nur eine Mahlzeit am Tag zu sich nehmen, wurden weniger TH17-Helferzellen nachgewiesen, was all jenen Hoffnung machen dürfte, die von Autoimmunkrankheiten betroffen sind. NK-Zellen, die Krebs aufspüren können, halten dann offenbar effektiver nach Tumorzellen Ausschau. Und kürzlich wurde in einer Studie berichtet, dass eine Beschränkung der Kalorienzufuhr an alternierenden Tagen bei Asthmapatienten die Symptome linderte.

Nach dem aktuellen Stand spricht vieles dafür, dass Fasten in der einen oder anderen Form ein gestörtes Immunsystem wieder in Ordnung bringen kann. Dies birgt umfassende Möglichkeiten zur Behandlung und vielleicht sogar Heilung von Autoimmunkrankheiten – und möglicherweise auch für die Vorbeugung und Therapie bestimmter Krebsarten. Trotz dieser ermutigenden Erkenntnisse weisen manche Forschungsergebnisse jedoch in eine andere Richtung. Bei Autoimmunkrankheiten wurden auch schädliche Auswirkungen der Autophagie festgestellt, da sie bei rheumatoider Arthritis zur Verstärkung der entzündungsfördernden Signale führte und damit die Zerstörung der Gelenkarchitektur begünstigte. In ähnlicher Weise sieht man bei Lupus und Morbus Crohn Implikationen einer Fehlregulation der Autophagie-Signale. Zudem ist die Autophagie sehr komplex. Wir wissen nicht genau, wann und wo im Körper diese Prozesse ablaufen und ob die Autophagie vielleicht alle Zellen gleichzeitig betrifft. Auch ist sie bislang nicht gut messbar. Die Ergebnisse der meisten Studien, die an Labor- und Tiermodellen von Hefezellen bis hin zu Primaten durchgeführt wurden, lassen sich nicht unbedingt direkt auf den Menschen übertragen. Echtes Fasten löst bei kleinen Säugetieren mit kurzer Lebensspanne Überlebensmechanismen aus. Allerdings ist es möglich, dass das für uns Menschen nicht gilt.

Die Schattenseite des Fastens

Die Wissenschaft arbeitet noch daran, diese Feinheiten zu durchschauen, aber vielleicht klingen die vielen Berichte über die angeblichen Vorteile des Fastens in Ihren Ohren sehr verlockend. Allerdings drohen dabei auch Unterernährung, Muskelschwund, Gallensteine, verminderte Knochendichte, hormonelle Veränderungen und ein Zusammenbruch der Schilddrüsenfunktion, dazu

Müdigkeit und verminderte Leistungsfähigkeit, ganz zu schweigen vom Schlafverlust und der psychischen Belastung. Einige Studien haben gezeigt, dass bei strengem Fasten nach 48 Stunden der parasympathische Einfluss schwand, während gleichzeitig die sympathische Stressreaktion aktiviert wurde. Das spricht für einen enormen Anstieg des Stresshormons Cortisol, das wir schon kennengelernt haben. Wenn Ihr Leben bereits sehr belastend ist, könnte die weitere Stresserhöhung durch das Fasten Ihnen den Rest geben. Einige experimentelle Studien zeigen, dass eine radikal reduzierte Ernährung das Immunsystem schwächen und sogar das Leben verkürzen kann. In einer interessanten Studie an Fruchtfliegen lebten diejenigen, die die Hälfte der normalen Nahrung zu sich nahmen und einer Form von Salmonellen ausgesetzt waren, fast doppelt so lange wie ihre Geschwister mit der vollen Nahrungsmenge; doch bei einer Infektion mit Listerien, einem anderen Virus, das Lebensmittelvergiftungen auslöst, starben die Diätfliegen nach nur vier Tagen, während die normal ernährten sechs oder sieben Tage überlebten.

Das sollte all jene warnen, die hoffen, durch weniger Essen das Leben zu verlängern. Wenn Sie aber, wie ich, eine Schwäche für Selbstversuche haben, könnten Sie einmal ausprobieren, Ihre täglichen Kalorien zu festen Essenszeiten innerhalb eines bestimmten Zeitfensters zu sich zu nehmen.

Ernährungsmuster

Wenn Sie überlegen, ob Sie Ihre Essgewohnheiten im Interesse der Gesundheit verändern sollten, wäre es ratsam, sich nicht zu sehr auf einzelne Lebensmittel und Nährstoffe zu konzentrieren. Warum?

Nun, heutzutage stellt sich der Zusammenhang zwischen Ernährung und Krankheiten anders dar als früher. Die häufigsten ernährungsbedingten Gesundheitsprobleme sind nicht mehr Mangelerkrankungen wie Skorbut und Rachitis, sondern Überernährung und eine Unterversorgung mit Ballast- und Phytonährstoffen als stille Treiber chronisch entzündlicher Erkrankungen. Wenn wir uns gesund ernähren wollen, empfiehlt es sich, ganzheitliche Ernährungsmuster zu betrachten und nicht nur einzelne Nährstoffe. Schließlich nehmen wir diese kaum isoliert zu uns. Nahrung ist immer die Summe ihrer Bestandteile, nicht nur eine Ansammlung von Makro- und Mikronährstoffen. Es geht also nicht darum, bestimmte Lebensmittelgruppen radikal auszuschließen, sondern darum, die Gesamtheit aller konsumierten Lebensmittel und Getränke zu berücksichtigen und dafür zu sorgen, dass wir unsere Essgewohnheiten so ausrichten, dass wir uns flexibel und gesund ernähren. Unsere Nahrung hat aber auch eine bestimmte Struktur und Konsistenz, soziale und kulturelle Implikationen, ökologische und politische Untertöne. All das hat Anteil daran, wann wir essen, wie viel wir essen und wie unser Körper darauf reagiert.

Westlich ist schädlich

Die typische westliche Ernährungsweise (Western Diet oder WD), oft auch als amerikanische Standardernährung (Standard American Diet oder SAD) bezeichnet, ist die in westlichen Ländern übliche moderne Ernährungsweise, die sich im Zuge der Globalisierung rasch weltweit ausbreitet. Das moderne Leben ist durch zahlreiche Veränderungen der Lebensweise geprägt, doch die Ernährung erfährt besondere Aufmerksamkeit, da sie die Häufigkeit immunvermittelter Krankheiten erhöht. Typische Merkmale der Western Diet sind ein hoher Gesamtenergiegehalt (Kalorien) und ein hoher Anteil an gesättigten Fetten (aus fetthaltigem, domestiziertem und industriell verarbeitetem Fleisch), raffiniertes Getreide, Zucker, Alkohol und Salz, bei geringerem Konsum von Obst und Gemüse und einer reduzierten Ballaststoffaufnahme.

Diese Essgewohnheiten richten sich stark nach dem sozioökonomischen Status und sind damit Teil eines größeren Problems, das den Rahmen dieses Buches sprengen würde, aber trotzdem eine kurze Erwähnung verdient. In den letzten Jahrzehnten hat sich die westliche Ernährungsweise immer stärker durchgesetzt, während wir mehr Zeit im Sitzen verbringen, immer mehr zu tun haben und unter immer größerem Stress stehen. Seit Beginn dieses kulturellen Wandels mehren sich gesundheitliche Probleme, an denen sich die langsame Inkubationszeit chronischer, durch den Lebensstil bedingter Krankheiten erkennen lässt.

Die Western Diet liefert Kalorien häufig aus »industriell verarbeiteten« Lebensmitteln. Allerdings ist umstritten, wie genau sich »industriell verarbeitet« definieren lässt. Fast alle Lebensmittel im Handel wurden in gewisser Weise verarbeitet: pasteurisiert, vakuumversiegelt, gekocht, tiefgefroren, angereichert und mit Konservierungsstoffen und Geschmacksverstärkern versetzt. Einige dieser Verfahren können die ernährungsphysiologischen Eigenschaften eines Produkts verändern. Bei »minimaler Verarbeitung« werden Nahrungsmittel eingefroren, getrocknet, gekocht oder vakuumverpackt, jedoch ohne Zusatz von Zucker, Salz oder Öl. Heutzutage gelten mehr als 50 Prozent der Lebensmittel, die für britische Haushalte gekauft werden, als »ultraverarbeitet« – damit sind verzehrfertige Rezepturen mit fünf oder mehr Zusatzstoffen, Farbstoffen oder Stabilisatoren gemeint, die Natrium, synthetische Transfette und künstliche Süßstoffe zur Geschmacksverbesserung und Verlängerung der Haltbarkeit enthalten. Laut UK National Diet and Nutrition Survey nehmen die meisten von uns zu viel Fett, Salz und Zucker zu sich, und zu wenige essen fünf Portionen Obst und Gemüse pro Tag.

Was macht die westliche Ernährung so gefährlich?

Bekannt ist, dass Menschen, die hauptsächlich ultraverarbeitete Nahrung zu sich nehmen, gesundheitlich in schlechterer Verfassung sind als Menschen, die sich traditioneller ernähren. Dazu kommt eine beeinträchtigte Immunfunktion und ein potenziell höheres Risiko für Entzündungskrankheiten. Die meisten Entzündungsleiden haben zwar komplexe Ursachen, doch die Western Diet kann diese beschleunigen und die Symptome verschlimmern.[21] Obwohl die Zusammenhänge unübersehbar sind, konnte man bis jetzt noch nicht eindeutig festmachen, was genau an der Western Diet sich so negativ auf die Gesundheit auswirkt.

Zu fett, zu süß oder zu salzig …

Das Immunsystem reagiert auf die typisch westliche Ernährung genauso wie auf eine bakterielle Infektion – mit einer unkontrollierten Entzündung. Die raffinierten, zuckerhaltigen Kohlenhydrate, gesättigten Fette und Transfettsäuren sowie übermäßigen Salzmengen können unabhängig voneinander als Gefahrensignale wirken und zur Aktivierung des Inflammasoms führen. Dadurch können Entzündungsreaktionen einsetzen, sodass das Immunsystem langfristig stimuliert wird. Dies könnte bei der Entstehung ernährungsbedingter Beschwerden wie Diabetes und Herzerkrankungen eine Rolle spielen. Wird dieses Ernährungsmuster über längere Zeit beibehalten, so hat die Entzündung Bestand und somit auch die Gefahr gesundheitlicher Auswirkungen.

Sie wissen bereits, dass gesättigte Fette und Transfette für unser Immunsystem schädlich sind, ebenso wie ein schlecht regulierter Blutzucker.

Salz wiederum ist unerlässlich, damit unser Körper richtig funktioniert, und der tägliche Bedarf kann durch eine ausgewogene Ernährung sehr leicht gedeckt werden. Leider wird es aber auch schnell zu viel konsumiert und lässt sich in unserer modernen Ernährung nicht ohne weiteres vermeiden. Eine aktuelle Studie, die den Salzkonsum in 187 Ländern untersuchte, kam zu dem Ergebnis, dass dieser in allen bis auf sechs zu hoch war. Ein durchschnittlicher Erwachsener im Vereinigten Königreich verzehrt etwa 8 Gramm pro Tag – 2 Gramm mehr als die empfohlene Höchstgrenze.

Forschungsarbeiten legen nahe, dass zu viel Salz zur Entstehung und Verschlimmerung von Autoimmunerkrankungen beitragen könnte.[22, 23] Raucher, die übermäßig viel Salz konsumieren, haben ein doppelt so hohes Risiko für rheumatoide Arthritis.[24] Außerdem greift stark salzhaltige Nahrung die schützende Schleimschicht im Darm an, sodass sich die guten Mikroben dort weniger wohl fühlen. Damit spricht vieles dafür, dass man bei der Ernährung ein wenig auf den Salzgehalt achten sollte.

Die Western Diet kann unserer Gesundheit schaden, weil sie zu süß, zu fett und zu salzig ist, doch die schädlichen Folgen sind möglicherweise auch darauf zurückzuführen, dass es bei diesem Ernährungsmuster an Phytonährstoffen, Ballaststoffen und Omega-3-Fettsäuren fehlt, die bekanntlich so wichtig für die Gesundheit sind. Außerdem mag unsere Darmmikrobiota kein Junkfood. Lebensmittelzusatzstoffe, insbesondere Emulgatoren, schaden ihnen, und vielleicht hängt das bei einer westlichen Ernährung erhöhte Risiko für Entzündungskrankheiten weniger mit dem vieldiskutierten Zucker-, Salz- und Fettgehalt zusammen, sondern vielmehr mit dem Ballaststoffmangel, der die lebenswichtigen Darmmikroben verhungern lässt. Sehr beunruhigend ist zudem die Tatsache, dass schädliche Auswirkungen der Ernährung auch die Folgegenerationen beeinflussen können. Wir wissen, dass die Ernährung der Mutter sich auf viele gesundheitliche Aspekte des ungeborenen Kindes auswirken kann, bis hin zu Geschmacksvorlieben und Ernährungsentscheidungen.

... und zu lecker

Ein weiteres großes Problem der Western Diet besteht darin, dass sie einfach so verdammt lecker ist. Die Rezeptur ultraverarbeiteter Lebensmittel trifft exakt den Glückspunkt – die optimale Menge an Salz, Zucker oder Fett, mit der sich das perfekte Geschmackserlebnis erreichen lässt. Das Gehirn reagiert mit einer »Belohnung« in Form von Endorphinen, erinnert sich daran, wie wir uns diese Belohnung verschafft haben, und spornt uns dazu an, dieses Verhalten zu wiederholen. Viele industriell verarbeitete Lebensmittel sind so konzipiert, dass sie sehr schnell verzehrt werden können, was für unsere Gesundheit eine große Rolle spielt. Wenn man schnell isst, nimmt man leichter mehr Kalorien zu sich, als man verbraucht, und das ist der entscheidende Faktor, der zur Gewichtszunahme führt.

Das kalorische Gleichgewicht ist wie eine Waage. Um in Balance zu bleiben, müssen die (aus der Nahrung) aufgenommenen Kalorien durch die Kalorien ausgeglichen werden, die wir verbrauchen (durch normale Körperfunktionen, tägliche Aktivitäten und Sport). Bei einer westlichen Ernährung kommt es schnell zu übermäßigem Kalorienverbrauch, auch Überernährung genannt (eine Form der Mangelernährung): Der Körper bekommt mehr nährstoffarme Lebensmittel, als er benötigt. Die Folgen der Überernährung sind meist nicht schon nach Tagen oder Wochen zu spüren, sondern summieren sich typischerweise über Jahre hinweg und schädigen das Immunsystem in vielerlei Hinsicht. Regelmäßige Überernährung führt zu einem Ungleichgewicht zwischen Energieaufnahme und Energieaufwand, das sich in Gewichtszunahme niederschlägt. Unsere Zellen wissen nicht, was sie mit der vielen überschüssigen Energie anfangen sollen, und darüber hinaus fallen übermäßig viele Stoffwechselabfallprodukte an, die mit chronischen Entzündungen verbunden sind. Für die Fettzellen bedeutet dieses Zuviel an Energie Stress. Sie setzen Entzündungsstoffe frei, die Fehlalarm auslösen können, sodass das Immunsystem im Laufe der Zeit schlechter auf Infektionen reagiert, während gleichzeitig optimale Voraussetzungen für langsam schwelende chronische Entzündungen geschaffen werden. So erklärt sich, wieso die Immunität schon durch Fettleibigkeit allein erheblich beeinträchtigt wird.

Wie sieht es mit Snacks aus?

Vor 40 Jahren aßen die meisten Menschen zu Hause, und fast alle verfügten über grundlegende Kochkenntnisse, sodass sie gesunde, ausgewogene Mahlzeiten zubereiten konnten. Drei Mahlzeiten pro Tag waren die Regel, reichhaltige, üppige Portionen zu allgemein üblichen Zeiten. Snacks spielten damals keine große Rolle. Es gab keine Verkaufsautomaten in der Schule oder am Arbeitsplatz und nur wenige Imbissläden, die frittiertes Fastfood verkauften. Heute jedoch hat man zwar wenig Zeit zum Kochen, doch dafür gibt es »zum Glück« an jeder Ecke etwas zu essen. Wir essen unterwegs und müssen nicht kochen, um zu überleben.

Die Lebensmittellandschaft wurde in den letzten Jahrzehnten gezielt so gestaltet, dass sie bestimmte Zwecke erfüllt: billig und schmackhaft, leicht in Massenproduktion herzustellen, transportabel, lange haltbar und einfach zu essen. Das gilt auch für »gesundes« abgepacktes Junkfood. Zudem ist weniger fest geregelt, was man wann isst. Die Nahrungsaufnahme richtet sich nach Verfügbarkeit, Wünschen und Launen, Absichten und ethischen Aspekten. Wir sind bei der Auswahl unserer Nahrung gesundheitsbewusster, und auch wenn uns drei ausgewogene Mahlzeiten am Tag ideal erscheinen mögen, ernähren wir uns nur selten in dieser Form.

Außerdem essen wir öfter als je zuvor – oft außerhalb der Mahlzeiten. Neue Daten von Smartphone-Apps bestätigen, dass unser Essverhalten sehr unregelmäßig ist und die Hälfte aller konsumierten Lebensmittel als »Snacks« einzustufen sind.[25] Bei vielen von uns erstreckt sich die Nahrungsaufnahme über bis zu 16 Stunden pro Tag. Dieses veränderte Essverhalten kann zu Überernährung führen, die Stoffwechselabläufe blockieren und einen inhärent entzündlichen Zustand begünstigen. Zudem haben wir oft vergessen, dass es vollkommen in Ordnung ist, wenn man manchmal etwas Hunger hat – das gilt heutzutage geradezu als krankhaft. Es könnte sich also lohnen, uns mit weniger, aber dafür sättigenden Mahlzeiten zu ernähren und kritisch zu fragen, ob dieser Snack gerade wirklich nötig ist.

Natürlich ist nicht jeder Imbiss schlecht. Sättigung, das Völlegefühl nach dem Essen, trägt entscheidend dazu bei, dass wir zu den Mahlzeiten nicht zu viel konsumieren. Kleine Snacks zwischendurch können das Sättigungsgefühl fördern und die tägliche Nährstoffaufnahme ergänzen. Vollwertige Lebensmittel, die reichlich Eiweiß, Ballaststoffe und Vollkorn enthalten (Nüsse, Joghurt, Obst, Gemüse, komplexe Kohlenhydrate), tragen als kleine Zwischenmahlzeit zur Sättigung bei. Allerdings sind die meisten modernen Snacks extrem lecker, sehr salzig oder süß, mit hoher Energiedichte und geringem Nährstoffgehalt – sogar manche der angeblich »gesunden«. Wenn jemand rund um die

Uhr snackt, kann das für den Körper einen fast ununterbrochenen Entzündungszustand bedeuten.

BRAUCHEN SIE EINEN SNACK?

Im Freundes- und Familienkreis gelte ich als Snack-Gegnerin. Dabei will ich eigentlich nur dafür sorgen, dass man auf bestimmte Signale achtet:

- Haben Sie Hunger? Oder möchten Sie nur deshalb etwas essen, weil Sie sich langweilen oder gerade etwas angeboten wird?
- Wie steht es um Ihren Energiespiegel? War Ihre letzte Mahlzeit ausgewogen und reichhaltig, oder haben Sie sich absichtlich zurückgehalten, weil Sie »vernünftig« sein wollten?
- Körperfeedback – knurrt Ihnen der Magen, oder haben Sie Konzentrationsstörungen? Idealerweise sollten Sie etwas essen, bevor der Blutzuckerspiegel so weit absinkt, dass Sie ganz zittrig werden.

Trotz der bekannten Aufklärungskampagnen der Gesundheitsbehörden lässt sich der Western Diet kaum aus dem Weg gehen, da sie rund um die Uhr zur Verfügung steht. Bequemlichkeit ist schön, aber sie hat ihren Preis. Es liegt an uns, auf die richtigen Mengen zu achten. Und das war nie schwieriger als heute.

Die mediterrane Ernährung

Der Begriff »mediterrane Ernährung« geht auf erste Gesundheitsdaten aus den 1960er-Jahren zurück, die mit dieser Ernährungsweise ein geringes Risiko für Herzkrankheiten, Neurodegeneration und Krebs in Zusammenhang brachten. Dieser Begriff beschreibt das traditionelle Essverhalten in Griechenland und Süditalien, das in der Regel einen hohen Anteil an frischem Obst und Gemüse, Vollkornprodukten und Olivenöl bei wenig gesättigten Fettsäuren enthält. Seither wurde die mediterrane Ernährung eingehend studiert und ist mit Tausenden von Forschungsarbeiten vermutlich die am besten untersuchte und allgemein gesündeste Ernährungsweise der Welt.

Diese Art zu essen *und* zu leben kann nachweislich chronische Krankheiten reduzieren und gleichzeitig die Langlebigkeit fördern. Dabei gilt es zu beachten, dass es nicht nur eine bestimmte Form der mediterranen Ernährung gibt, sondern vielmehr eine Reihe von Varianten in den achtzehn Ländern, die an das Mittelmeer grenzen. In all diesen Ländern verzehrt man nur wenig industriell verarbeitete Produkte, sondern setzt bei der Ernährung auf qualitativ hochwertige Lebensmittel, welche die folgenden Eigenschaften aufweisen:

- **Hohe Nährstoffdichte.** Reich an Ballast- und Phytonährstoffen, hoher Anteil an Obst und Gemüse, dazu Brot und Vollkorngetreide in anderen Varianten sowie Bohnen, Nüsse und Körner.
- **Kaum industriell verarbeitet.** Die mediterrane Ernährung war ursprünglich die Ernährung der armen Leute und be-

steht damit aus lokal angebauten, frischen Produkten der Saison, die mit Hülsenfrüchten als preiswerter, fleischloser Proteinquelle angereichert werden.

- **Wenig Süßes.** Das typische Alltagsdessert ist Obst, Süßigkeiten werden aus Nüssen und Honig mit Olivenöl gemacht.
- **Hochwertige Fette.** Das wichtigste Kochfett ist Olivenöl, dazu kommen andere Nahrungsfette aus dem Meer. Insgesamt wird eher wenig Fett konsumiert.
- **Mäßiger Milchkonsum.** Hauptsächlich in Form von Käse und Joghurt.
- **Eiweiß.** Fleisch wird in vernünftigem Rahmen und eher selten verzehrt; unterschiedlich häufiger Verzehr von Meeresfrüchten, mäßige Mengen an Fisch.
- **Kräuter und Gewürze.** Verleihen den Speisen zusätzlichen Geschmack.

Entzündungshemmende Ernährung

Genau wie die Western Diet nicht wegen eines einzigen Nahrungsmittels oder Nährstoffs so schädlich ist, sind auch die gesundheitlichen Vorteile des mediterranen Ernährungsmusters komplex. Nicht einzelne Nahrungsmittel sind besonders vorteilhaft, sondern deren Summe oder einfach nur die Tatsache, dass es sich um qualitativ hochwertigere, nährstoffreichere Produkte mit reichlich Phytonährstoffen, Ballaststoffen, guten Fetten und Geschmack handelt, die zudem insgesamt antioxidativ, antimikrobiell und entzündungshemmend wirken, während weitgehend auf ultraverarbeitete Nahrungsmittel verzichtet wird.

Die Forschung über die mediterrane Ernährung konzentriert sich zum Großteil auf die Stoffwechsel- und Herzgesundheit. Bei Menschen mit Typ-2-Diabetes berichten die meisten Studien, dass diese Ernährungsweise die Blutzuckerregulierung verbessert, chronische Risikofaktoren mindert und bei einem vorhandenen Diabetesrisiko schützend wirkt. Sogar die Wirkung von Blutdruckmedikamenten wird optimiert, wenn man sich nach traditionell mediterraner Weise ernährt. Außerdem schützt diese Ernährung auch vor verschiedenen Krankheiten wie Krebs und Autoimmunitätsleiden, die mit chronisch schwelenden Entzündungen verbunden sind, obwohl durch weitere Forschungen überprüft werden muss, ob diese Ergebnisse auch außerhalb der geografischen Mittelmeerregion erzielt werden können.

Das mediterrane Ernährungsmuster wirkt von Natur aus entzündungshemmend.[26, 27] Zwar ist es längst nicht die einzige gesundheitsfördernde Ernährungsweise, könnte aber eine der besten Waffen zur Vorbeugung und Behandlung der steigenden Flut von entzündlichen und nichtübertragbaren Krankheiten sein.

»Gioie della Tavola« – Tafelfreuden

Bislang ging es vornehmlich um die Nahrungsmittel, doch die mediterrane Ernährung umfasst auch einen kulturellen Aspekt, der sich anderswo vielleicht nur schwerlich nachahmen lässt. Da die Hälfte meiner Familie neapolitanische Wurzeln hat, durfte ich die *gioie della tavola* oft erleben: Familienbande (und Fehden), Dramen und Feste und die allgemeine Freude, die Herzlichkeit und der Zauber, die an einer italienischen Tafel zu finden sind. Dabei nimmt man sich ausreichend Zeit, um gründlich zu kauen und zu verdauen, und vermeidet so Verdauungsbeschwerden durch hastiges Hinunterschlingen, das in unserem schnelllebigen Alltag immer häufiger die Regel ist.

So vielfältig die Rezepte, Geschmackskombinationen und Zutaten der jeweiligen Kultur auch sein mögen, fast überall in der Welt setzen traditionelle Ernährungsweisen in erster Linie auf Obst, Gemüse, Vollkorn, Hülsenfrüchte, Nüsse, Samen, Kräuter, Gewürze, Ballaststoffe und andere pflanzliche Lebensmittel. Die moderne schottische Ernährung gilt zwar nicht gerade als besonders gesund, aber ich denke oft an meine kerngesunden 90-jährigen Großeltern in Schottland, die immer noch jeden Morgen mit Porridge mit einem Spritzer kalter Vollmilch beginnen, später zu Mittag selbst gekochte Suppe aus Saisongemüse mit Brot essen und den Tag mit einem herzhaften Abendessen beschließen (wobei auch immer Zeit für ein Stückchen Kuchen und manchmal auch einen kleinen Schluck Whisky bleibt). Dabei drängt sich mir die Vermutung auf, dass es weniger um die Nahrungsmittel selbst geht als um das allgemeine Schema: regelmäßige Mahlzeiten, bei denen Phytonährstoffe, Ballaststoffe, gute Fette und Geschmack im Vordergrund stehen und die nicht nur dem Sattwerden dienen, sondern ein Erlebnis für alle Sinne sind.

Wie wir leben und uns verhalten, wird durch vielfältige Entscheidungen bestimmt, die wir selbst (oder andere für uns) treffen, und unsere Nahrung ist nur eine dieser Facetten. Viele der Werte, die die traditionelle Ernährung so gesund machen, schwinden leider rapide, sodass die mediterrane Ernährungsweise allein nicht der einzige Lösungsansatz sein kann.

Ein Wort zum Thema Alkohol

Bei vielen gesunden Ernährungsmustern, wie zum Beispiel der mediterranen Ernährung, werden zu den Mahlzeiten geringe Mengen Wein konsumiert. In Sachen Immunität kann regelmäßiger Alkoholkonsum dazu führen, dass unsere Abwehrkräfte geschwächt werden.

Erstens könnte die Immunität indirekt darunter leiden, dass Alkohol sich auf den Schlaf auswirkt und ihn qualitativ und quantitativ beeinträchtigt. Zudem kann Alkohol ernsthafte Probleme für die Darmgesundheit verursachen. Wer regelmäßig trinkt, leidet häufiger an Darmdysbiose,[28] und Hochprozentiges (wie Gin) reduziert besonders die Anzahl der förderlichen Darmbakterien. Allerdings hat sich herausgestellt, dass Rotwein die Vielfalt an Bakterien, die bekanntermaßen die Darmgesundheit fördern, erhöht und gleichzeitig die Zahl der schädlichen Darmbakterien verringert.[29] Die positive Wirkung von mäßigem Rotweinkonsum auf die Darmbakterien ist offenbar auf dessen Gehalt an Phytonährstoffen, insbesondere an Polyphenolen, zurückzuführen.

Wie der Körper auf Alkohol reagiert, hängt von mehreren Faktoren ab. Dass man den Körper nach dem Konsum von Alkohol nicht mehr richtig unter Kontrolle hat, ist eigentlich auf die Immunzellen im Gehirn zurückzuführen! Gelegentlich ein Glas Bio-Rotwein wirkt natürlich ganz anders als ein Saufgelage mit harten Spirituosen, das sich über das ganze Wochenende erstreckt. Während mäßiger Alkoholkonsum bestimmte gesundheitliche Vorteile haben kann, führen größere Mengen zu schweren Problemen. Wer übermäßig Alkohol konsumiert, weist eher ein erhöhtes Risiko für Infektionskrankheiten auf, erholt sich schlechter von Krankheiten und erlebt bei Operationen häufiger Komplikationen. Starker Alkoholkonsum kann auch Organe beeinträchtigen, die das Immunsystem regulieren, so zum Beispiel die Leber, die antibakterielle Proteine zur Abwehr bakterieller Erkrankungen produziert, oder Knochenmarkstammzellen, die neue Immunzellen bilden. So lässt sich erklären, warum wir über Weihnachten oder nach einem intensiven Partywochenende leichter krank werden. Bei chronischen Krankheiten hat Alkohol oft zur Folge, dass sich die Symptome verschlimmern.

Nahrungsmittelallergie und Nahrungsmittelunverträglichkeit

Gelegentliche Verdauungsbeschwerden nach dem Essen sind ganz normal. Sie können schwach und selten sein, aber auch so stark oder häufig, dass sie die Betroffenen sehr stören, beunruhigen oder gar beeinträchtigen. Tritt nach dem Essen eine Reaktion auf, die über ein leichtes Unbehagen hinausgeht, so spricht man von einer unerwünschten Lebensmittelreaktion. Die Ursache ist entweder eine Nahrungsmittelunverträglichkeit (oft als Sensitivität bezeichnet) oder eine richtige Nahrungsmittelallergie. Heutzutage geht man oft vorschnell von einer unerwünschten Lebensmittelreaktion aus und streicht deshalb viele gängige Grundnahrungsmittel vom Speiseplan. Aber woran kann man erkennen, was wirklich vorliegt, Allergie oder Unverträglichkeit? Und vor allen Dingen – warum ist das wichtig?

Zwischen Lebensmittelallergie und Lebensmittelunverträglichkeit lässt sich oft nur schwer unterscheiden, und die Ursache dafür liegt auf der Hand – schließlich geht es in beiden Fällen um Lebensmittel. Es gibt eine Grauzone, da sich die Symptome überschneiden: Blähungen, Übelkeit, Magenschmerzen, Durchfall, Erbrechen, manchmal sogar Hautausschläge, Gelenk- und Kopfschmerzen. Hier jedoch enden die Gemeinsamkeiten. Allergische Reaktionen können lebensbedrohlich sein und erfordern strikten Verzicht auf das betreffende Lebensmittel, während dieser Ansatz bei Unverträglichkeiten auf lange Sicht nicht unbedingt der beste ist. Daher sollten Sie sich ärztlich beraten lassen, bevor Sie verdächtige Lebensmittel aus Ihrer Ernährung streichen.

Echte Lebensmittelallergien

Echte Lebensmittelallergien sind selten, können jedoch tödlich sein und schon durch Spuren des auslösenden Lebensmittels hervorgerufen werden. Nach zuverlässigen Schätzungen leiden weniger als 4 Prozent der Erwachsenen in Großbritannien an einer echten Lebensmittelallergie. Im Gegensatz zu Nahrungsmittelunverträglichkeiten werden Allergien durch das Immunsystem verursacht. Sie entstehen, wenn die normale Immunabwehr, die sich eigentlich der Bekämpfung von Infektionen widmen sollte, aus dem Ruder läuft und unangemessen auf einen harmlosen Nahrungsbestandteil reagiert.

In der Regel interagiert unser Verdauungssystem mit unserer Nahrung, ohne eine Immunreaktion zu erzeugen. Das Immunsystem ist nämlich mit Mechanismen ausgestattet, die erkennen, dass die Nahrung keine infektiöse Bedrohung darstellt und »geduldet« werden kann. Somit bleibt es deaktiviert. Diesen Mechanismus bezeichnet man als »immunologische orale Toleranz«. In manchen Fällen wird die orale Toleranz jedoch nicht richtig ausgebildet oder versagt, sodass unser Immunsystem ein Nahrungsmittel fälschlicherweise als Bedrohung erkennt, dafür sensibilisiert wird und darauf mit der Freisetzung eines bestimmten Antikörpers reagiert. Dieses sogenannte Immunglobulin E (IgE) sitzt an den Mastzellen, die unseren Verdauungstrakt auskleiden, und wartet nur darauf, eine Entzündungsreaktion auszulösen, wenn das störende Nahrungsmittel erneut verzehrt wird.

Wenn tatsächlich eine Allergie vorliegt, können unterschiedliche Symptome auftreten, von lästigen Nesselausschlägen und Schwellungen bis hin zu einer lebensbedrohlichen Ganzkörperreaktion, dem sogenannten anaphylaktischen Schock. Besonders allergieauslösend sind Erdnüsse, Kuhmilch, Eier, Soja, Weizen, Nüsse, Schalentiere und Fisch. Das orale Allergiesyndrom (OAS), auch bekannt als pollenassoziiertes Lebensmittelallergiesyndrom, wird durch Kreuzreaktionen von Allergenen verursacht, die sowohl in Pollen als auch in rohem Obst, Gemüse oder einigen Nussarten vorkommen. Wenn Sie unter Heuschnupfen leiden und das Gefühl haben, dass Ihnen nach dem Verzehr eines bestimmten rohen Obstes oder Gemüses immer der Mund juckt, dann kann genau das der Grund sein. Meistens ist die OAS mild und verursacht kein größeres Problem. Die Symptome lassen sich vermeiden, indem man die betreffenden Lebensmittel kocht, dadurch werden die auslösenden Proteine verändert.

Anders als bei Nahrungsmittelunverträglichkeiten gibt es für Nahrungsmittelallergien *valide* evidenzbasierte Tests, zum Beispiel in Form des Pricktests: Eine kleine, verdünnte Menge des im Verdacht stehenden Nahrungsbestandteils wird auf die Haut gegeben und die Haut dann eingestochen. Tritt eine leichte Schwellung auf, so kann (in Verbindung mit einer detaillierten klinischen Anamnese) eine IgE-vermittelte Nahrungsmittelallergie diagnostiziert werden. Der derzeitige Goldstandard für die Diagnose einer echten Nahrungsmittelallergie ist jedoch ein spezifischer IgE-Bluttest im Rahmen einer Anamnese, gefolgt von einer placebokontrollierten Doppelblind-Nahrungsmittelprovokation. Dabei werden verdächtige Lebensmittel verabreicht, ohne dass Patient oder Arzt wissen, um welche es sich handelt. Aufgrund der möglicherweise lebensgefährlichen Folgen einer Nahrungsmittelallergie werden diese Tests normalerweise nur von entsprechend ausgebildeten Fachkräften in medizinischen Einrichtungen durchgeführt. Bei leichteren Reaktionen bekommen die Betroffenen orale Antihistaminika, bei schweren Fällen sind Adrenalininjektionen oder Wiederbelebungsmaßnahmen erforderlich. Behandelt wird eine echte Lebensmittelallergie in der Regel mit vollständigem Verzicht, obwohl manchmal auch eine Immuntherapie in Frage kommt. Dabei werden Extrakte des allergieauslösenden Lebensmittels in immer höherer Dosis als Injektion verabreicht oder unter die Zunge gegeben. Aufgrund der Gefahr einer Anaphylaxie wird dies derzeit nur unter Forschungsbedingungen getestet und erprobt.

Nahrungsmittelunverträglichkeiten

Nahrungsmittelunverträglichkeiten und einige schwer zu diagnostizierende Darmerkrankungen werden leicht mit Allergien verwechselt. Schätzungen zufolge stellen gut 20 Prozent aller

Menschen ihre Ernährung um, da sie unerwünschte Reaktionen auf bestimmte Lebensmittel wahrnehmen.[30] Selbstdiagnosen sind sehr häufig und können dazu führen, dass man fälschlicherweise von einer Allergie ausgeht oder einer tatsächlich vorhandenen allergischen Reaktion eine falsche Ursache zuschreibt. In einer Studie mit 969 Kindern gaben 34 Prozent der Eltern an, dass ihre Kinder an Lebensmittelallergien litten, doch nur bei 5 Prozent wurde tatsächlich eine Allergie festgestellt. Eine unnötig restriktive Ernährung kann nicht nur zu Unterernährung, sondern auch zu umfassenderen Gesundheitsproblemen führen.[31, 32]

Eine Nahrungsmittelunverträglichkeit ist eine nicht immunbedingte Reaktion Ihres Verdauungssystems auf ein Nahrungsmittel. Dabei sind unterschiedliche Symptome möglich, die meist jedoch schleichend auftreten und vor allem das Verdauungssystem – Durchfall, Blähungen, Sodbrennen, Übelkeit und Verstopfung – sowie Haut und Atemwege betreffen. Schmerzen, Hautausschläge, Antriebslosigkeit und Angstzustände, Kopfschmerzen und eine laufende Nase sind ebenfalls weit verbreitet. Noch dazu sind viele dieser Symptome auch bei Leiden typisch, für die es keine medizinische Erklärung gibt, wie beispielsweise bei Fibromyalgie, dem chronischen Erschöpfungssyndrom.

Wenn bei Ihnen unmittelbar nach dem Verzehr eines Lebensmittels eine Reaktion auftritt, ist diese vermutlich eher allergisch bedingt. Bei Nahrungsmittelunverträglichkeiten können die Symptome zwar ebenfalls recht schnell auftreten, oft jedoch aber auch erst nach bis zu 48 Stunden, und dann Stunden oder sogar Tage anhalten.[33] Somit ist es meist schwierig, das unverträgliche Lebensmittel zu identifizieren. Wenn Sie zudem mehrere Nahrungsmittel konsumieren, gegen die eine Unverträglichkeit vorliegt, lassen sich die Symptome kaum genau zuordnen. Ein Nahrungsmitteltagebuch hilft dabei, mögliche Unverträglichkeiten einzugrenzen.

Unverträglichkeiten treten im Allgemeinen auf, weil der Körper die Nahrung während der Verdauung nicht richtig zerlegen kann oder diese den Verdauungstrakt reizt. Nahrungsmittelunverträglichkeiten werden grob in drei Kategorien unterteilt: physiologische (zum Beispiel aufgrund eines echten Enzymmangels bei Laktoseintoleranz); funktionelle (zum Beispiel das Reizdarmsyndrom als Reaktion auf Nahrungsbestandteile wie Fruktane – siehe Seite 377); oder pharmakologische (Empfindlichkeit gegenüber Lebensmittelzusatzstoffen oder natürlich vorkommenden Nahrungsbestandteilen wie Sulfite). Unverträglichkeiten können auch psychischer Natur sein (im Falle einer Essstörung), und manchmal lösen Lebensmittel auch ohne klar erkennbare Ursache unerwünschte Reaktionen aus (das nennt man idiopathisch). Auch Störungen des Mikrobioms und der Essgewohnheiten (wenn die Nahrung beispielsweise nicht richtig gekaut wird) können zu Verdauungsproblemen beitragen.

Eine neue Sicht auf Unverträglichkeit und die Nachteile des Verzichts

Der kurzfristige Verzicht auf ein vermutlich reaktionsauslösendes Nahrungsmittel mag zwar sofortige Abhilfe schaffen, doch die meisten Menschen können kleinere Mengen verzehren, ohne dass sich Probleme einstellen. Manche Fachleute halten einen vollständigen Verzicht sogar für nicht ratsam.

So verlieren zum Beispiel die meisten Menschen im Alter von fünf oder sechs Jahren das Enzym zur Milchverdauung. Gute Darmbakterien ernähren sich jedoch von Laktose und verdauen sie für uns, und wenn wir Milchprodukte meiden, nimmt die Population dieser hilfreichen laktosefressenden Bakterien im Darm ab, was die Unverträglichkeit noch verschlimmert.[34] Falls Sie also an Laktoseintoleranz leiden, werden Sie vermutlich nie ein großes Glas Milch trinken können, aber der regelmäßige Konsum kleinerer Mengen könnte die Intoleranz lindern. Bisher wurde dies nur in Bezug auf Laktose untersucht, doch es ist gut möglich, dass Gleiches auch für andere Lebensmittel wie Gluten gilt. Unsere Darmbiome passen sich an unsere Nahrungsaufnahme an, sodass der Verzicht auf manche Produkte zu Anpassungen führen könnte, die die Verdauung der Nahrung erschweren und unerwartete neue Nebenwirkungen auslösen können.

Der unkontrollierte Verzicht ist auch deshalb problematisch, weil er die Gefahr eines Nährstoffmangels birgt. Darüber hinaus kann er andere Probleme oder Ängste überdecken oder ein Gefühl der Überforderung auslösen. Außerdem befürchtet man neuerdings, dass viele Menschen, die sich aufgrund einer vermeintlichen Nahrungsmittelunverträglichkeit sehr restriktiv ernähren, in Wirklichkeit an einer neuartigen Essstörung leiden:[35] Die Vermeidende oder Restriktive Essstörung (ARFID, nach dem Englischen Avoidant/Restrictive Food Intake Disorder) wurde kürzlich in das *Diagnostic and Statistical Manual of Mental Disorders* aufgenommen,[36] da immer mehr Menschen bestimmte Nahrungsmittel vermeiden und sich beim Essen einschränken.

Obwohl es tatsächlich Nahrungsmittelunverträglichkeiten gibt, die man durchaus ernst nehmen sollte, ist die Diagnose bei einem so breiten Spektrum möglicher Auslöser und Ursachen kompliziert. Erschwerend kommt hinzu, dass im Handel und im Internet viele unseriöse »Tests« zur Diagnose von Nahrungsmittelallergien und -unverträglichkeiten erhältlich sind – von angewandter Kinesiologie bis hin zu IgG-Bluttests – und man kaum ermitteln kann, von welchen, wenn überhaupt, eine valide diagnostische Aussage zu erwarten ist.[37, 38, 39]

Die »Wissenschaft« von den Nahrungsmittelunverträglichkeiten wird zum Großteil durch den angeblichen Anstieg der Immunglobulin-G-Konzentrationen (IgG) bei bestimmten Nahrungsmitteln vorangetrieben. Diese Konzentrationen treten häufig in asymptomatischen Bevölkerungsgruppen auf, zeigten in kontrollierten Studien keinen kausalen Zusammenhang zu den Symptomen und gelten als klinisch »irrelevant«, da keine Allergie oder Unverträglichkeit vorliegen muss, damit IgG-Antikörper gegen ein Nahrungsmittel gebildet werden.[40]

Wenn eine echte Nahrungsmittelallergie ausgeschlossen wurde, gibt es aktuell nur wenig Möglichkeiten zur Diagnose und Behandlung. »Elimination und Provokation« unter fachkundiger Betreuung ist der beste Ansatz. Bei Eliminationsdiäten verzichtet man für eine gewisse Zeit, normalerweise etwa zwei Wochen, oder bis zum Abklingen der Symptome auf die Nahrungsmittel, die besonders häufig mit Unverträglichkeiten in Verbindung gebracht werden. Anschließend werden diese Nahrungsmittel dann einzeln wieder in den Ernährungsplan aufgenommen, während man genau auf die Symptome achtet. Dies erfordert viel Zeit und Geduld, sowohl auf Seiten der Patienten als auch auf ärztlicher

Seite, aber bei sorgfältiger Beobachtung können die Betroffenen die Nahrungsmittelarten und -mengen identifizieren, mit denen sie ohne Symptome zurechtkommen. So kann jemand, der an Laktoseintoleranz leidet, oft bis zu 7 Gramm (etwa eine halbe Tasse Milch) vertragen. Eine Reihe von Studien hat auch herausgefunden, dass kleine Mengen an unverträglichen Nahrungsmitteln zu den Mahlzeiten die Wahrscheinlichkeit verringern, dass nach dem Verzehr Symptome auftreten. Mit Wasserstoff-Methan-Atemtests können bestimmte Unverträglichkeiten wie Laktose- und Fruktose-Malabsorptionen ermittelt werden. Dabei wird eine Prüfsubstanz aus Fruktose oder Laktose konsumiert und der Atem über einen Zeitraum von zwei oder drei Stunden regelmäßig getestet, denn bei einer Malabsorption wird übermäßig viel Wasserstoff oder Methan ausgeatmet. Allerdings produziert nicht jeder Mensch nachweisbare Mengen, sodass dieser Test nicht zu 100 Prozent genau ist.[41]

Die meisten von uns können ohne negative Folgen essen, was sie wollen, solange dies in vernünftigem Rahmen bleibt. Mittlerweile wird Sattheit jedoch pathologisiert und fälschlicherweise für einen Blähbauch oder eine unerwünschte Reaktion auf Nahrung gehalten. Wenn man Symptome wahrnimmt, die auf eine Nahrungsmittelunverträglichkeit hinweisen könnten, ist es nur zu verständlich, dass man bei Dr. Google nach einer schnellen Antwort sucht oder zu teuren, aber vielleicht noch nicht validierten Testkits greift. Bevor Sie jedoch vorschnell eine Unverträglichkeit diagnostizieren und sich selbst Verzicht verordnen, halten Sie Ihre Symptome am besten in einem Ernährungstagebuch fest und konsultieren Sie eine qualifizierte Gesundheitsfachkraft, die Ihnen sicher besser helfen kann als Google.

KURZER FAKTENÜBERBLICK

Nahrungsmittelallergie:

- ist eine unerwünschte Reaktion des Immunsystems,
- tritt normalerweise sofort auf,
- wird durch eine kleine Menge des Nahrungsmittels ausgelöst,
- tritt bei jedem Verzehr des Nahrungsmittels auf, unabhängig von Menge oder Häufigkeit,
- kann lebensbedrohlich sein.

Nahrungsmittelunverträglichkeit:

- wird nicht durch das Immunsystem vermittelt,
- tritt normalerweise allmählich auf,
- hängt oft von der Menge der verzehrten Lebensmittel ab,
- hängt oft von der Häufigkeit des Verzehrs ab,
- ist nicht lebensbedrohlich.

Immunstärkende Nahrungsmittel – Wahrheit oder Irrglaube?

In Drogerien und Bioläden findet man eine breite Palette an Nahrungsergänzungsprodukten, Anti-Erkältungsmitteln und angereicherten Lebensmitteln, die angeblich das Immunsystem »stärken«. Die Vorstellung, das Immunsystem sei eine Art inneres Kraftfeld, das man verstärken kann, entspricht jedoch nicht den tatsächlichen wissenschaftlichen Erkenntnissen (siehe Seite 54). Und wenn man weiß, wie das Immunsystem arbeitet, ist eine Stärkung auch gar nicht wünschenswert! Dennoch ist mir klar, dass der Begriff »immunstärkend« lediglich unglücklich gewählt ist und man vor allen Dingen erreichen will, dass man die alljährliche Erkältungswelle gut übersteht und bei einem Infekt schnell wieder auf die Beine kommt (dabei kann allerdings auch der Placeboeffekt eine Rolle spielen – vielleicht fühlen wir uns schon deshalb besser, weil wir Geld für ein Produkt ausgegeben, das angeblich bewirkt, dass wir uns besser fühlen). Deshalb wollen wir nun einige dieser Versprechungen unter die Lupe nehmen.

Echinacea zur Vorbeugung von Erkältungen und Grippe

Obwohl viele Untersuchungen (auch umfangreiche Metaanalysen) dafür sprechen, dass Echinacea bei Behandlung oder Vermeidung von Erkältungen helfen könnte, steht das endgültige Urteil noch immer nicht fest. Erschwerend kommt hinzu, dass es drei unterschiedliche Echinacea-Arten gibt und verschiedene Teile der Pflanze vermutlich unterschiedliche Wirkstoffe enthalten. Daher existieren über 800 verschiedene Echinacea-Produkte, aber nur wenig Informationen oder Konsens über die beste Rezeptur, Dosierung oder Einnahmedauer. Zudem können Wechselwirkungen mit bestimmten Medikamenten auftreten. Die Art *E. purpurea* ist Studien zufolge für die Gesundheit am förderlichsten, und diese Art wurde kürzlich vom Gesundheitsministerium als bewährtes Mittel gegen Erkältungen eingestuft, da sie antiviral, antibakteriell und entzündungshemmend wirkt.

Kurkuma zur Infektbekämpfung

Die Gesundheitsmedien schwärmen gerade sehr von Kurkuma, aber ist der Hype berechtigt? Zwar weist diese Pflanze einige solide entzündungshemmende und antioxidative Eigenschaften auf, die sich bei der Behandlung spezifischer Krankheiten wie Arthritis als klinisch wirksam erwiesen haben, doch in den Medien wird sie zum Allheilmittel für sämtliche Beschwerden aufgebauscht. Die Forschung befasst sich in erster Linie nur mit Curcumin, einem der Wirkstoffe in Kurkuma, obwohl sie über 300 Verbindungen enthält und curcuminfreie Kurkuma ebenfalls klinische Wirkung zeigt. Wenn Sie Kurkuma verwenden wollen, nehmen Sie also am besten die ganze Wurzel. Interessanterweise wirkt rohe Kurkuma offenbar stärker entzündungshemmend, während sie in gekochtem Zustand besser vor oxidativen Schäden zu schützen scheint. Kurkuma kann auch erfolgreich verhindern, dass Viren in unsere Zellen eindringen, und somit die Infektionsabwehr fördern, wenn man sein Essen regelmäßig damit würzt. Allerdings ist die Bioverfügbarkeit unter Umständen problematisch. Deshalb sollten Sie darauf achten, Kurkuma gemeinsam mit einer Fettquelle und einer Prise schwarzen Pfeffers zu verzehren, denn das verbessert die Aufnahme über die Verdauungsorgane ganz erheblich.

Sich mit scharfen Speisen gesundschwitzen

Manche Menschen schwören auf scharf gewürzte Nahrung, um sich durch »Ausschwitzen« zu heilen. Capsaicin, der für die Schärfe verantwortliche Bestandteil der Chilischote, kann verstopfte Nasen frei machen und entzündungshemmend wirken, sodass sich Symptome abschwächen. Auch zur Schmerzbehandlung ist sein klinischer Nutzen erwiesen. Wenn man etwas angeschlagen ist, kann ein nahrhaftes Curry zudem Wunder wirken, und das Gemüse sowie die Gewürze liefern eine gesunde Dosis an Antioxidantien, Ballaststoffen und Polyphenolen.

Holunderbeere – der traditionelle Immunbooster?

Holunderbeeren sind im Winter nützlich und werden seit Jahrtausenden sowohl als Nahrungsmittel als auch als Medizin verwendet, da sie angeblich Schmerzen und Entzündungen lindern und antivirale Eigenschaften aufweisen. Studien zufolge kann Holundersirup tatsächlich die Dauer von Atemwegsinfekten verkürzen und die damit verbundenen Symptome reduzieren. Bei einem Versuch stellte sich sogar heraus, dass Holunderbeerenextrakt effektiver wirkte als das Grippemittel Tamiflu. Zudem weist vieles darauf hin, dass die Inhaltsstoffe der Holunderbeere verhindern können, dass Viren überhaupt erst in unsere Zellen eindringen. Allerdings gibt es einen Haken: Die aktuelle Forschung scheint den angeblichen Infektionsschutz zwar zu bestätigen, doch die Studien sind nicht groß angelegt und meist von Unternehmen finanziert, die kommerzielle Holunderprodukte herstellen. Auch wenn das die Forschungsergebnisse und klinischen Studien nicht entkräftet, liegt doch sicherlich ein Interessenkonflikt vor.

Super-Trio für das Immunsystem: Zitrone, Honig und Ingwer

Dieses seit Generationen verwendete Trio ist altbewährt, doch Erkältungen kann es nicht heilen, und es spricht auch kaum etwas dafür, dass es die Genesung beschleunigt – mit Ausnahme von Honig, der als Hustenmittel für Kinder in Tests bessere Wirkung zeigte als Dextromethorphan (der Wirkstoff in den meisten Hustensäften). Tatsächlich rät die britische Gesundheitsbehörde aufgrund der Richtlinien des National Institute for Health and Care Excellence (NICE) mittlerweile dazu, Husten vorrangig mit Honig zu behandeln und nicht mit Antibiotika. Ungeachtet der wissenschaftlichen Erkenntnisse wirkt dieses uralte Supertrio als Heißgetränk beruhigend, sorgt für eine ausreichende Flüssigkeitszufuhr und könnte eine sinnvolle, preiswertere Alternative zu frei verkäuflichen Arzneimitteln sein. Ein Wundermittel ist es jedoch nicht.

Jüdisches Penicillin

Hühnersuppe steht vermutlich schon so lange auf dem Speisezettel, wie es Hühner und Suppe gibt. Schon im alten Ägypten wurde sie gegen Erkältungen verordnet und galt bis ins Mittelalter als wirksames Heilmittel. Der jüdische Arzt Moses Maimonides aus dem 12. Jahrhundert empfahl sie gegen sämtliche Beschwerden, von Hämorrhoiden bis hin zu Lepra – daher die

Bezeichnung »jüdisches Penicillin«. Obwohl es an wissenschaftlichen Beweisen fehlte, riet man bis vor kurzem jedem, der sich nicht ganz wohl fühlte, zu einer Hühnersuppe. Strenggenommen handelt es sich bei Hühnersuppe nicht um ein Nahrungsergänzungsmittel, doch tatsächlich ist ihre förderliche Wirkung stärker als bei den meisten anderen Mitteln. Dafür könnte eine Reihe von Substanzen wie Carnosin verantwortlich sein, die die Kraft der Immunzellen stärken, während Vitamine und Nährstoffe das Wachstum von schleimanregenden Neutrophilen verlangsamen und so Schleimbildung und Entzündungen in den Atemwegen lindern. Beim Auskochen werden aus dem Huhn Stoffe gelöst, die dem Medikament Acetylcystein ähneln, das üblicherweise bei Atemwegserkrankungen verordnet wird. Die Suppe könnte sogar den Blutdruck senken, da Kollagenproteine zumindest in Tierversuchen ähnlich wirken wie ACE-Hemmer. Darüber ist eine Suppe, die noch dazu reichlich Flüssigkeit enthält, eine wohltuende und nahrhafte Darreichungsform von Gemüse, Kräutern und Gewürzen.

Knoblauch – Lebensmittel und Medizin zugleich?

Knoblauch wird seit Jahrhunderten sowohl als Nahrungsmittel als auch als Medizin verwendet und enthält chemische Verbindungen, die die Immunzellen bei der Keimbekämpfung unterstützen und Infektionen von vornherein vermeiden können. Bereits 3000 Jahre vor Christi Geburt nutzten die Assyrer und Sumerer Knoblauch zur Behandlung von Fieber, Entzündungen und Verletzungen. Praktisch jede Studie bestätigt seine förderliche Wirkung. Knoblauch ist ein starkes Antioxidans und Antibiotikum, das Staphylokokkenstämme bekämpft, den Erreger von Staphylokokkeninfektionen. Viele der Studien, die diese Wirkung belegen, waren jedoch minderwertig, sodass nicht eindeutig feststeht, wie oft man Knoblauch zu sich nehmen muss, damit sich die förderliche Wirkung einstellt. Laut einer aktuellen Untersuchung, in der die Testpersonen über 90 Tage hinweg Knoblauchextrakt verzehrten, verfügten diese anschließend über deutlich mehr T-Zellen und NK-Immunzellen, die bei der Abwehr alltäglicher Infektionen viel effektiver arbeiteten. Allerdings hat die Verarbeitung des Knoblauchs erheblichen Einfluss auf seine Wirkung. Um alle Phytonährstoffe optimal zu nutzen, sollten Sie ihn nach dem Zerkleinern eine Weile ruhen lassen, bevor Sie ihn weiterverarbeiten, damit sich das Alliin in den Hauptwirkstoff, das förderliche Allicin, verwandeln kann.

Ein Rezept für ein starkes Immunsystem

Die Bedeutung der Ernährung für die Gesundheit wird immer mehr zur Obsession. Stars und Influencer, die auf Instagram ihre Ernährungsweise anpreisen, haben daran erheblichen Anteil. Dazu gibt es mehr als eine Million wissenschaftliche Publikationen zu Ernährung und Gesundheit, über 680 000 wissenschaftliche Referenzen zu Entzündungen und weit über 30 000 Fachartikel über den Zusammenhang zwischen Ernährung, Entzündung und Gesundheit. Auf der Grundlage dieses enormen Literaturfundus lässt sich – ungeachtet der Einflüsse der sozialen Medien – sagen: Ja, die Ernährung ist für eine starke Immunabwehr wichtig und kann Ihr Risiko für schwere chronische, nichtübertragbare Krankheiten beeinflussen, da sie sich auf das Entzündungsgeschehen auswirkt. Aber was ist, wenn Sie bereits von einer Erkrankung betroffen sind? Natürlich ist es gut, wenn man darauf achtet, was man zu sich nimmt, doch der wachsende Trend, mit strikten Diäten die Gesundheit »reparieren« zu wollen, ist umstrittener und undurchsichtiger denn je. Da noch dazu der Wellness-Markt rasant wächst, ist es kein Wunder, dass in den Medien immer wieder berichtet wird, wie eine Ernährungsumstellung das Leben verändern kann. Aber wir sind nicht nur das, was wir essen, sondern eine Mischung aus vererbten Veranlagungen und physiologischen Eigenarten.

Eines steht eindeutig fest: Eine bestimmte Ernährungsweise, so hilfreich sie auch sein mag, kann niemals die einfache Lösung für oft komplexe Probleme sein. Mir ist klar, dass viele, die dieses Buch lesen, auf eine Liste immunfördernder Supernahrungsmittel hoffen, die sie sich beim wöchentlichen Großeinkauf besorgen können. Doch bislang wissen wir noch nicht genug, um spezifische Nahrungsmittel für bestimmte Krankheiten zu empfehlen, und wir können auch nicht festmachen, welche Modediät zu den besonderen Anforderungen einer bestimmten Krankheit passt. Vielleicht wird es in Zukunft möglich sein, unsere Beschwerden mit genauen Ernährungsratschlägen in den Griff zu bekommen – allerdings soll das nicht heißen, dass unsere Nahrung nicht schon jetzt Wirkung zeigen kann.

Auch wenn bei Ihnen kein Vitamin- oder Mineralstoffmangel vorliegt, kann die Ernährung neben anderen Aspekten der Lebensweise den Verlauf einer Erkrankung entscheidend beeinflussen. Wir erkennen allmählich, dass die beste »immunitätsfördernde Ernährung« darin besteht, sich ausgewogenen mit angemessener Kalorienzufuhr zu ernähren und für reichlich gute Fette, Ballast- und Phytonährstoffe mit hochwertigen Kohlenhydraten und verschiedenen Proteinquellen zu sorgen. Grundsätzlich sollte man eine typisch westliche Ernährung (siehe Seite 392) weitgehend vermeiden und sich auch nicht auf sogenannte Superfoods konzentrieren. Denken Sie beim Blick auf Ihren Teller ganzheitlich und behalten Sie stets im Hinterkopf, dass auch andere gesunde Verhaltensweisen eine wichtige Rolle spielen.

Ich habe einen kleinen Leitfaden entwickelt, der Ihnen helfen soll, subtile Veränderungen vorzunehmen, die keine riesige Hürde darstellen. Wenn Sie diese Veränderungen allmählich umsetzen, sind Sie auf dem besten Weg zum langfristigen Erfolg.

Gute Fette, Phytonährstoffe, Ballaststoffe, Fisch und Geschmack

Das sind meine Grundlagen für ein starkes Immunsystem.

- **FETTE** Diesen Makronährstoff muss man nicht mehr fürchten, denn Fett ist für unsere Gesundheit von entscheidender Bedeutung und kann die Ausprägung unserer Immunität maßgeblich mitgestalten. Achten Sie sorgfältig darauf, dass Sie nur die vorteilhaftesten wählen, also mehrfach ungesättigte und einfach ungesättigte Fette.
- **PHYTONÄHRSTOFFE** Wenn ich mir eine Supernahrung aussuchen müsste, würde ich Phytonährstoffe wählen. Und da es so viele verschiedene gibt, bleibt die Ernährung damit sehr abwechslungsreich. Manchmal wird zwischen infektionsbekämpfenden und entzündungslindernden Phyto-

nährstoffen unterschieden, doch es gibt auch viele Überschneidungen.

- **BALLASTSTOFFE** Ballaststoffe sind reich an hochwertigen Kohlenhydraten und ideal, um das Immunsystem durch das Mikrobiom zu fördern.
- **FISCH** Eiweiß ist wichtig für die Immunabwehr. Indem wir es von im Wasser lebenden Tieren beziehen, reduzieren wir den Verzehr von gesättigten Fetten, die in anderen tierischen Quellen wie rotem Fleisch enthalten sind. Fisch und Meeresfrüchte sind vollständige Proteinquellen und bieten noch weitere Vorteile, wie zum Beispiel Omega-3-Fettsäuren, insbesondere bei fettem Fisch.
- **GESCHMACK** Die Vorliebe für leckere Dinge ist uns angeboren. Unser im Erbgut verwurzeltes Geschmacksempfinden soll uns das Überleben sichern, indem es uns dabei unterstützt, verdorbene oder schädliche Lebensmittel zu vermeiden, und uns dazu veranlasst, nach Gutem zu suchen. Vollwertige Nahrung muss nicht fad schmecken. Genau wie Sie sich Abwechslung beim Essen wünschen, sollten Sie sich darum bemühen, immer wieder andere Gewürze und Kräuter zu verwenden, mit denen Sie Ihren Speisen Geschmack verleihen und sie aufpeppen.

Tafelfreuden neu entdecken

So wichtig wie die ernährungsphysiologische Qualität unserer Lebensmittel ist, so wichtig sind auch die Emotionen rund ums Essen. Am Esstisch kamen seit jeher Freunde, Familie und Speisen zusammen (denken Sie an »*gioie della tavola*« – siehe Seite 402). Irgendwann jedoch wurde unser Leben immer geschäftiger, sodass wir unsere Tischkultur aus dem Blick verloren haben. Ist Ihr Esstisch mehr Deko als Lebensmittelpunkt? Essen Sie oft auf dem Sofa, während Sie durch Instagram-Feeds scrollen? Wenn das bei Ihnen üblich ist, dann achten Sie nicht wirklich darauf, was Sie essen, und merken deshalb auch nicht, wann Sie satt sind. Ich rate Ihnen dringend, wieder den Esstisch zu nutzen!

Essen Sie, bis Sie zu 80 Prozent satt sind

Nehmen Sie sich ein Beispiel an der traditionellen japanischen Kultur: Zu den Mahlzeiten sitzen die Familien auf dem Boden, essen gemeinsam und beherzigen eine alte Weisheit: »*hara, hachi, bu*«, was übersetzt bedeutet: »Iss, bis du acht Teile voll bist«. Der Verdauungsprozess bedeutet Entzündungsstress für den Körper – und Entzündungen sind die Hauptursache für das Altern. Je mehr man also isst, desto größer ist der Entzündungsstress, den der Körper bewältigen muss. Das Gehirn braucht in der Regel eine halbe Stunde, bis es erkennt, dass man nach einer Mahlzeit satt ist, also ist es sinnvoll, frühzeitig mit dem Essen aufzuhören.

Lernen Sie Kochen

Warum sollte man sich in dieser hektischen Zeit, in der Convenience das Maß aller Dinge ist und man praktisch jederzeit und überall unterwegs essen kann, die Mühe machen, zu Hause selbst mit frischen Zutaten zu kochen? Aber vielleicht fördert schon das Kochen die Gesundheit? Nicht nur deshalb, weil man so mehr Ballaststoffe, Phytonährstoffe und gesunde Fette zu sich nimmt, sondern auch, weil man dann Erzeuger und Verbraucher zugleich ist. Untersuchungen haben gezeigt, dass Familien, die zusammen kochen und essen, gesünder sind und weniger Gefahr laufen, sich zu überessen. Der Rückgang des Selberkochens ist eng mit der Zunahme von Fettleibigkeit und den vielen durch den Lebensstil bedingten chronischen Krankheiten verknüpft. Deshalb tut es Ihrer Gesundheit vermutlich außerordentlich gut, wenn Sie sich grundlegende Kochkenntnisse aneignen oder mit neuen Rezepten und Geschmacksrichtungen experimentieren.

Das Auge isst mit

Meine Mutter ist gelernte Köchin und hat ihr ganzes Leben lang in der Gastronomie gearbeitet. Bei ihr hieß es immer, dass die Leute »mit den Augen essen«. Und wissenschaftlich gesehen hat sie vielleicht sogar Recht. Studien zufolge schmeckt das Essen besser, wenn es ansprechend angerichtet wird.[42] Selbst bei einfachen Gerichten wie einem Salat oder Steak mit Pommes frites empfanden die Testpersonen das Essen dann als schmackhafter. Möglicherweise liegt es auch daran, dass mittlerweile viele jede Mahlzeit fotografieren und auf Instagram posten, um der Welt zu zeigen, was sie essen (obwohl ich das irgendwie ein wenig krankhaft finde). Wie dem auch sei, vielleicht kann das ein Anreiz sein, sich zu Hause etwas mehr anzustrengen – vor allem, wenn man nur für sich selbst kocht. Überlegen Sie nur: Würden Sie die Speisen etwa achtlos auf einen Teller werfen, wenn sie für Ihre Freunde bestimmt wären? Zudem rate ich dazu, das Essen für kleine Kinder auf dem Teller lustig anzurichten.

Saisonal ist Trumpf

Bevor Sie Vitamine und Mineralien in Pillenform schlucken, greifen Sie lieber zu den richtigen Nahrungsmitteln. Kaufen Sie in kleinen und lokalen Geschäften ein und essen Sie mehr saisonale Produkte, die Sie von lokalen Erzeugern und Bauernmärkten beziehen. Achten Sie auf den Preis und die Umwelt – Lebensmittel, die gerade Saison haben, sind oft günstiger. Und seien Sie erfinderisch – saisonale Produkte sorgen dafür, dass Sie häufiger selbst kochen, und fordern Ihre Kreativität: Googeln Sie ein neues Rezept oder lassen Sie sich selbst ein Gericht einfallen. Denken Sie auch daran, dass Kräuter und Gewürze wunderbar für Abwechslung und Vielseitigkeit sorgen können und zudem oft noch eine Extradosis Phytonährstoffe liefern.

Weg mit pauschalen Etiketten

Nicht alle industriell verarbeiteten Lebensmittel sind schlecht. Es ist auch nicht sinnvoll, Lebensmitteln einen solchen Stempel aufzudrücken. Am wichtigsten ist das, was Sie am häufigsten tun. Hüten Sie sich vor dem Ernährungsgefängnis und lernen Sie, dankbar zu sein.

Ein Wort zum Schluss

Das Immunsystem bestimmt sämtliche Aspekte unseres körperlichen und psychischen Wohlbefindens. Von Geburt an werden die in unserem Körper verborgenen interagierenden Netzwerke aus Zellen und Molekülen darauf trainiert, sensible Antennen dafür zu entwickeln, ob der Körper gesund ist. Diese Wahrnehmung muss durch bestimmte Schlüsselreize, die zur Orientierung dienen und zeigen, wann es uns gut geht, erlernt werden. Ein gesundes Immunsystem weist nicht nur darauf hin, dass keine Krankheiten vorliegen, sondern auch auf eine bestimmte körperliche Verfassung.

Der Trend zu verallgemeinernden, allzu vereinfachten Gesundheitsempfehlungen sowie die Scham und die Schuldgefühle, weil sich die perfekte Gesundheit trotz aller Anstrengungen nicht erreichen lässt, bereiten mir Sorge. Vielleicht sind Sie frustriert, weil Sie Ihre immunvermittelte Krankheit nicht mit Hilfe von Dr. Google »heilen« konnten. Ich hoffe, dieses Buch macht eines ganz deutlich: Die Immunität ist komplex, und Gesundheit ist einer permanenten Bewegung und Veränderung unterworfen. Jeder von uns hat eine eigene, einzigartige Immunidentität, die in ständigem Austausch mit unserem Mikrobiom steht und auf psychosoziale und umweltbedingte Einflüsse reagiert. In der Keimwelt, in der wir uns entwickelt haben, ist das für das Überleben unserer Spezies von entscheidender Bedeutung. Aber ein solch elegantes Abwehrsystem hat seinen Preis.

Wir müssen uns eingestehen, dass unser schnelllebiges, übermäßig konsumorientiertes, unerbittliches Leben großen Einfluss auf das Immunsystem nimmt. Positive Faktoren werden untergraben und durch anormale Impulse ersetzt, die dieses sorgfältig konzipierte System allmählich aus dem Gleichgewicht bringen. Das moderne Leben kann die Immunabwehr in einen schwelenden Alarmzustand der Meta-Entzündung versetzen, einen Vorboten für Krankheiten, die manchmal erst Jahrzehnte später auftreten. Das Immunsystem kann sich (normalerweise) selbst korrigieren, aber manchmal gelingt ihm das nicht, oder es gerät aus dem Gleichgewicht.

Selbst wenn wir alles »richtig« machen, leben wir nicht in einer idealen Welt. Wie also können Sie angesichts des modernen Lebens das Beste aus Ihrem Immunsystem herausholen? Statt kurzfristiger Taktiken rate ich dringend dazu, für die richtigen Grundlagen zu sorgen. Machen Sie sich klar, dass Gesundheit nicht unbedingt in einer Pillendose oder einem Superfood zu finden ist. Das Umfeld, in dem wir heutzutage leben, unterscheidet sich grundlegend von demjenigen, in dem sich der Mensch entwickelt hat. Trotz der wunderbaren Vorteile, die unsere moderne Welt mit sich bringt, liegt die Zukunft Ihrer Gesundheit in gewisser Weise darin, den Alltag mit einer Rückbesinnung auf die Vergangenheit zu kombinieren. Wir müssen uns wieder mit unseren »alten Freunden« zusammentun, traditionelle Essgewohnheiten aufleben lassen und unserer Intuition folgen, um die Bedürfnisse von Körper und Psyche zu erfüllen.

Dieses Buch verspricht keine schnelle Lösung oder vollständige Heilung. Wissen bedeutet Macht, und Aufklärung bedeutet Handlungsfähigkeit. Indem ich Ihnen die richtige Strategie aufzeige, kann Ihnen dieses Buch hoffentlich vermitteln, wie Sie mit besserem Wissen, besseren Entscheidungen und besserer Gesundheit das Wellness-Getöse durchdringen können, auch wenn das Leben gegen Sie arbeitet. Lassen Sie uns langfristig denken und eine starke Immunität fürs Leben aufbauen.

Dank

Ich danke Luca und Isabella, meinen wunderbaren Kindern, die meinem Leben einen tiefen Sinn geben und für die sich aller Aufwand lohnt.

Meinem Mann bin ich unendlich dankbar dafür, dass er mich mit grenzenloser Geduld unterstützt und bestärkt (und manchmal die Augen verdreht), wenn ich trotz meines vollen Terminkalenders weitere neue Projekte (wie dieses hier) in Angriff nehme. Du hast nicht nur entscheidenden Anteil daran, dass ich Beruf und Privates unter einen Hut bringe, sondern glaubst auch an mich und gibst mir das Selbstvertrauen, meinen Traum zu verwirklichen.

Ein besonderer Dank geht an meine Eltern, für alles, was sie für mich getan haben. Insbesondere für eure Unterstützung und dafür, dass ihr mein ungeheures Interesse für den menschlichen Körper seit frühester Kindheit gefördert habt. Ihr habt mir den Mut gegeben, niemals aufzugeben, und mir gezeigt, dass alles möglich ist, wenn man es nur versucht.

Vielen Dank auch an meine ehemalige Doktormutter und Mentorin Professor Clare Lloyd am Imperial College London und an meine »Imperial Girls« für die lustigen Zeiten im Laufe der Jahre, die mir den langen, harten Laboralltag versüßt haben. Danke an die vielen wunderbaren Kolleginnen und Kollegen, Wissenschaftlerinnen und Wissenschaftler sowie Gesundheitsfachleute, mit denen ich zusammenarbeiten durfte und von denen ich lernen konnte. Und an die vielen großartigen Fachleute für Immunologie, die mich sehr inspiriert haben und denen ich die Liebe zu diesem Fachgebiet verdanke, mit dem ich mich seit 20 Jahren befasse.

Ein ganz dickes Dankeschön geht an meine wunderbare Literaturagentin Carly. Deine unverblümten Ratschläge und Ermutigungen haben maßgeblich dazu beigetragen, dass dieser Traum wahr geworden ist. Carolyn und dem tollen Redaktionsteam bei HarperCollins danke ich für ihre Geduld, Beratung und Unterstützung. Herzlichen Dank an Rupy, Hazel und Rhiannon, die mir erlaubt haben, mich auf ihren sozialen Plattformen über Immunität auszulassen, und an Natasha von Neon Rocks für ihre wundervolle, sanfte PR zum Thema Wohlbefinden.

Ganz besonders dankbar bin ich meinem geliebten Freundeskreis, der mich mehr unterstützt hat, als ich es jemals für möglich gehalten hätte, und mir das Leben unendlich erleichtert hat. Vor allem bin ich denen auf ewig zu Dank verpflichtet, die an mich geglaubt haben, als es mir schwerfiel, an mich selbst zu glauben. Ihr seid so viele, dass ich euch nicht alle aufzählen kann, aber ich werde dafür sorgen, dass ihr wisst, wen ich meine.

Quellen

1. Gesundes Leben in der modernen Welt

1 Blalock, J. E. (1984): »The immune system as a sensory organ«, *Journal of Immunology,* 132(3), S. 1067-70. Abrufbar unter: http://www.ncbi.nlm.nih.gov/pubmed/6363533 (abgerufen am 30. November 2019).

2 Gruber-Bzura, B. M. (2018): »Vitamin D and influenza – Prevention or therapy?«, *International Journal of Molecular Sciences.* MDPI AG. doi: 10.3390/ijms19082419.

3 Mackowiak, P. A. et al. (1981): »Effects of physiologic variations in temperature on the rate of antibiotic-induced bacterial killing«, *American Journal of Clinical Pathology,* 76(1), S. 57-62. doi: 10.1093/ajcp/76.1.57.

4 Young, P. et al. (2015): »Acetaminophen for fever in critically ill patients with suspected infection«, *New England Journal of Medicine.* Massachusetts Medical Society, 373(23), S. 2215-2224. doi: 10.1056/NEJMoa1508375.

5 Irwin, R. S. (2006): »Introduction to the diagnosis and management of cough: ACCP evidence-based clinical practice guidelines«, *Chest,* S. 25S-27S. doi: 10.1378/chest.129.1_ suppl.25S.

6 Pradeu, T. und Cooper, E. L. (2012): »The danger theory: 20 years later«, *Frontiers in Immunology,* 3(SEP). doi: 10.3389/ fimmu.2012.00287.

7 Matzinger, P. (1994): »Tolerance, Danger, and the Extended Family«, *Annual Review of Immunology.* Annual Reviews, 12(1), S. 991-1045. doi: 10.1146/annurev.iy.12.040194.005015.

8 Zindel, J. und Kubes, P. (2020): »DAMPs, PAMPs, and LAMPs in Immunity and Sterile Inflammation«, *Annual Review of Pathology: Mechanisms of Disease,* 15(1), S. 2129251537. doi: 10.1146/annurev-pathmechdis-012419-032847.

9 Chen, G. Y. und Nunez, G. (2010): »Sterile inflammation: Sensing and reacting to damage«, *Nature Reviews Immunology,* S. 826-837. doi: 10.1038/nri28 73.

10 Brown, K. F. et al. (2018): »The fraction of cancer attributable to modifiable risk factors in England, Wales, Scotland, Northern Ireland, and the United Kingdom in 2015«, *British Journal of Cancer.* Nature Publishing Group, 118(8), S. 1130-1141. doi: 10.1038/s41416-018-0029-6.

11 Hunter, P. (2012): »The inflammation theory of disease: the growing realization that chronic inflammation is crucial in many diseases opens new avenues for treatment«, *EMBO Reports,* 13(11), S. 968-970. doi: 10.1038/embor.2012.142.

12 McDade, T. W. (2012): »Early environments and the ecology of inflammation«, *Proceedings of the National Academy of Sciences of the United States of America,* S. 17281-17288. doi: 10.1073/pnas.1202244109.

13 Lorenzatti, A. und Servato, M. L. (2018): »Role of anti-inflammatory interventions in coronary artery disease: Understanding the Canakinumab Anti-inflammatory Thrombosis Outcomes Study (CANTOS)«, *European Cardiology Review.* Radcliffe Cardiology, 13(1), S. 38-41. doi: 10.15420/ecr.2018.11.1.

14 Bally, M. et al. (2017): »Risk of acute myocardial infarction with NSAIDs in real world use: Bayesian meta-analysis of individual patient data«, *BMJ (Online).* BMJ Publishing Group, 357. doi: 10.1136/bmj.j1909.

15 Doux, J. D. et al. (2005): »Can chronic use of anti-inflammatory agents paradoxically promote chronic inflammation through compensatory host response?«, *Medical Hypotheses,* 65(2), S. 389-391. doi: 10.1016/j.mehy.2004.12.021.

16 Anderson, K. und Hamm, R. L. (2012): »Factors that impair wound healing«, *Journal of the American College of Clinical Wound Specialists.* Elsevier Inc., S. 84-91. doi: 10.1016/ j.jccw.2014.03.001.

17 Hauser, R. (2010): »The Acceleration of Articular Cartilage Degeneration in Osteoarthritis by Nonsteroidal Anti-inflammatory Drugs«, *Journal of Prolotherapy,* 2(1), S. 305-322.

2. Länger gut leben

1 Boehm, T. und Zufall, F. (2006): »MHC peptides and the sensory evaluation of genotype«, *Trends in Neurosciences,* S. 100-107. doi: 10.1016/j.tins.2005.11.006.

2 Wedekind, C. et al. (1995): »MHC-dependent mate preferences in humans«, *Proceedings of the Royal Society B: Biological Sciences.* Royal Society, 260(1359), S. 245-249. doi: 10.1098/rspb.1995.0087.

3 Day, S. et al. (2016): »Integrating and evaluating sex and gender in health research«, *Health Research Policy and Systems.* BioMed Central Ltd., 14(1). doi: 10.1186/s12961-016-0147-7.

4 Liu, K. A. und Dipietro Mager, N. A. (2016): »Women's involvement in clinical trials: Historical perspective and future implications«, *Pharmacy Practice.* Grupo de Investigacion en Atencion Farmaceutica. doi: 10.18549/ PharmPract.2016.01.708.

5 Van Eijk, L. T. und Pickkers, P. (2018): »Man flu: Less inflammation but more consequences in men than women«, *BMJ (Online)*. BMJ Publishing Group. doi: 10.1136/bmj.k439.

6 Ubeda, F. und Jansen, V. A. A. (2016): »The evolution of sex-specific virulence in infectious diseases«, *Nature Communications*. Nature Publishing Group, 7. doi: 10.1038/ncomms13849.

7 Arruvito, L. et al. (2007): »Expansion of CD4 + CD25 + and FOXP3 + Regulatory T Cells during the Follicular Phase of the Menstrual Cycle: Implications for Human Reproduction«, *The Journal of Immunology*. The American Association of Immunologists, 178(4), S. 2572-2578. doi: 10.4049/ jimmunol.178.4.2572.

8 Ngo, S. T., Steyn, F. J. und McCombe, P. A. (2014): »Gender differences in autoimmune disease«, *Frontiers in Neuroendocrinology*. Academic Press Inc., S. 347-369. doi: 10.1016/j.yfrne.2014.04.004.

9 Hughes, G. C. (2012): »Progesterone and autoimmune disease«, *Autoimmunity Reviews*. doi: 10.1016/j.autrev.2011.12.003.

10 Laffont, S. et al. (2017): »Androgen signaling negatively controls group 2 innate lymphoid cells«, *Journal of Experimental Medicine*. Rockefeller University Press, 214(6), S. 1581-1592. doi: 10.1084/jem.20161807.

11 Lorenz, T. und van Anders, S. (2014): »Interactions of sexual activity, gender, and depression with immunity«, *Journal of Sexual Medicine*. Blackwell Publishing Ltd, 11(4), S. 966-979. doi: 10.1111/jsm.12111.

12 Lorenz, T. K., Heiman, J. R. und Demas, G. E. (2017): »Testosterone and immune-reproductive tradeoffs in healthy women«, *Hormones and Behavior*. Academic Press Inc., 88, S. 122-130. doi: 10.1016/j.yhbeh.2016.11.009.

13 Lorenz, T. K., Demas, G. E. und Heiman, J. R. (2017): »Partnered sexual activity moderates menstrual cycle-related changes in inflammation markers in healthy women: an exploratory observational study«, *Fertility and Sterility*. Elsevier Inc., 107(3), S. 763-773.e3. doi: 10.1016/j.fertnstert.2016.11.010.

14 Ghosh, M., Rodriguez-Garcia, M. und Wira, C. R. (2014): »The immune system in menopause: Pros and cons of hormone therapy«, *Journal of Steroid Biochemistry and Molecular Biology*. Elsevier Ltd, S. 171-175. doi: 10.1016/j.jsbmb.2013.09.003.

15 Rowe, J. H. et al. (2012): »Pregnancy imprints regulatory memory that sustains anergy to fetal antigen«, *Nature*, 490(7418), S. 102-106. doi: 10.1038/nature11462.

16 Carr, E. J. et al. (2016): »The cellular composition of the human immune system is shaped by age and cohabitation«, *Nature Immunology*. Nature Publishing Group, 17(4), S. 461-468. doi: 10.1038/ni.3371.

17 Swaminathan, S. et al. (2015): »Mechanisms of clonal evolution in childhood acute lymphoblastic leukemia«, *Nature Immunology*. Nature Publishing Group, 16(7), S. 766-774. doi: 10.1038/ni.3160.

18 Ciabattini, A. et al. (2019): »Role of the microbiota in the modulation of vaccine immune responses«, *Frontiers in Microbiology*. Frontiers Media S.A. doi: 10.3389/ fmicb.2019.01305.

19 Di Mauro, G. et al. (2016): »Prevention of food and airway allergy: Consensus of the Italian Society of Preventive and Social Paediatrics, the Italian Society of Paediatric Allergy and Immunology and Italian Society of Pediatrics«, *World Allergy Organization Journal*. BioMed Central Ltd. doi: 10.1186/ s40413-016-0111-6.

20 Stein, K. (2014): »Severely restricted diets in the absence of medical necessity: The unintended consequences«, *Journal of the Academy of Nutrition and Dietetics*. Elsevier, 114(7), S. 986-987. doi: 10.1016/j.jand.2014.03.008.

21 Chan, E. S. et al. (2018): »Early introduction of foods to prevent food allergy«, *Allergy, Asthma & Clinical Immunology*, 14(S2), S. 57. doi: 10.1186/ s13223-018-0286-1.

22 Shaker, M. et al. (2018): »To screen or not to screen«: Comparing the health and economic benefits of early peanut introduction strategies in five countries«, *Allergy: European Journal of Allergy and Clinical Immunology*. Blackwell Publishing Ltd, 73(8), S. 1707-1714. doi: 10.1111/all.13446.

23 Eder, W., Ege, M. J. und Von Mutius, E. (2006): »The asthma epidemic«, *New England Journal of Medicine*, S. 2226-2235. doi: 10.1056/NEJM-ra054308.

24 Baïz, N. et al. (2019): »Maternal diet before and during pregnancy and risk of asthma and allergic rhinitis in children«, *Allergy, Asthma & Clinical Immunology*, 15(1), S. 40. doi: 10.1186/ s13223-019-0353-2.

25 Lang, J. E. et al. (2018): »Being overweight or obese and the development of asthma«, *Pediatrics*. American Academy of Pediatrics, 142(6). doi: 10.1542/ peds.2018-2119.

26 Jones, E. J. et al. (2018): »Chronic family stress and adolescent health: The moderating role of emotion regulation«, *Psychosomatic Medicine*. Lippincott Williams and Wilkins, 80(8), S. 764-773. doi: 10.1097/ PSY.0000000000000624.

27 Baranska, A. et al. (2018): »Unveiling skin macrophage dynamics explains both tattoo persistence and strenuous removal«, *Journal of Experimental Medicine*. Rockefeller University Press, 215(4), S. 1115-1133. doi: 10.1084/ jem.20171608.

28 De Heredia, F., Gómez-Martínez, S., und Marcos, A. (2012): Obesity, inflammation and the immune system. Proceedings of the Nutrition Society, 71(2), S. 332-338. doi:10.1017/S0029665112000092

29 Nishimura, S. et al. (2009): »CD8+ effector T cells contribute to macrophage recruitment and adipose tissue inflammation in obesity«, *Nature Medicine*, 15(8), S. 914-920. doi: 10.1038/nm.1964.

30 Han, S. J. et al. (2017): »White Adipose Tissue Is a Reservoir for Memory T Cells and Promotes Protective Memory Responses to Infection«, *Immunity.* Cell Press, 47(6), S. 1154-1168.e6. doi: 10.1016/j.immuni.2017.11.009.
31 Lynch, L. et al. (2016): »iNKT Cells Induce FGF21 for Thermogenesis and Are Required for Maximal Weight Loss in GLP1 Therapy«, *Cell Metabolism.* Cell Press, 24(3), S. 510-519. doi: 10.1016/j.cmet.2016.08.003.
32 *Weltbericht über Altern und Gesundheit* (2015). Abrufbar unter: www.who.int (abgerufen am: 1. Dezember 2019).
33 Belsky, D. W. et al. (2015): »Quantification of biological aging in young adults«, *Proceedings of the National Academy of Sciences of the United States of America.* National Academy of Sciences, 112(30), S. E4104-E4110. doi: 10.1073/ pnas.1506264112.
34 Palmer, S. et al. (2018): »Thymic involution and rising disease incidence with age«, *Proceedings of the National Academy of Sciences of the United States of America.* National Academy of Sciences, 115(8), S. 1883-1888. doi: 10.1073/pnas.1714478115.
35 Jurk, D. et al. (2014): »Chronic inflammation induces telomere dysfunction and accelerates ageing in mice«, *Nature Communications.* Nature Publishing Group, 2. doi: 10.1038/ncomms5172.
36 Baker, D. J. et al. (2016): »Naturally occurring p16 Ink4a-positive cells shorten healthy lifespan«, *Nature.* Nature Publishing Group, 530(7589), S. 184-189. doi: 10.1038/nature16932.
37 De la Fuente, M. (2002): »Effects of antioxidants on immune system ageing«, *European Journal of Clinical Nutrition,* 56, S. S5-S8. doi: 10.1038/ sj.ejcn.1601476.

3. Können Sie sich auf Ihre »alten Freunde« verlassen?

1 Canny, G. O. und McCormick, B. A. (2008): »Bacteria in the intestine, helpful residents or enemies from within?«, *Infection and Immunity,* S. 3360-3373. doi: 10.1128/IAI.00187-08.
2 Qin, J. et al. (2010): »A human gut microbial gene catalogue established by metagenomic sequencing«, *Nature,* 464(7285), S. 59-65. doi: 10.1038/nature08821.
3 Maslowski, K. M. und MacKay, C. R. (2011): »Diet, gut microbiota and immune responses«, *Nature Immunology,* S. 5-9. doi: 10.1038/ni0111-5.
4 Walker, R. W. et al. (2017): »The prenatal gut microbiome: are we colonized with bacteria *in utero?*«, *Pediatric Obesity,* 12, S. 3-17. doi: 10.1111/ ijpo.12217.
5 Lathrop, S. K. et al. (2011): »Peripheral education of the immune system by colonic commensal microbiota«, *Nature,* 478(7368), S. 250-254. doi: 10.1038/nature10434.

6 Martín-Orozco, E., Norte-Muñoz, M. und Martínez-García, J. (2017): »Regulatory T cells in allergy and asthma«, *Frontiers in Pediatrics.* Frontiers Media S.A. doi: 10.3389/fped.2017.00117.
7 Abdel-Gadir, A. et al. (2019): »Microbiota therapy acts via a regulatory T cell MyD88/RORγt pathway to suppress food allergy«, *Nature Medicine.* Nature Publishing Group, 25(7), S. 1164-1174. doi: 10.1038/s41591-019-0461-z.
8 Dominguez-Bello, M. G. et al. (2010): »Delivery mode shapes the acquisition and structure of the initial microbiota across multiple body habitats in newborns«, *Proceedings of the National Academy of Sciences of the United States of America,* 107(26), S. 11971-11975. doi: 10.1073/pnas.1002601107.
9 Salminen, S. et al. (2004): »Influence of mode of delivery on gut microbiota composition in seven year old children«, *Gut.* BMJ Publishing Group, S. 1388-1389. doi: 10.1136/gut.2004.041640.
10 Sevelsted, A. et al. (2015): »Cesarean section and chronic immune disorders«, *Pediatrics.* American Academy of Pediatrics, 135(1), S. e92-e98. doi: 10.1542/peds.2014-0596.
11 Pannaraj, P. S. et al. (2017): »Association between breast milk bacterial communities and establishment and development of the infant gut microbiome«, *JAMA Pediatrics.* American Medical Association, 171(7), S. 647-654. doi: 10.1001/jamapediatrics.2017.0378.
12 Bode, L. (2012): »Human milk oligosaccharides: Every baby needs a sugar mama«, *Glycobiology,* pp. 1147-1162. doi: 10.1093/glycob/cws074.
13 Reynolds, A. et al. (2019): »Carbohydrate quality and human health: a series of systematic reviews and meta-analyses«, *The Lancet.* Lancet Publishing Group, 393(10170), S. 434-445. doi: 10.1016/S0140-6736(18)31809-9.
14 Kunzmann, A. T. et al. (2015): »Dietary fiber intake and risk of colorectal cancer and incident and recurrent adenoma in the Prostate, Lung, Colorectal, and Ovarian Cancer Screening Trial«, *American Journal of Clinical Nutrition.* American Society for Nutrition, 102(4), S. 881-890. doi: 10.3945/ajcn.115.113282.
15 Dai, Z. et al. (2017): »Dietary intake of fibre and risk of knee osteoarthritis in two US prospective cohorts«, *Annals of the Rheumatic Diseases.* BMJ Publishing Group, 76(8), S. 14111419. doi: 10.1136/annrheumdis-2016-210810.
16 McDonald, D. et al. (2018): »American Gut: an Open Platform for Citizen Science Microbiome Research«, *mSystems.* American Society for Microbiology, 3(3). doi: 10.1128/msystems.00031-18.
17 Sonnenburg, E. D. et al. (2016): »Diet-induced extinctions in the gut microbiota compound over generations«, *Nature.* Nature Publishing Group, 529(7585), S. 212-215. doi: 10.1038/nature16504.
18 Helander, H. F. und Fändriks, L. (2014): »Surface area of the digestive tract-revisited«, *Scandinavian Journal of Gastroenterology.* Informa Healthcare, 49(6), S. 681-689. doi: 10.3109/00365521.2014.898326.

19 Roomruangwong, C. et al. (2019): »The menstrual cycle may not be limited to the endometrium but also may impact gut permeability«, *Acta Neuropsychiatrica.* Cambridge University Press. doi: 10.1017/neu.2019.30.

20 Lozupone, C. A. et al. (2012): »Diversity, stability and resilience of the human gut microbiota«, *Nature,* S. 220-230. doi: 10.1038/nature11550.

21 Bischoff, S. C. (2011): »›Gut health‹: A new objective in medicine?«, *BMC Medicine,* 9. doi: 10.1186/1741-7015-9-24.

22 Dethlefsen, L. et al. (2008): »The Pervasive Effects of an Antibiotic on the Human Gut Microbiota, as Revealed by Deep 16S rRNA Sequencing«, *PLoS Biology.* Hrsg. J. A. Eisen, 6(11), S. e280. doi: 10.1371/journal.pbio.0060280.

23 Cox, L. M. et al. (2014): »Altering the intestinal microbiota during a critical developmental window has lasting metabolic consequences«, *Cell,* 158(4), S. 705-721. doi: 10.1016/j.cell.2014.05.052.

24 Cox, L. M. und Blaser, M. J. (2015): »Antibiotics in early life and obesity«, *Nature Reviews Endocrinology.* Nature Publishing Group, S. 182-190. doi: 10.1038/nrendo.2014.210.

25 Turnbaugh, P. J. et al. (2006): »An obesity-associated gut microbiome with increased capacity for energy harvest«, *Nature,* 444(7122), S. 1027-1031. doi: 10.1038/nature05414.

26 Escobar, J. S. et al. (2017): »Metformin Is Associated with Higher Relative Abundance of Mucin-Degrading Akkermansia muciniphila and Several Short-Chain Fatty Acid-Producing Microbiota in the Gut«, *Diabetes Care,* 40. doi: 10.2337/dc16-1324.

27 Jackson, M. A. et al. (2016): »Proton pump inhibitors alter the composition of the gut microbiota«, *Gut.* BMJ Publishing Group, 65(5), S. 749-756. doi: 10.1136/gutjnl-2015-310861.

28 Rogers, M. A. M. und Aronoff, D. M. (2016): »The influence of non-steroidal anti-inflammatory drugs on the gut microbiome«, *Clinical Microbiology and Infection.* Elsevier B.V., 22(2), S. 178.e1-178.e9. doi: 10.1016/j.cmi.2015.10.003.

29 Maier, L. et al. (2018): »Extensive impact of non-antibiotic drugs on human gut bacteria«, *Nature.* Nature Publishing Group, 555(7698), S. 623-628. doi: 10.1038/nature25979.

30 Tropini, C. et al. (2018): »Transient Osmotic Perturbation Causes Long-Term Alteration to the Gut Microbiota«, *Cell.* Cell Press, 173(7), S. 1742-1754.e17. doi: 10.1016/j.cell.2018.05.008.

31 Hesselmar, B., Hicke-Roberts, A. und Wennergren, G. (2015): »Allergy in children in hand versus machine dishwashing«, *Pediatrics.* American Academy of Pediatrics, 135(3), S. e590- e597. doi: 10.1542/peds.2014-2968.

32 Frenkel, E. S. und Ribbeck, K. (2015): »Salivary mucins protect surfaces from colonization by cariogenic bacteria«, *Applied and Environmental Microbi-*

ology. American Society for Microbiology, 81(1), S. 332-338. doi: 10.1128/AEM.02573-14.

33 Lynch, S. J., Sears, M. R. und Hancox, R. J. (2016): »Thumb-sucking, nail-biting, and atopic sensitization, asthma, and hay fever«, *Pediatrics*. American Academy of Pediatrics, 138(2). doi: 10.1542/peds.2016-0443.

34 Mills, J. G. et al. (2019): »Relating urban biodiversity to human health with the ›Holobiont‹ concept«, *Frontiers in Microbiology*. Frontiers Media S.A. doi: 10.3389/fmicb.2019.00550.

35 Brodie, E. L. et al. (2007): »Urban aerosols harbor diverse and dynamic bacterial populations«, *Proceedings of the National Academy of Sciences of the United States of America,* 104(1), S. 299-304. doi: 10.1073/pnas.0608255104.

36 Meadow, J. F. et al. (2014): »Indoor airborne bacterial communities are influenced by ventilation, occupancy, and outdoor air source«, *Indoor Air,* 24(1), S. 41-48. doi: 10.1111/ina.12047.

37 Kembel, S. W. et al. (2012): »Architectural design influences the diversity and structure of the built environment microbiome«, *ISME Journal,* 6(8), S. 1469-1479. doi: 10.1038/ismej.2011.211.

38 Olszak, T. et al. (2012): »Microbial exposure during early life has persistent effects on natural killer T cell function«, *Science*. American Association for the Advancement of Science, 336 (6080), S. 489-493. doi: 10.1126/science.1219328.

39 Riedler, J. et al. (2001): »Exposure to farming in early life and development of asthma and allergy: A cross-sectional survey«, *Lancet*. Lancet Publishing Group, 358(9288), S. 1129-1133. doi: 10.1016/S0140-6736(01)06252-3.

40 Stanford, J. L. et al. (2001): »Does immunotherapy with heat-killed Mycobacterium vaccae offer hope for the treatment of multi-drug-resistant pulmonary tuberculosis?«, *Respiratory Medicine*. W.B. Saunders Ltd, 95(6), S. 444-447. doi: 10.1053/rmed.2001.1065.

41 Skinner, M. A. et al. (2001): »The ability of heat-killed Mycobacterium vaccae to stimulate a cytotoxic T-cell response to an unrelated protein is associated with a 65 kilodalton heat-shock protein«, *Immunology,* 102(2), S. 225-233. doi: 10.1046/ j.1365-2567.2001.01174.x.

42 O'Brien, M. E. R. et al. (2004): »SRL 172 (killed Mycobacterium vaccae) in addition to standard chemotherapy improves quality of life without affecting survival, in patients with advanced non-small-cell lung cancer: Phase III results', *Annals of Oncology,* 15(6), S. 906-914. doi: 10.1093/annonc/mdh220.

43 Wiley, A. S. und Katz, S. H. (1998): »Geophagy in pregnancy: A test of a hypothesis«, *Current Anthropology,* 39(4), S. 532-545. doi: 10.1086/204769.

44 Krishnamani, R. und Mahaney, W. C. (2000): »Geophagy among primates: Adaptive significance and ecological consequences«, *Animal Behaviour.* Academic Press, S. 899-915. doi: 10.1006/anbe.1999.1376.
45 Hickson, M. et al. (2007): »Use of probiotic Lactobacillus preparation to prevent diarrhoea associated with antibiotics: Randomised double blind placebo controlled trial«, *British Medical Journal,* 335(7610), S. 80-83. doi: 10.1136/bmj.39231.599815.55.
46 Spaiser, S. J. et al. (2015): »Lactobacillus gasseri KS-13, Bifidobacterium bifidum G9-1, and Bifidobacterium longum MM-2 Ingestion Induces a Less Inflammatory Cytokine Profile and a Potentially Beneficial Shift in Gut Microbiota in Older Adults: A Randomized, Double-Blind, Placebo-Controlled, Crossover Study«, *Journal of the American College of Nutrition.* Routledge, 34(6), S. 459-469. doi: 10.1080/07315724.2014.983249.
47 Kumar, M. et al. (2016): »Human gut microbiota and healthy aging: Recent developments and future prospective«, *Nutrition and Healthy Aging.* IOS Press, 4(1), S. 3-16. doi: 10.3233/ nha-150002.
48 Ouwehand, A. C. et al. (2008): »*Bifidobacterium* microbiota and parameters of immune function in elderly subjects«, *FEMS Immunology & Medical Microbiology,* 53(1), S. 18-25. doi: 10.1111/j.1574-695X.2008.00392.x.
49 Hao, Q., Dong, B. R. und Wu, T. (2015): »Probiotics for preventing acute upper respiratory tract infections«, *Cochrane Database of Systematic Reviews.* John Wiley and Sons Ltd. doi: 10.1002/14651858.CD006895.pub3.
50 Wassermann, B., Müller, H. und Berg, G. (2019): »An Apple a Day: Which Bacteria Do We Eat With Organic and Conventional Apples?«, *Frontiers in Microbiology,* 10. doi: 10.3389/fmicb.2019.01629.
51 Dimidi, E. et al. (2019): »Fermented Foods: Definitions and Characteristics, Impact on the Gut Microbiota and Effects on Gastrointestinal Health and Disease«, *Nutrients,* 11(8), S. 1806. doi: 10.3390/nu11081806.

4. Schlaf, Jahreszeiten und zirkadiane Rhythmen

1 Gallicchio, L. und Kalesan, B. (2009): »Sleep duration and mortality: a systematic review and meta-analysis«, *Journal of Sleep Research,* 18(2), S. 148-158. doi: 10.1111/j.1365-2869.2008.00732.x.
2 Besedovsky, L., Lange, T. und Haack, M. (2019): »The sleep-immune crosstalk in health and disease«, *Physiological Reviews.* American Physiological Society, 99(3), S. 1325-1380. doi: 10.1152/physrev.00010.2018.
3 Savard, J. et al. (undatiert): »Chronic insomnia and immune functioning«, *Psychosomatic Medicine,* 65(2), S. 211-21. doi: 10.1097/01.psy.0000033126.22740.f3.
4 Cohen, S. et al. (2009): »Sleep habits and susceptibility to the common cold«, *Archives of Internal Medicine,* 169(1), S. 62-67. doi: 10.1001/archinternmed.2008.505.

5 Westermann, J. et al. (2015): »System Consolidation During Sleep – A Common Principle Underlying Psychological and Immunological Memory Formation«, *Trends in Neurosciences*. Elsevier Ltd, S. 585-597. doi: 10.1016/j.tins.2015.07.007.

6 Irwin, M. R. et al. (2008): »Sleep Loss Activates Cellular Inflammatory Signaling«, *Biological Psychiatry*, 64(6), S. 538-540. doi: 10.1016/j.biopsych.2008.05.004.

7 Irwin, M. et al. (2003): »Nocturnal catecholamines and immune function in insomniacs, depressed patients, and control subjects«, *Brain, Behavior, and Immunity*. Academic Press Inc., 17(5), S. 365-372. doi: 10.1016/S0889-1591(03)00031-X.

8 Vgontzas, A. N. et al. (2004): »Adverse Effects of Modest Sleep Restriction on Sleepiness, Performance, and Inflammatory Cytokines«, *The Journal of Clinical Endocrinology & Metabolism*, 89(5), S. 2119-2126. doi: 10.1210/jc.2003-031562.

9 Lentz, M. J. et al. (1999): »Effects of selective slow wave sleep disruption on musculoskeletal pain and fatigue in middle aged women«, *Journal of Rheumatology*, 26(7), S. 1586-1592.

10 Ben Simon, E. und Walker, M. P. (2018): »Sleep loss causes social withdrawal and loneliness«, *Nature Communications*. Nature Publishing Group, 9(1). doi: 10.1038/s41467-018-05377-0.

11 Smith, R. P. et al. (2019): »Gut microbiome diversity is associated with sleep physiology in humans«, *PLOS ONE*. Hrsg. P. Aich, 14(10), S. e0222394. doi: 10.1371/journal.pone.0222394.

12 Hoyle, N. P. et al. (2017): »Circadian actin dynamics drive rhythmic fibroblast mobilization during wound healing«, *Science Translational Medicine*. American Association for the Advancement of Science, 9(415). doi: 10.1126/scitranslmed.aal2774.

13 Pietroiusti, A. et al. (2010): »Incidence of metabolic syndrome among night-shift healthcare workers«, *Occupational and Environmental Medicine*, 67(1), S. 54-57. doi: 10.1136/oem.2009.046797.

14 Stevens, R. G. et al. (2014): »Breast cancer and circadian disruption from electric lighting in the modern world«, *CA: A Cancer Journal for Clinicians*, 64(3), S. 207-218. doi: 10.3322/caac.21218.

15 Vacchio, M. S., Lee, J. Y. und Ashwell, J. D. (1999): »Thymus-derived glucocorticoids set the thresholds for thymocyte selection by inhibiting TCR-mediated thymocyte activation«, *Journal of Immunology*, 163(3), S. 1327-33. Abrufbar unter: http://www.ncbi.nlm.nih.gov/pubmed/10415031 (abgerufen am 1. Dezember 2019).

16 Cinzano, P., Falchi, F. und Elvidge, C. D. (2001): »The first World Atlas of the artificial night sky brightness«, *Monthly Notices of the Royal Astronomical Society*, 328(3), S. 689-707. doi: 10.1046/j.1365-8711.2001.04882.x.

17 Hale, L. und Guan, S. (2015): »Screen time and sleep among school-aged children and adolescents: A systematic literature review«, *Sleep Medicine Reviews*. W.B. Saunders Ltd, S. 50-58. doi: 10.1016/j.smrv.2014.07.007.
18 Scott, H., Biello, S. M. und Woods, H. C. (2019): »Social media use and adolescent sleep patterns: cross-sectional findings from the UK millennium cohort study«, *BMJ Open*. NLM (Medline), 9(9), S. e031161. doi: 10.1136/bmjopen-2019-031161.
19 Crowley, S. J. et al. (2018): »An update on adolescent sleep: New evidence informing the perfect storm model«, *Journal of Adolescence*. Academic Press, S. 55-65. doi: 10.1016/j.adolescence.2018.06.001.
20 O'Hagan, J. B., Khazova, M. und Price, L. L. A. (2016): »Low-energy light bulbs, computers, tablets and the blue light hazard«, *Eye (Basingstoke)*. Nature Publishing Group, 30(2), S. 230-233. doi: 10.1038/eye.2015.261.
21 *CIE Technical Committee 6-15 und International Commission on Illumination (undatiert): A Computerized Approach to Transmission and Absorption Characteristics of the Human Eye.*
22 Cisse, Y. M., Russart, K. L. G. und Nelson, R. J. (2017): »Parental Exposure to Dim Light at Night Prior to Mating Alters Offspring Adaptive Immunity«, *Nature Publishing Group*. doi: 10.1038/srep45497.
23 Meijden, W. P. van der et al. (2019): »Restoring the sleep disruption by blue light emitting screen use in adolescents: a randomized controlled trial«, *Endocrine Abstracts*. Bioscientifica. doi: 10.1530/endoabs.63.p652.
24 Kimberly, B. und James R., P. (2009): »Amber lenses to block blue light and improve sleep: A randomized trial«, *Chronobiology International*, 26(8), S. 1602-1612. doi: 10.3109/07420520903523719.
25 Van Der Lely, S. et al. (2015): »Blue blocker glasses as a countermeasure for alerting effects of evening light-emitting diode screen exposure in male teenagers«, *Journal of Adolescent Health*. Elsevier USA, 56(1), S. 113-119. doi: 10.1016/ j.jadohealth.2014.08.002.
26 Rångtell, F. H. et al. (2016): »Two hours of evening reading on a self-luminous tablet vs. reading a physical book does not alter sleep after daytime bright light exposure«, *Sleep Medicine*. Elsevier B.V., 23, S. 111-118. doi: 10.1016/j.sleep.2016.06.016.
27 Gominak, S. C. und Stumpf, W. E. (2012): »The world epidemic of sleep disorders is linked to vitamin D deficiency«, *Medical Hypotheses*, 79(2), S. 132-135. doi: 10.1016/j.mehy.2012.03.031.
28 McCarty, D. E. et al. (2014): »The link between vitamin D metabolism and sleep medicine«, *Sleep Medicine Reviews*. W.B. Saunders Ltd, S. 311-319. doi: 10.1016/j.smrv.2013.07.001.
29 Becquet, D. et al. (1993): »Glutamate, GABA, glycine and taurine modulate serotonin synthesis and release in rostral and caudal rhombencephalic raphe

cells in primary cultures«, *Neurochemistry International,* 23(3), S. 269-283. doi: 10.1016/0197-0186(93)90118-0.

30 Yamadera, W. et al. (2007): »Glycine ingestion improves subjective sleep quality in human volunteers, correlating with poly-somnographic changes«, *Sleep and Biological Rhythms,* 5(2), S. 126-131. doi: 10.1111/j.1479-8425.2007.00262.x.

31 Inagawa, K. et al. (2006): »Subjective effects of glycine ingestion before bedtime on sleep quality«, *Sleep and Biological Rhythms,* 4(1), S. 75-77. doi: 10.1111/j.1479-8425.2006.00193.x.

32 Liguori, I. et al. (2018): »Oxidative stress, aging, and diseases«, *Clinical Interventions in Aging.* Dove Medical Press Ltd., S. 757-772. doi: 10.2147/CIA.S158513.

33 Forrest, K. Y. Z. und Stuhldreher, W. L. (2011): »Prevalence and correlates of vitamin D deficiency in US adults«, *Nutrition Research,* 31(1), S. 48-54. doi: 10.1016/j.nutres.2010.12.001.

34 Nair, R. und Maseeh, A. (2012): »Vitamin D: The sunshine vitamin«, *Journal of Pharmacology and Pharmacotherapeutics,* S. 118-126. doi: 10.4103/0976-500X.95506.

35 Garland, C. F. et al. (2014): »Meta-analysis of all-cause mortality according to serum 25-hydroxyvitamin D«, *American Journal of Public Health.* American Public Health Association Inc. doi: 10.2105/AJPH.2014.302034.

36 Phan, T. X. et al. (2016): »Intrinsic photosensitivity enhances motility of T lymphocytes«, *Scientific Reports.* Nature Publishing Group, 6. doi: 10.1038/srep39479.

37 Leavy, O. (2010): »Immune-boosting sunshine«, *Nature Reviews Immunology,* S. 220. doi: 10.1038/nri2759.

38 Yu, C. et al. (2017): »Nitric oxide induces human CLA+CD25+Foxp3+ regulatory T cells with skin-homing potential«, *Journal of Allergy and Clinical Immunology.* Mosby Inc., 140(5), S. 1441-1444.e6. doi: 10.1016/ j.jaci.2017.05.023.

39 Sloan, C., Moore, M. L. und Hartert, T. (2011): »Impact of Pollution, Climate, and Sociodemographic Factors on Spatiotemporal Dynamics of Seasonal Respiratory Viruses«, *Clinical and Translational Science,* 4(1), S. 48-54. doi: 10.1111/j.1752-8062.2010.00257.x.

40 Leekha, S., Diekema, D. J. und Perencevich, E. N. (2012): »Seasonality of staphylococcal infections«, *Clinical Microbiology and Infection.* Blackwell Publishing Ltd, S. 927-933. doi: 10.1111/j.1469-0691.2012.03955.x.

41 Dopico, X. C. et al. (2015): »Widespread seasonal gene expression reveals annual differences in human immunity and physiology«, *Nature Communications.* Nature Publishing Group, 6. doi: 10.1038/ncomms8000.

42 Goldinger, A. et al. (2015): »Seasonal effects on gene expression«, *PLoS ONE.* Public Library of Science, 10(5). doi: 10.1371/journal.pone.0126995.

5. Die Bedeutung der psychischen Gesundheit

1 Dantzer, R. (2009): »Cytokine, Sickness Behavior, and Depression«, *Immunology and Allergy Clinics of North America,* S. 247-264. doi: 10.1016/j.iac.2009.02.002.

2 Iwashyna, T. J. et al. (2010): »Long-term cognitive impairment and functional disability among survivors of severe sepsis«, *JAMA – Journal of the American Medical Association.* American Medical Association, 304(16), S. 1787-1794. doi: 10.1001/jama.2010.1553.

3 Harrison, N. A. et al. (2009): »Neural Origins of Human Sickness in Interoceptive Responses to Inflammation«, *Biological Psychiatry,* 66(5), S. 415-422. doi: 10.1016/j.biopsych. 2009.03.007.

4 Freedland, K. E. et al. (1992): »Major depression in coronary artery disease patients with vs. without a prior history of depression«, *Psychosomatic Medicine,* 54(4), S. 416-421. doi: 10.1097/00006842-199207000-00004.

5 Panagiotakos, D. B. et al. (2004): »Inflammation, coagulation, and depressive symptomatology in cardiovascular disease-free people; the ATTICA study«, *European Heart Journal,* 25(6), S. 492-499. doi: 10.1016/j.ehj.2004.01.018.

6 Saavedra, K. et al. (2016): »Epigenetic modifications of major depressive disorder«, *International Journal of Molecular Sciences.* MDPI AG. doi: 10.3390/ijms17081279.

7 Wray, N. R. et al. (2018): »Genome-wide association analyses identify 44 risk variants and refine the genetic architecture of major depression«, *Nature Genetics.* Nature Publishing Group, 50(5), S. 668-681. doi: 10.1038/ s41588-018-0090-3.

8 Raison, C. L. und Miller, A. H. (2013): »The evolutionary significance of depression in Pathogen Host Defense (PATHOS-D)«, *Molecular Psychiatry.* Nature Publishing Group, 18(1), S. 15-37. doi: 10.1038/mp.2012.2.

9 Penn, E. und Tracy, D. K. (2012): »The drugs don't work? antidepressants and the current and future pharmacological management of depression«, *Therapeutic Advances in Psychopharmacology,* 2(5), S. 179-188. doi: 10.1177/2045125312445469.

10 Kessler, R. C. und Bromet, E. J. (2013): »The Epidemiology of Depression Across Cultures«, *Annual Review of Public Health.* Annual Reviews, 34(1), S. 119-138. doi: 10.1146/annurev-publhealth-031912-114409.

11 Kohler, O. et al. (2016): »Inflammation in Depression and the Potential for Anti-Inflammatory Treatment«, *Current Neuropharmacology.* Bentham Science Publishers Ltd., 14(7), S. 732-742. doi: 10.2174/1570159x14666151208113700.

12 Kappelmann, N. et al. (2018): »Antidepressant activity of anti-cytokine treatment: A systematic review and meta-analysis of clinical trials of chronic inflammatory conditions«, *Molecular Psychiatry.* Nature Publishing Group, 23(2), S. 335-343. doi: 10.1038/mp.2016.167.

13 Al-Harbi, K. S. (2012): »Treatment-resistant depression: Therapeutic trends, challenges, and future directions«, *Patient Preference and Adherence,* S. 369-388. doi: 10.2147/PPA. S29716.
14 O'Connell, P. J. et al. (2006): »A novel form of immune signaling revealed by transmission of the inflammatory mediator serotonin between dendritic cells and T cells«, *Blood,* 107(3), S. 1010-1017. doi: 10.1182/blood-2005-07-2903.
15 Halaris, A. et al. (2015): »Does escitalopram reduce neurotoxicity in major depression?«, *Journal of Psychiatric Research.* Elsevier Ltd, 66-67, S. 118-126. doi: 10.1016/j.jpsychires.2015.04.026.
16 Graham-Engeland, J. E. et al. (2018): »Negative and positive affect as predictors of inflammation: Timing matters«, *Brain, Behavior, and Immunity.* Academic Press Inc., 74, S. 222-230. doi: 10.1016/j.bbi.2018.09.011.
17 Barlow, M. A. et al. (2019): »Is Anger, but Not Sadness, Associated with Chronic Inflammation and Illness in Older Adulthood? The Discrete Emotion Theory of Affective Aging Psychology and Aging«, *Association,* 34(3), S. 330-340. doi: 10.1037/pag0000348.
18 Cole, S. W. et al. (2007): »Social regulation of gene expression in human leukocytes«, *Genome Biology,* 8(9), S. R189. doi: 10.1186/gb-2007-8-9-r189.
19 Tomova, L. et al. (2017): »Increased neural responses to empathy for pain might explain how acute stress increases prosociality«, *Social Cognitive and Affective Neuroscience,* 12(3), S. 401-408. doi: 10.1093/scan/nsw146.
20 Patterson, A. M. et al. (2014): »Perceived stress predicts allergy flares«, *Annals of Allergy, Asthma and Immunology.* American College of Allergy, Asthma and Immunology, 112(4), S. 317-321. doi: 10.1016/j.anai.2013.07.013.
21 Wainwright, N. W. J. et al. (2007): »Psychosocial factors and incident asthma hospital admissions in the EPIC-Norfolk cohort study«, *Allergy,* 62(5), S. 554-560. doi: 10.1111/j.1398-9995.2007.01316.x.
22 Calam, R. et al. (2005): »Behavior Problems Antecede the Development of Wheeze in Childhood«, *American Journal of Respiratory and Critical Care Medicine,* 171(4), S. 323-327. doi: 10.1164/rccm.200406-7910C.
23 Stevenson, J. und ETAC Study Group (undatiert): »Relationship between behavior and asthma in children with atopic dermatitis«, *Psychosomatic Medicine,* 65(6), S. 971-5. doi: 10.1097/01.psy.0000097343.76844.90.
24 Dave, N. D. et al. (2011): »Stress and Allergic Diseases«, *Immunology and Allergy Clinics of North America,* S. 55-68. doi: 10.1016/j.iac.2010.09.009.
25 Martino, M. et al. (2012): »Immunomodulation Mechanism of Antidepressants: Interactions between Serotonin/Norepinephrine Balance and Th1/Th2 Balance«, *Current Neuropharmacology.* Bentham Science Publishers Ltd., 10(2), S. 97-123. doi: 10.2174/157015912800604542.
26 Koch-Henriksen, N. et al. (2018): »Incidence of MS has increased markedly over six decades in Denmark particularly with late onset and in women«,

Neurology. Lippincott Williams and Wilkins, 90(22), S. e1954-e1963. doi: 10.1212/WNL.0000000000005612.

27 Banuelos, J. und Lu, N. Z. (2016): »A gradient of glucocorticoid sensitivity among helper T cell cytokines«, *Cytokine and Growth Factor Reviews*. Elsevier Ltd, S. 27-35. doi: 10.1016/j.cytogfr.2016.05.002.

28 Roberts, A. L. et al. (2017): »Association of Trauma and Posttraumatic Stress Disorder with Incident Systemic Lupus Erythematosus in a Longitudinal Cohort of Women«, *Arthritis & Rheumatology*, 69(11), S. 2162-2169. doi: 10.1002/art.40222.

29 Oral, R. et al. (2016): »Adverse childhood experiences and trauma informed care: The future of health care«, *Pediatric Research*. Nature Publishing Group, S. 227-233. doi: 10.1038/pr.2015.197.

30 Weder, N. et al. (2014): »Child abuse, depression, and methylation in genes involved with stress, neural plasticity, and brain circuitry«, *Journal of the American Academy of Child and Adolescent Psychiatry*. Elsevier Inc., 53(4). doi: 10.1016/j.jaac.2013.12.025.

31 Song, H. et al. (2018): »Association of stress-related disorders with subsequent autoimmune disease«, *JAMA – Journal of the American Medical Association*. American Medical Association, 319(23), S. 2388-2400. doi: 10.1001/jama.2018.7028.

32 Zaneveld, J. R., McMinds, R. und Thurber, R. V. (2017): »Stress and stability: Applying the Anna Karenina principle to animal microbiomes«, *Nature Microbiology*. Nature Publishing Group. doi: 10.1038/nmicrobiol.2017.121.

33 »WHO | Burn-out an ›occupational phenomenon‹: International Classification of Diseases« (2019) *WHO*. Weltgesundheitsorganisation.

34 Chan, J. S. Y. et al. (2019): »Special Issue-Therapeutic Benefits of Physical Activity for Mood: A Systematic Review on the Effects of Exercise Intensity, Duration, and Modality«, *Journal of Psychology: Interdisciplinary and Applied*. Routledge, S. 102-125. doi: 10.1080/00223980.2018.1470487.

35 Zila, I. et al. (2017): »Vagal-immune interactions involved in cholinergic anti-inflammatory pathway«, *Physiological Research*. Tschechische Akademie der Wissenschaften, S. S139-S145.

36 Morrison, I. (2016): »Keep Calm and Cuddle on: Social Touch as a Stress Buffer«, *Adaptive Human Behavior and Physiology*. Springer International Publishing, 2(4), S. 344-362. doi: 10.1007/s40750-016-0052-x.

37 Beetz, A. et al. (2012): »Psychosocial and psychophysiological effects of human-animal interactions: The possible role of oxytocin«, *Frontiers in Psychology*. doi: 10.3389/fpsyg.2012.00234.

38 Black, D. S. und Slavich, G. M. (2016): »Mindfulness meditation and the immune system: a systematic review of randomized controlled trials«, *Annals of the New York Academy of Sciences*. Blackwell Publishing Inc., 1373(1), S. 13-24. doi: 10.1111/nyas.12998.

39 Kang, D. H. et al. (2011): »Dose effects of relaxation practice on immune responses in women newly diagnosed with breast cancer: An exploratory study«, *Oncology Nursing Forum*, 38(3). doi: 10.1188/11.ONF.E240-E252.

40 Ulrich, R. S. (1984): »View through a window may influence recovery from surgery«, *Science*, 224(4647), S. 420-421. doi: 10.1126/science.6143402.

41 Velarde, M. D., Fry, G. und Tveit, M. (2007): »Health effects of viewing landscapes – Landscape types in environmental psychology«, *Urban Forestry and Urban Greening*. Elsevier GmbH, 6(4), S. 199-212. doi: 10.1016/j.ufug.2007.07.001.

42 Cohen, N., Moynihan, J. A. und Ader, R. (1994): »Pavlovian Conditioning of the Immune System«, *International Archives of Allergy and Immunology*, 105(2), S. 101-106. doi: 10.1159/ 000236811.

43 Vits, S. et al. (2011): »Behavioural conditioning as the mediator of placebo responses in the immune system«, *Philosophical Transactions of the Royal Society B: Biological Sciences*, S. 1799-1807. doi: 10.1098/rstb.2010.0392.

44 Zschucke, E. et al. (2015): »The stress-buffering effect of acute exercise: Evidence for HPA axis negative feedback«, *Psychoneuroendocrinology*. Elsevier Ltd, 51, S. 414-425. doi: 10.1016/j.psyneuen.2014.10.019.

45 Lunt, H. C. et al. (2010) »›Cross-adaptation‹: Habituation to short repeated cold-water immersions affects the response to acute hypoxia in humans«, *Journal of Physiology*, 588(18), S. 3605-3613. doi: 10.1113/jphysiol.2010.193458.

46 Kröger, M. et al. (2015): »Whole-body Cryotherapy's enhancement of acute recovery of running performance in well-trained athletes«, *International Journal of Sports Physiology and Performance*. Human Kinetics Publishers Inc., 10(5), S. 605-612. doi: 10.1123/ijspp.2014-0392.

47 Lubkowska, A. et al. (2011): »The effect of prolonged whole-body cryostimulation treatment with different amounts of sessions on chosen pro- and anti-inflammatory cytokines levels in healthy men«, *Scandinavian Journal of Clinical and Laboratory Investigation*, 71(5), S. 419-425. doi: 10.3109/00365513.2011.580859.

48 Pournot, H. et al. (2011): »Correction: Time-Course of Changes in Inflammatory Response after Whole-Body Cryotherapy Multi Exposures following Severe Exercise«, *PLoS ONE*. Public Library of Science (PLoS), 6(11). doi: 10.1371/annotation/0adb3312-7d2b-459c-97f7-a09cfecf5881.

49 Hirvonen, H. E. et al. (2006): »Effectiveness of different cryotherapies on pain and disease activity in active rheumatoid arthritis. A randomised single blinded controlled trial«, *Clinical and Experimental Rheumatology*, 24(3), S. 295-301.

50 Šrámek, P. et al. (2000): »Human physiological responses to immersion into water of different temperatures«, *European Journal of Applied Physiology*, 81(5), S. 436-442. doi: 10.1007/s004210050065.

51 Hu, X., Goldmuntz, E. A. und Brosnan, C. F. (1991): »The effect of norepinephrine on endotoxin-mediated macrophage activation«, *Journal of Neuroimmunology,* 31(1), S. 35-42. doi: 10.1016/0165-5728(91)90084-K.

52 Ksiezopolska-Orlowska, K. et al. (2016): »Complex rehabilitation and the clinical condition of working rheumatoid arthritis patients: Does cryotherapy always overtop traditional rehabilitation?«, *Disability and Rehabilitation.* Taylor and Francis Ltd, 38(11), S. 1034-1040. doi: 10.3109/09638288.2015.1060265.

53 Gizińska, M. et al. (2015): »Effects of Whole-Body Cryotherapy in Comparison with Other Physical Modalities Used with Kinesitherapy in Rheumatoid Arthritis«, *BioMed Research International.* Hindawi Publishing Corporation, 2015. doi: 10.1155/2015/409174.

54 Braun, K.-P. et al. (2009): »Whole-body cryotherapy in patients with inflammatory rheumatic disease. A prospective study«, *Medizinische Klinik,* 104(3), S. 192-6. doi: 10.1007/s00063-009-1031-9.

55 Buijze, G. A. et al. (2016): »The effect of cold showering on health and work: A randomized controlled trial«, *PLoS ONE.* Public Library of Science, 11(9). doi: 10.1371/journal.pone.0161749.

56 Bouzigon, R. et al. (2014): »The use of whole-body cryostimulation to improve the quality of sleep in athletes during high level standard competitions«, *British Journal of Sports Medicine.* BMJ, 48(7), S. 572.1-572. doi: 10.1136/bjsports-2014-093494.33.

57 Lombardi, G., Ziemann, E. und Banfi, G. (2017): »Whole-body cryotherapy in athletes: From therapy to stimulation. An updated review of the literature«, *Frontiers in Physiology.* Frontiers Research Foundation. doi: 10.3389/fphys.2017.00258.

58 Laukkanen, T. et al. (2015): »Association between sauna bathing and fatal cardiovascular and all-cause mortality events«, *JAMA Internal Medicine.* American Medical Association, 175(4), S. 542-548. doi: 10.1001/jamainternmed.2014.8187.

59 Brunt, V. E. et al. (2016): »Passive heat therapy improves endothelial function, arterial stiffness and blood pressure in sedentary humans«, *Journal of Physiology.* Blackwell Publishing Ltd, 594(18), S. 5329-5342. doi: 10.1113/JP272453.

60 Faulkner, S. H. et al. (2017): »The effect of passive heating on heat shock protein 70 and interleukin-6: A possible treatment tool for metabolic diseases?«, *Temperature,* 4(3), S. 292-304. doi: 10.1080/23328940.2017.1288688.

61 Leicht, C. A. et al. (2017): »Increasing heat storage by wearing extra clothing during upper body exercise up-regulates heat shock protein 70 but does not modify the cytokine response«, *Journal of Sports Sciences.* Routledge, 35(17), S. 1752-1758. doi: 10.1080/02640414.2016.1235795.

62 Hauet-Broere, F. et al. (2006): »Heat shock proteins induce T cell regulation of chronic inflammation«, *Annals of the Rheumatic Diseases*. doi: 10.1136/ard.2006.058495.
63 Singh, R. et al. (2010): »Anti-Inflammatory Heat Shock Protein 70 Genes are Positively Associated with Human Survival«, *Current Pharmaceutical Design*. Bentham Science Publishers Ltd., 16(7), S. 796-801. doi: 10.2174/138161210790883499.
64 Masuda, A. et al. (2005): »The effects of repeated thermal therapy for patients with chronic pain«, *Psychotherapy and Psychosomatics*, 74(5), S. 288-294. doi: 10.1159/000086319.
65 Selsby, J. T. et al. (2007): »Intermittent hyperthermia enhances skeletal muscle regrowth and attenuates oxidative damage following reloading«, *Journal of Applied Physiology*, 102(4), S. 1702-1707. doi: 10.1152/japplphysiol.00722.2006.
66 Laukkanen, J. A. and Laukkanen, T. (2018): »Sauna bathing and systemic inflammation«, *European Journal of Epidemiology*. Springer Netherlands, S. 351-353. doi: 10.1007/s10654-017-0335-y.
67 Kunutsor, S. K., Laukkanen, T., Laukkanen, J. A. (2017): »Frequent sauna bathing may reduce the risk of pneumonia in middle-aged Caucasian men: The KIHD prospective cohort study«, *Respiratory Medicine*. W.B. Saunders Ltd, 132, S. 161-163. doi: 10.1016/j.rmed.2017.10.018.
68 Kukkonen-Harjula, K. und Kauppinen, K. (1988): »How the sauna affects the endocrine system«, *Annals of Clinical Research*, 20(4), S. 262-6. Abrufbar unter: http://www.ncbi.nlm.nih.gov/pubmed/3218898 (abgerufen am 1. Dezember 2019).

6. Intelligente Bewegung und modernes Leben

1 De Heredia, F. P., Gómez-Martínez, S. und Marcos, A. (2012): »Chronic and degenerative diseases: Obesity, inflammation and the immune system«, in *Proceedings of the Nutrition Society*. Cambridge University Press, S. 332-338. doi: 10.1017/S0029665112000092.
2 McGreevy, K. R. et al. (2019): »Intergenerational transmission of the positive effects of physical exercise on brain and cognition«, *Proceedings of the National Academy of Sciences of the United States of America*. National Academy of Sciences, 116(20), pp. 10103-10112. doi: 10.1073/pnas.1816781116.
3 Grazioli, E. et al. (2017): »Physical activity in the prevention of human diseases: Role of epigenetic modifications«, *BMC Genomics*. BioMed Central Ltd. doi: 10.1186/s12864-017-4193-5.
4 Hespe, G. E. et al. (2016): »Exercise training improves obesity-related lymphatic dysfunction', *Journal of Physiology*. Blackwell Publishing Ltd, 594(15), S. 4267-4282. doi: 10.1113/JP271757.

5 Zaccardi, F. et al. (2019): »Comparative Relevance of Physical Fitness and Adiposity on Life Expectancy: A UK Biobank Observational Study«, *Mayo Clinic Proceedings*. Elsevier Ltd, 94(6), S. 985-994. doi: 10.1016/j.mayocp.2018.10.029.

6 Barrett, B. et al. (2012): »Meditation or exercise for preventing acute respiratory infection: A randomized controlled trial«, *Annals of Family Medicine*. Annals of Family Medicine, Inc, 10(4), S. 337-346. doi: 10.1370/afm.1376.

7 Nieman, D. C. et al. (2005): »Immune response to a 30-minute walk«, *Medicine and Science in Sports and Exercise,* 37(1), S. 57-62. doi: 10.1249/01.MSS.0000149808.38194.21.

8 Pascoe, A. R., Fiatarone Singh, M. A. und Edwards, K. M. (2014): »The effects of exercise on vaccination responses: A review of chronic and acute exercise interventions in humans«, *Brain, Behavior, and Immunity*. Academic Press Inc., S. 33-41. doi: 10.1016/j.bbi.2013.10.003.

9 Edwards, K. M. et al. (2006): »Acute stress exposure prior to influenza vaccination enhances antibody response in women«, *Brain, Behavior, and Immunity,* 20(2), S. 159-168. doi: 10.1016/j.bbi.2005.07.001.

10 Edwards, K. M. et al. (2007): »Eccentric exercise as an adjuvant to influenza vaccination in humans«, *Brain, Behavior, and Immunity,* 21(2), S. 209-217. doi: 10.1016/j.bbi.2006.04.158.

11 Pedersen, L. et al. (2016): »Voluntary running suppresses tumor growth through epinephrine- and IL-6-dependent NK cell mobilization and redistribution«, *Cell Metabolism*. Cell Press, 23(3), S. 554-562. doi: 10.1016/j.cmet.2016.01.011.

12 Campbell, J. P. und Turner, J. E. (2018): »Debunking the myth of exercise-induced immune suppression: Redefining the impact of exercise on immunological health across the lifespan«, *Frontiers in Immunology*. Frontiers Media S.A. doi: 10.3389/fimmu.2018.00648.

13 Schafer, M. J. et al. (2016): »Exercise prevents diet-induced cellular senescence in adipose tissue«, *Diabetes*. American Diabetes Association Inc., 65(6), S. 1606-1615. doi: 10.2337/db15-0291.

14 Cottam, M. A. et al. (2018): »Links between Immunologic Memory and Metabolic Cycling«, *The Journal of Immunology*. The American Association of Immunologists, 200(11), S. 3681-3689. doi: 10.4049/jimmunol.1701713.

15 Gleeson, M., McFarlin, B. und Flynn, M. (2006): »Exercise and toll-like receptors«, *Exercise Immunology Review,* S. 34-53.

16 Duggal, N. A. et al. (2018): »Major features of immunesenescence, including reduced thymic output, are ameliorated by high levels of physical activity in adulthood«, *Aging Cell,* 17(2), S. e12750. doi: 10.1111/acel.12750.

17 Bennett, J. A. und Winters-Stone, K. (2011): »Motivating older adults to exercise: what works?«, *Age and Ageing,* 40(2), S. 148-149. doi: 10.1093/ageing/afq182.

18 Zhao, M. et al. (2019): »Beneficial associations of low and large doses of leisure time physical activity with all-cause, cardiovascular disease and cancer mortality: A national cohort study of 88,140 US adults«, *British Journal of Sports Medicine.* BMJ Publishing Group, 53(22), S. 1405-1411. doi: 10.1136/bjsports-2018-099254.

19 Robinson, M. M. et al. (2017): »Enhanced Protein Translation Underlies Improved Metabolic and Physical Adaptations to Different Exercise Training Modes in Young and Old Humans«, *Cell Metabolism.* Cell Press, 25(3), S. 581-592. doi: 10.1016/j.cmet.2017.02.009.

20 Rall, L. C. et al. (1996): »Effects of progressive resistance training on immune response in aging and chronic inflammation«, *Medicine and Science in Sports and Exercise.* Lippincott Williams and Wilkins, 28(11), S. 1356-1365. doi: 10.1097/ 00005768-199611000-00003.

21 Piasecki, J. et al. (2019): »Comparison of Muscle Function, Bone Mineral Density and Body Composition of Early Starting and Later Starting Older Masters Athletes«, *Frontiers in Physiology,* 10. doi: 10.3389/fphys.2019.01050.

22 Guthold, R. et al. (2018): »Worldwide trends in insufficient physical activity from 2001 to 2016: a pooled analysis of 358 population-based surveys with 1-9 million participants«, *The Lancet Global Health.* Elsevier Ltd, 6(10), S. e1077-e1086. doi: 10.1016/S2214-109X(18)30357-7.

23 Vairo, G. L. et al. (2009): »Systematic Review of Efficacy for Manual Lymphatic Drainage Techniques in Sports Medicine and Rehabilitation: An Evidence-Based Practice Approach«, *Journal of Manual & Manipulative Therapy.* Informa UK Limited, 17(3), S. 80E-89E. doi: 10.1179/jmt.2009.17.3.80e.

24 Poppendieck, W. et al. (2016): »Massage and Performance Recovery: A Meta-Analytical Review«, *Sports Medicine.* Springer International Publishing, S. 183-204. doi: 10.1007/s40279-015-0420-x.

25 Abolins, S. et al. (2018): »The ecology of immune state in a wild mammal, Mus musculus domesticus«, *PLOS Biology.* Hrsg. D. Schneider, 16(4), S. e2003538. doi: 10.1371/journal.pbio.2003538.

26 Fuss, J. et al. (2015): »A runner's high depends on cannabinoid receptors in mice«, *Proceedings of the National Academy of Sciences of the United States of America.* National Academy of Sciences, 112(42), S. 13105-13108. doi: 10.1073/pnas.1514996112.

27 Dietrich, A. und McDaniel, W. F. (2004): »Endocannabinoids and exercise«, *British Journal of Sports Medicine,* S. 536-541. doi: 10.1136/bjsm.2004.011718.

28 Raichlen, D. A. et al. (2012): »Wired to run: Exercise-induced endocannabinoid signaling in humans and cursorial mammals with implications for the ›runner's high‹«, *Journal of Experimental Biology,* 215(8), S. 1331-1336. doi: 10.1242/jeb.063677.

29 Morch, H. und Pedersen, B. K. (1995): »Endorphin and the immune system – possible role in autoimmune diseases«, *Autoimmunity*. Informa Healthcare, 21(3), S. 161-171. doi: 10.3109/08916939509008013.

30 Schwarz, L. und Kindermann, W. (1992): »Changes in β-Endorphin Levels in Response to Aerobic and Anaerobic Exercise«, *Sports Medicine: An International Journal of Applied Medicine and Science in Sport and Exercise,* S. 25-36. doi: 10.2165/00007256-199213010-00003.

31 Kraemer, W. J. et al. (1992): »Acute hormonal responses in elite junior weightlifters«, *International Journal of Sports Medicine,* 13(2), S. 103-109. doi: 10.1055/s-2007-1021240.

32 Ekblom, B., Ekblom, Ö. und Malm, C. (2006): »Infectious episodes before and after a marathon race«, *Scandinavian Journal of Medicine and Science in Sports,* 16(4), S. 287-293. doi: 10.1111/j.1600-0838.2005.00490.x.

33 Fahlman, M., Engels, H. und Hall, H. (2017): »SIgA and Upper Respiratory Syndrome During a College Cross Country Season«, *Sports Medicine International Open.* Georg Thieme Verlag KG, 1(06), S. E188-E194. doi: 10.1055/s-0043-119090.

34 Cavaglieri, C. R. et al. (2011): »Immune parameters, symptoms of upper respiratory tract infections, and training-load indicators in volleyball athletes«, *International Journal of General Medicine.* Dove Medical Press Ltd., S. 837. doi: 10.2147/ijgm.s24402.

35 Parker, S., Brukner, P. und Rosier, M. (1996): »Chronic fatigue syndrome and the athlete«, *Sports Medicine, Training and Rehabilitation.* Taylor and Francis Ltd., 6(4), S. 269-278. doi: 10.1080/15438629609512057.

36 Meeusen, R. et al. (2013): »Prevention, diagnosis, and treatment of the overtraining syndrome: Joint consensus statement of the European College of Sport Science and the American College of Sports Medicine«, *Medicine and Science in Sports and Exercise,* 45(1), S. 186-205. doi: 10.1249/MSS.0b013e318279a10a.

37 Costa, R. J. S. et al. (2017): »Systematic review: exercise-induced gastrointestinal syndrome-implications for health and intestinal disease«, *Alimentary Pharmacology & Therapeutics,* 46(3), S. 246-265. doi: 10.1111/apt.14157.

38 Spence, L. et al. (2007): »Incidence, etiology, and symptomatology of upper respiratory illness in elite athletes«, *Medicine and Science in Sports and Exercise,* 39(4), S. 577-586. doi: 10.1249/mss.0b013e31802e851a.

39 Svendsen, I. S. et al. (2016): »Training-related and competition-related risk factors for respiratory tract and gastrointestinal infections in elite cross-country skiers«, *British Journal of Sports Medicine.* BMJ Publishing Group, 50(13), S. 809-815. doi: 10.1136/bjsports-2015-095398.

40 Cavaglieri, C. R. et al. (2011): »Immune parameters, symptoms of upper respiratory tract infections, and training-load indicators in volleyball athletes«,

International Journal of General Medicine. Dove Medical Press Ltd., S. 837. doi: 10.2147/ijgm.s24402.

41 Marqués-Jiménez, D. et al. (2016): »Are compression garments effective for the recovery of exercise-induced muscle damage? A systematic review with meta-analysis«, *Physiology and Behavior.* Elsevier Inc., S. 133-148. doi: 10.1016/j.physbeh.2015.10.027.

42 Costello, J. T. et al. (2015): »Whole-body cryotherapy (extreme cold air exposure) for preventing and treating muscle soreness after exercise in adults«, *Cochrane Database of Systematic Reviews.* doi: 10.1002/14651858.CD010789.pub2.

43 Hohenauer, E. et al. (2015): »The effect of post-exercise cryotherapy on recovery characteristics: A systematic review and meta-analysis«, *PLoS ONE.* Public Library of Science, 10(9). doi: 10.1371/journal.pone.0139028.

44 Gunzer, W., Konrad, M. und Pail, E. (2012): »Exercise-induced immunodepression in endurance athletes and nutritional intervention with carbohydrate, protein and fat – what is possible, what is not?«, *Nutrients.* MDPI AG, S. 1187-1212. doi: 10.3390/nu4091187.

45 Weidner, T. G. et al. (1998): »The effect of exercise training on the severity and duration of a viral upper respiratory illness«, *Medicine and Science in Sports and Exercise.* American College of Sports Medicine, 30(11), S. 1578-1583. doi: 10.1097/00005768-199811000-00004.

46 Arrieta, M. C., Bistritz, L. und Meddings, J. B. (2006): »Alterations in intestinal permeability«, *Gut,* S. 1512-1520. doi: 10.1136/gut.2005.085373.

47 Sharif, K. et al. (2017): »Physical activity and autoimmune diseases: Get moving and manage the disease«. doi: 10.1016/j.autrev.2017.11.010.

48 Iversen, M. D. et al. (2017): »Physical Activity and Correlates of Physical Activity Participation Over Three Years in Adults with Rheumatoid Arthritis«, *Arthritis Care and Research.* John Wiley and Sons Inc., 69(10), S. 1535-1545. doi: 10.1002/acr.23156.

49 O'Neill, H. M. (2013): »AMPK and exercise: Glucose uptake and insulin sensitivity«, *Diabetes and Metabolism Journal,* S. 1-21. doi: 10.4093/dmj.2013.37.1.1.

50 Johnson, J. L. et al. (2007): »Exercise Training Amount and Intensity Effects on Metabolic Syndrome (from Studies of a Targeted Risk Reduction Intervention through Defined Exercise)«, *American Journal of Cardiology,* 100(12), S. 17591766. doi: 10.1016/j.amjcard.2007.07.027.

7. Immunfördernde Ernährung

1 Hemilä, H. (1997): »Vitamin C supplementation and the common cold – Was Linus Pauling right or wrong?«, *International Journal for Vitamin and Nutrition Research,* 67(5), S. 329-335.

2 Hemilä, H. und Chalker, E. (2013): »Vitamin C for preventing and treating the common cold«, *Cochrane Database of Systematic Reviews*. John Wiley and Sons Ltd. doi: 10.1002/14651858.CD000980.pub4.

3 Mocchegiani, E. (2007): »Zinc and ageing: Third Zincage conference«, *Immunity and Ageing*, 4. doi: 10.1186/ 1742-4933-4-5.

4 Singh, M., und Das, R. R. (2011): »Zinc for the common cold«, in Singh, M. (Hrsg.) *Cochrane Database of Systematic Reviews*. Chichester, Vereinigtes Königreich: John Wiley & Sons, Ltd. doi: 10.1002/ 14651858.CD001364.pub3.

5 Public Health England (2016): »National Diet and Nutrition Survey – GOV. UK«, *Public Health England*, 3, S. 1-79. Abrufbar unter: https://www.gov.uk/government/collections/national- diet-and-nutrition-survey (abgerufen am 16. Dezember 2019).

6 Maggini, S., Pierre, A. und Calder, P. (2018): »Immune Function and Micronutrient Requirements Change over the Life Course«, *Nutrients*, 10(10), S. 1531. doi: 10.3390/nu10101531.

7 Arola-Arnal, A. et al. (2019): »Chrononutrition and Polyphenols: Roles and Diseases«, *Nutrients*, 11(11), S. 2602. doi: 10.3390/ nu11112602.

8 Barański, M. et al. (2014): »Higher antioxidant and lower cadmium concentrations and lower incidence of pesticide residues in organically grown crops: A systematic literature review and meta-analyses«, *British Journal of Nutrition*. Cambridge University Press, S. 794-811. doi: 10.1017/S0007114514001366.

9 Ristow, M. et al. (2009): »Antioxidants prevent health-promoting effects of physical exercise in humans«, *Proceedings of the National Academy of Sciences of the United States of America*, 106(21), S. 8665-8670. doi: 10.1073/pnas.0903485106.

10 Peternelj, T. T. und Coombes, J. S. (2011): »Antioxidant supplementation during exercise training: Beneficial or detrimental?«, *Sports Medicine*, S. 1043-1069. doi: 10.2165/11594400-000000000-00000.

11 Wu, G. (2013): »Arginine and immune function«, in *Diet, Immunity and Inflammation*. Elsevier Ltd., S. 523-543. doi: 10.1533/9780857095749.3.523.

12 Cruzat, V. et al. (2018): »Glutamine: Metabolism and immune function, supplementation and clinical translation«, *Nutrients*. MDPI AG. doi: 10.3390/nu10111564.

13 Brigham, E. P. et al. (2019): »Omega-3 and Omega-6 Intake Modifies Asthma Severity and Response to Indoor Air Pollution in Children«, *American Journal of Respiratory and Critical Care Medicine*, 199(12), S. 1478-1486. doi: 10.1164/ rccm.201808-14740C.

14 Sun, Q., Li, J. und Gao, F. (2014): »New insights into insulin: The anti-inflammatory effect and its clinical relevance«, *World Journal of Diabetes*. Baishideng Publishing Group Inc., 5(2), S. 89. doi: 10.4239/wjd.v5.i2.89.

15 Aeberli, I. et al. (2011): »Low to moderate sugar-sweetened beverage consumption impairs glucose and lipid metabolism and promotes inflammation in healthy young men: A randomized controlled trial«, *American Journal of Clinical Nutrition,* 94(2), S. 479-485. doi: 10.3945/ajcn.111.013540.
16 Duncan, S. H. et al. (2007): »Reduced Dietary Intake of Carbohydrates by Obese Subjects Results in Decreased Concentrations of Butyrate and Butyrate-Producing Bacteria in Feces«, *Applied and Environmental Microbiology,* 73(4), S. 1073-1078. doi: 10.1128/AEM.02340-06.
17 Catassi, C. et al. (2013): »Non-celiac gluten sensitivity: The new frontier of gluten related disorders«, *Nutrients.* MDPI AG, S. 3839-3853. doi: 10.3390/nu5103839.
18 Sapone, A. et al. (2012): »Spectrum of gluten-related disorders: consensus on new nomenclature and classification«, *BMC Medicine,* 10(1), S. 13. doi: 10.1186/ 1741-7015-10-13.
19 Sapone, A. et al. (2011): »Divergence of gut permeability and mucosal immune gene expression in two gluten-associated conditions: celiac disease and gluten sensitivity‹, *BMC Medicine,* 9(1), S. 23. doi: 10.1186/1741-7015-9-23.
20 Dixit, V. D. et al. (2011): »Controlled meal frequency without caloric restriction alters peripheral blood mononuclear cell cytokine production«, *Journal of Inflammation,* 8. doi: 10.1186/1476-9255-8-6.
21 Willebrand, R. und Kleinewietfeld, M. (2018): »The role of salt for immune cell function and disease«, *Immunology.* Blackwell Publishing Ltd, S. 346-353. doi: 10.1111/imm.12915.
22 Yosef, N. et al. (2013): »Dynamic regulatory network controlling TH 17 cell differentiation«, *Nature,* 496(7446), S. 461-468. doi: 10.1038/nature11981.
23 Wu, C. et al. (2013): »Induction of pathogenic TH 17 cells by inducible salt-sensing kinase SGK1«, *Nature,* 496(7446), S. 513-517. doi: 10.1038/nature11984.
24 Sundstrom, B., Johansson, I. und Rantapaa-Dahlqvist, S. (2015): »Interaction between dietary sodium and smoking increases the risk for rheumatoid arthritis: results from a nested case-control study«, *Rheumatology,* 54(3), S. 487-493. doi: 10.1093/rheumatology/keu330.
25 Gill, S. und Panda, S. (2015): »A Smartphone App Reveals Erratic Diurnal Eating Patterns in Humans that Can Be Modulated for Health Benefits«, *Cell Metabolism.* Cell Press, 22(5), S. 789-798. doi: 10.1016/j.cmet.2015.09.005.
26 Casas, R., Sacanella, E. und Estruch, R. (2014): »The Immune Protective Effect of the Mediterranean Diet against Chronic Low-grade Inflammatory Diseases‹, *Endocrine, Metabolic & Immune Disorders-Drug Targets.* Bentham Science Publishers Ltd., 14(4), S. 245-254. doi: 10.2174/1871530314666140922153 350.
27 Sureda, A. et al. (2018): »Adherence to the Mediterranean diet and inflammatory markers«, *Nutrients.* MDPI AG, 10(1). doi: 10.3390/nu10010062.

28 Mutlu, E. A. et al. (2012): »Colonic microbiome is altered in alcoholism«, *American Journal of Physiology – Gastrointestinal and Liver Physiology,* 302(9). doi: 10.1152/ajpgi.00380.2011.

29 Queipo-Ortuño, M. I. et al. (2012): »Influence of red wine polyphenols and ethanol on the gut microbiota ecology and biochemical biomarkers«, *American Journal of Clinical Nutrition,* 95(6), S. 1323-1334. doi: 10.3945/ajcn.111.027847.

30 Zopf, Y. et al. (2009): »Differenzialdiagnose von Nahrungsmittelunverträglichkeiten«, *Deutsches Ärzteblatt,* 106(21), S. 359-370. doi: 10.3238/arztebl.2009.0359.

31 Venter, C. et al. (2008): »Prevalence and cumulative incidence of food hypersensitivity in the first 3 years of life«, *Allergy: European Journal of Allergy and Clinical Immunology,* 63(3), S. 354-359. doi: 10.1111/j.1398-9995.2007.01570.x.

32 Isolauri, E. et al. (1998): »Elimination diet in cow's milk allergy: Risk for impaired growth in young children«, *Journal of Pediatrics.* Mosby Inc., 132(6), S. 1004-1009. doi: 10.1016/ S0022-3476(98)70399-3.

33 Özdemir, O. et al. (2009): »Food intolerances and eosinophilic esophagitis in childhood«, *Digestive Diseases and Sciences,* S. 8-14. doi: 10.1007/s10620-008-0331-x.

34 Savaiano, D. A. et al. (2013): »Improving lactose digestion and symptoms of lactose intolerance with a novel galacto-oligosaccharide (RP-G28): A randomized, double-blind clinical trial«, *Nutrition Journal.* BioMed Central Ltd., 12(1). doi: 10.1186/1475-2891-12-160.

35 Fitzgerald, M. und Frankum, B. (2017): »Food avoidance and restriction in adults: a cross-sectional pilot study comparing patients from an immunology clinic to a general practice«, *Journal of Eating Disorders,* 5(1), S. 30. doi: 10.1186/s40337-017-0160-4.

36 First, M. B. (2013): *DSM-5® Handbook of Differential Diagnosis.* American Psychiatric Publishing. doi: 10.1176/appi.books.9781585629992.

37 Hammond, C. und Lieberman, J. A. (2018): »Unproven Diagnostic Tests for Food Allergy«, *Immunology and Allergy Clinics of North America.* W.B. Saunders, S. 153-163. doi: 10.1016/j.iac.2017.09.011.

38 Lavine, E. (2012): »Primer: Blood testing for sensitivity, allergy or intolerance to food«, *CMAJ.* Canadian Medical Association, 184(6), S. 666-668. doi: 10.1503/cmaj.110026.

39 Mullin, G. E. et al. (2010): »Testing for food reactions: The good, the bad, and the ugly«, *Nutrition in Clinical Practice,* S. 192-198. doi: 10.1177/0884533610362696.

40 Stapel, S. O. et al. (2008): »Testing for IgG4 against foods is not recommended as a diagnostic tool: EAACI Task Force Report«, *Allergy,* 63(7), S. 793-796. doi: 10.1111/ j.1398-9995.2008.01705.x.

41 Gibson, P. R. et al. (2007): »Review article: Fructose malabsorption and the bigger picture«, *Alimentary Pharmacology and Therapeutics*, S. 349-363. doi: 10.1111/j.1365-2036.2006.03186.x.
42 Michel, C. et al. (2014): »A taste of Kandinsky: assessing the influence of the artistic visual presentation of food on the dining experience«, *Flavour*, 3(1), S. 7. doi: 10.1186/ 2044-7248-3-7.

Register